Hildegard von Bingen

Frauenheilkunde

Die fünf Säulen der Hildegard-Medizin

*„Die Seele der Therapie*
*ist die Therapie der Seele“*

*HILDEGARD VON BINGEN*

Prof. Dr. med. Claus Schulte-Uebbing
Dr. med. Siegfried Schlett

Hildegard von Bingen

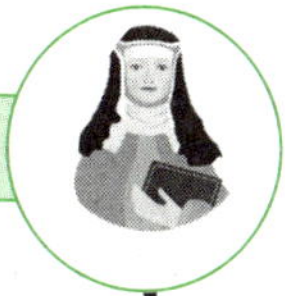

# Frauenheilkunde

Die fünf Säulen der Hildegard-Medizin

benno

Bibliografische Information der Deutschen Nationalbibliothek
Die Deutsche Nationalbibliothek verzeichnet diese Publikation
in der Deutschen Nationalbibliografie;
detaillierte bibliografische Daten sind im Internet über
http://dnb.d-nb.de abrufbar.

**Besuchen Sie uns im Internet unter:**
**www.st-benno.de**

ISBN 978-3-7462-3159-4


Stammerstr. 11, 04159 Leipzig
Umschlaggestaltung: Ulrike Vetter, Leipzig
Umschlagabbildung: © Youri Arcurs/Shutterstock.de
Gesamtherstellung: Kontext, Lemsel (A)

# Inhaltsverzeichnis


Vorwort 7
Wichtige Vorbemerkungen zur Anwendung 8

1 EINFÜHRUNG 13
Zunehmende Frauenkrankheiten 14
Grenzen der modernen Frauenheilkunde 14
Warum gerade eine mittelalterliche Klosterfrau? 16
Hildegard – die erste ganzheitliche Ärztin 17
Das Leben der Hildegard von Bingen 18
Klostermedizin aus historischer Sicht 19
Die Quellen der Hildegard von Bingen 21
Hildegard – die erste Umweltärztin 24
Phytotherapie nach Hildegard 25
Vier-Säfte-Lehre 25
Die besondere Bedeutung der Seele 26
Vier-Elemente-Lehre 27
Weibliche Konstitutionstypen 29
Die Mond-Typisierung 30
Zur Anatomie der weiblichen Genitalien 31
Der weibliche Zyklus 32

2 ANGEWANDTE HILDEGARD-MEDIZIN 35
Prinzipien der Krankheitsentstehung („Causae et Curae“) 36
Prinzipien zur Differenzierung von Krankheiten („Causae et Curae“) 36

Prinzipien für die Auswahl von Hildegard-Heilmitteln 37
Zyklusstörungen 37
Entzündliche Frauenkrankheiten 101
Klimakterium (Wechseljahre) – Menopause 137
Gutartige (= benigne) Brusttumoren 186
Bösartige gynäkologische Tumoren 225

3 DIE 5 SÄULEN DER HILDEGARD-MEDIZIN 263

1. Säule : Die Seele nähren
(siehe auch Säule 5 „AGE BREAKING“) 264
2. Säule: Sich gesund ernähren 267
3. Säule: Die Abwehr stärken – Immuntherapie 282
4. Säule: Sich regelmäßig entgiften 289
5. Säule: „AGE BREAKING“ (lange sinn-voll leben) 301

4 ANHANG 317
Literatur 318
Sachregister 327

# Vorwort

Bereits Anfang des vorigen Jahrtausends war Hildegard von Bingen die erste Frau im deutschsprachigen Raum, die sich mit der **Entstehung**, **Behandlung** und insbesondere auch **Vermeidung** von Krankheiten intensiv auseinandergesetzt hat. Mit ihrer visionären Betrachtungsweise war sie ihrer Zeit um Jahrhunderte voraus. Sie integrierte **seelische** und **psychische Dimensionen** in die Beschreibung der Krankheitsentstehung und berücksichtigte dabei auch stets **ökologische Gesichtspunkte**. Aus diesem Grund könnte man sie nicht nur als eigentliche Begründerin der modernen **Psychosomatik**, sondern darüber hinaus auch als erste **Umweltmedizinerin** bezeichnen. Hildegard ist nicht nur die wichtigste Vertreterin der **Traditionellen Westlichen Medizin** (TWM). Sie zeigt uns auch den Weg zurück zur heil- und segensbringenden **Einheit** – in uns selbst (Körper, Seele und Geist), innerhalb der **Schöpfung** und mit unserem **Schöpfer**.
Die **Traditionelle Westliche Medizin** (TWM) bietet eine hervorragende **Alternative** zu Methoden und Heilmitteln fernöstlicher Kulturen (**Traditionelle Chinesische Medizin** (TCM), **Ayurveda**-Medizin etc.). Die Klassifizierung von Krankheiten und Heilmitteln ist in der **Traditionellen Westlichen Medizin** (TWM) bestechend einfach und überzeugend. Es ist ein ökologisches Grundprinzip, Nahrungs- und Heilmittel aus der Region zu bevorzugen. Heilmittel aus Fernost können pestizid- und schwermetallbelastet sein. TWM-Heilpflanzen wachsen bei uns überall. Über Apotheken bezogen sind sie frei von Pestiziden und Schwermetallen.

München, Oktober 2011 Prof. Dr. med. Claus Schulte-Uebbing
Dr. med. Siegfried Schlett

# Wichtige Vorbemerkungen zur Anwendung

Viele von Hildegards allgemeinen und speziellen Rezepturen sind heute wie damals anwendbar und können – am richtigen Platz bei der richtigen Indikation eingesetzt – die Schulmedizin sinnvoll ergänzen. Die in diesem Buch aufgeführten Rezepturen wurden von mir nach bestem Wissen und Gewissen aufgrund meiner Erfahrungen als naturheilkundlich und umweltmedizinisch orientierter Facharzt für die tägliche Praxis zusammengestellt. In diesem Buch finden sich eine Reihe neuer Rezepturen, die ich als Komposita aus Hildegard-Heilkräutern anwende und die sich zum Teil schon sehr bewährt haben; sie sind mit (S-Ü/Jahreszahl) gekennzeichnet. Der Apotheker Dr. Siegfried Schlett hat mich bei der Erstellung der vielfältigen Rezepturen beraten und geholfen, sie in die moderne Zeit zu übertragen. Als Grundlage für alle Rezepturen und für die Auswahl der Heilpflanzen für diese Komposita dienten vor allem folgende Schriften:

Abbé Migne: „S. Hildegardis abbatissae opera omnia, Patrologiae Cursus Completus, Paris 1855, Spalten 1117 bis 1352“

„Causae et Curae“, Originalschrift Paul Kaiser, Leipzig 1903, Bayerische Staatsbibliothek München, zitiert als C.C.K.

„Causae et Curae“, Originalschrift der Übersetzung von Hugo Schulz, München 1933, Bayerische Staatsbibliothek München, zitiert als C.C.Sch.

„Die Frauenheilkunde der Hildegard von Bingen“, Dissertation von Marta Koss, Friedrich-Wilhelms-Universität Berlin 1942

Wenngleich viele der erwähnten Rezepturen in den letzten Jahren von mir zum Teil mit sehr guten Erfolgen in Klinik und Praxis zum Wohle zahlreicher Patientinnen angewendet werden konnten, sind auch eine Reihe von Rezepturen in diesem Buch aufgeführt, die bisher noch nicht oder nicht hinreichend erprobt werden konnten. Auch sind einige Rezepturen hinsichtlich potentieller Nebenwirkungen nicht ungefährlich. Potentiell problematische Heilpflanzen sind in den Rezepturen in eckigen Klammern aufgeführt. Wir empfehlen die Anwendung der erwähnten Hildegard-Rezepturen nur unter fachärztlicher Anleitung, nach Möglichkeit unter Anleitung eines/einer naturheilkundlich orientierten Facharztes oder Fachärztin durchzuführen.

Wichtige Hinweise zu den Rezepturen:
Die moderne Beurteilung der Pflanzen unterscheidet sich deutlich von der der heiligen Hildegard. Daher konnten wir nicht alle Empfehlungen von ihr 1:1 übertragen. Aber wir haben uns gemäß heutigen pharmakologischen Regeln um eine möglichst nahe Adaptation bemüht. Bei folgenden Pflanzen ergeben sich Änderungen im Vergleich zu hildegardischen Empfehlungen:

**Gemeiner Schneeball, Rinde (Viburnum opulus)**
Wird nur noch äußerlich angewendet, enthält giftige Glycoside. Keine innerliche Anwendung.

**Rainfarn (Tanacetum vulgare)**
Rainfarn wurde früher bei Wurmerkrankungen eingesetzt, allerdings rufen größere Mengen als 1 bis 3 Gramm Rainfarn Vergiftungserscheinungen hervor, so dass man heute im Falle von Wurmerkrankungen auf andere, wirkungsvollere und harmlosere Mittel zurückgreift. Verbreitet war auch seine Verwendung gegen

Ungeziefer. Zugelassen in homöopathischer Verdünnung ab D4. Wird zum innerlichen Gebrauch nur in dieser Potenz verwendet.

**Buchsbaumsaft (Taxus baccata)**
Darf nur äußerlich angewendet werden, da er sehr giftige Alkaloide enthält. Keine innerliche Anwendung!

**Weiße Nieswurz (Veratrum album)**
Giftig und verschreibungspflichtig. Wird nur in homöopathischen Verdünnungen angewendet.

**Osterluzei (Aristolochia clematitis)**
Bedenklicher Stoff, der in Rezepturen verboten ist. In homöopathischer Verdünnung ab D10 lieferbar.

**Raute, Wegraute (Ruta graveolens)**
Nicht zu empfehlen wegen in der Droge enthaltenen Furanocumarine, die zu Photosensibilisierung, Krämpfen, Schwindel und eventuell schweren Leber- und Nierenschäden führen können. Wird in homöopathischer Verdünnung ab D4 zum innerlichen Gebrauch angewendet.

**Hauswurz (Sempervivum tectorum)**
Darf nicht innerlich angewendet werden, da höhere Dosen zu Erbrechen führen.

Die Ratschläge und Empfehlungen dieses Buches wurden von Autoren und Verlag nach bestem Wissen und Gewissen erarbeitet und sorgfältig geprüft. Dennoch kann eine Garantie nicht übernommen werden. Eine Haftung der Autoren, des Verlages oder seiner Beauftragten für Personen-, Sach- oder Vermögensschäden ist ausgeschlossen. Sofern in diesem Buch eingetragene Warenzeichen, Handelsnamen und Gebrauchsnamen verwendet werden, auch wenn diese nicht als solche gekennzeichnet sind, gelten die entsprechenden Schutzbestimmungen.

# 1

# EINFÜHRUNG

## Zunehmende Frauenkrankheiten

Viele Erkrankungen haben in der letzten Zeit erschreckend zugenommen. Besonders schlimm ist die Entwicklung auf dem Gebiet der weiblichen Krebserkrankungen. Immer mehr jüngere Frauen erkranken an Brustkrebs. Seit 1970 hat sich die Anzahl der registrierten Brustkrebsfälle bei Frauen im Alter unter fünfzig Jahren mehr als verdoppelt. Auch der chronische Ausfluss (= Fluor vaginalis), die schmerzhafte Periode (= Dysmenorrhö), die chronisch wiederkehrenden Scheidenpilz-Infektionen (= Candida) und die hormonellen Störungen (= endokrine Dysregulationen) scheinen in den letzten Jahren kontinuierlich zuzunehmen. Besonders stark zunehmend ist die Endometriose (= Gebärmutterschleimhaut, die außerhalb der Gebärmutter wuchert) und das Wachstum von Gebärmutter-Myomen. Immer mehr Ehepaaren bleibt ihr Kinderwunsch versagt. Etwa jedes fünfte bis siebte Ehepaar ist heute ungewollt kinderlos. Entweder kommt es durch verschiedene Schädigungsmechanismen zu überhaupt keiner Schwangerschaft (= primäre Sterilität) oder zu gestörten Schwangerschaftsverläufen, die dann nicht selten mit Abgängen oder Totgeburten enden.

## Grenzen der modernen Frauenheilkunde

Viele dieser Erkrankungen können dank der Fortschritte in der modernen Medizin gut behandelt werden. Dennoch stößt die moderne Medizin gerade bei bösartigen Erkrankungen, aber auch bei Erkrankungen, die mit einer Abwehrschwächung einhergehen, sehr schnell an ihre Grenzen. Auch die vielen psychischen und psychosomatischen Krankheiten können nur sehr unbefriedigend behandelt werden. Besonders hilflos ist die moderne Medizin bei der Behandlung umweltbedingter Krankheiten. In all diesen Fällen, die insgesamt weit mehr als die Hälfte ausmachen, stellt Hildegard von Bingen eine wichtige Ergänzung und Bereicherung der modernen Frauenheilkunde dar. Die folgende Übersicht zeigt das breite Spektrum der Frauenkrankheiten, bei denen Methoden und Therapiekonzepte nach Hildegard als sinnvolle Ergänzung der klassischen schulmedizinischen Verfahren erfolgreich eingesetzt werden können:

Ängste, Depressionen, Zyklusstörungen, hormonelle Fehlsteuerung, Zysten an den Eierstöcken, in der Brust, Endometriose, Hitzewallungen, Leistungs- und Abwehrschwäche, Veränderungen am Muttermund (= Dysplasien), Brustkrebs, Eierstock-, Gebärmutterhals-, Gebärmutterkörperkrebs, chronische Entzündungen, Ausfluss, Scheidenpilz-Infekte, chronische Unterbauchbeschwerden, Verwachsungen, chronische Schmerzen, Gebärmutter-Myome, Veränderungen in der Brust (= Mastopathie), unerfüllter Kinderwunsch etc.

## *Warum gerade eine mittelalterliche Klosterfrau?*

In der heutigen Zeit wird sich so manche Leserin mit der Religiosität schwer tun, die in Hildegards Schriften steckt. Viele, die vom Atheismus der heutigen Zeit geprägt sind, werden zunächst schwer Zugang zur Klosterfrau Hildegard finden: Wer hat heute noch Verständnis für eine Äbtissin, Benediktinerin, fromme Jungfrau, die ihr ganzes Leben in einem streng religiösen Milieu verbrachte? Wer Hildegards Schriften trotz möglicher religiöser Vorbehalte objektiv und unvoreingenommen studiert, wird feststellen, dass sie nicht nur kulturhistorischen, sondern insbesondere auch medizinischen Wert haben. Zweifellos beeinflusst von der Kloster- und Volksmedizin und vom griechisch-römischen Arzt Galen, gibt sie uns in ihren Werken sehr viel Neues, Brauchbares und Wissenswertes. Man könnte Hildegard als die erste Umweltärztin bezeichnen, zumal sie wichtige umweltmedizinische Zusammenhänge sehr gut erkannt hat. Bei einer genaueren Analyse kann man erkennen, dass Hildegard mit einer Fülle von Heilpflanzen, Kräutern, Bäumen und Mineralien vertraut war und uns einen großen Heilschatz hinterlassen hat. Viele ihrer Rezepturen können auch in der heutigen Zeit eingesetzt werden.
Die Therapie der heiligen Hildegard bezieht die gesamte Umwelt einschließlich aller in ihr wirkenden Gesetze mit ein. Analysiert man ihr therapeutisches Werk, so steht dieses auf fünf Säulen, die nicht nur den Körper stärken und entlasten (Entgiftung, Ausleitung und Abwehrsteigerung), sondern insbesondere auch die Seele (das Gefühl) harmonisieren und den Geist (Verstand, Intellekt, Wissen) mit neuen Impulsen versehen. Basierend auf dem Grundsatz, dass die Seele der Therapie die Therapie der Seele

ist, sind die zwei Säulen „Seele“ und „Geist“ sogar wichtiger als die drei Säulen „Gesund leben, Körperentgiftung und -abwehr“. Ein ganz wichtiges Prinzip bei Hildegard ist die Hilfe zur Selbsthilfe. Gesundheit ist eine große Gnade, ein Geschenk, aber jeder ist für seine Gesundheit auch selbst verantwortlich.

## *Hildegard – die erste ganzheitliche Ärztin*

Hildegard von Bingen lehrt uns vor allem, wie wir durch ganzheitliches Denken und Handeln die Entstehung von Krankheiten verhindern können. Dies gilt insbesondere für das breite Spektrum der sogenannten umweltbedingten Frauenerkrankungen. Hier können der Frau durch Schadstoffvermeidung viele seelische und körperliche Leiden erspart werden. Gerade bei umweltbedingten Frauenerkrankungen sind herkömmliche Behandlungsmethoden häufig nicht in der Lage, meist langjährig bestehende Beschwerden zu vermindern oder gar zu beseitigen. Während die klassische Schulmedizin zwar gute Methoden zur Feststellung solcher Krankheiten bietet, stößt sie bei deren Behandlung schnell an ihre Grenzen. Viele von Hildegards allgemeinen und speziellen Rezepturen gegen Frauenleiden sind heute wie damals anwendbar und können – am richtigen Platz bei der richtigen Indikation eingesetzt – die Schulmedizin sinnvoll ergänzen. Darüber hinaus bietet Hildegard ungeahnte Möglichkeiten: Sie zeigt uns Wege zur Stabilisierung von Seele und Psyche und bietet eine Reihe sehr brauchbarer Methoden zur gezielten Schadstoffausleitung, kombiniert mit ganzheitlicher Entgiftung und abwehrsteigernden Maßnahmen. Das Buch wurde so abgefasst, dass sich auch kranke und betroffene Frauen schnell orientieren können.

## *Das Leben der Hildegard von Bingen*

Es ist schon viel über Hildegard von Bingen und ihre Werke geschrieben worden. Wir werden daher ihren Lebensweg nur in aller Kürze bringen. Ausführliche Biografien finden Interessierte unter der angeführten zahlreichen Literatur. Im Sommer 1098 n. Chr. wurde Hildegard zu Bermersheim bei Alzey als Tochter des Edelfreien Hiltebert von Vermerssheym und seiner Gemahlin Mechthild geboren. Mit acht Jahren kam sie in klösterliche Erziehung in die Frauenklause, die dem Benediktinerkloster auf dem Disibodenberg angeschlossen war. 1147 siedelte sie in das von ihr gegründete Kloster Rupertsberg bei Bingen über und leitete es als Äbtissin. Seit ihrer frühesten Kindheit war Hildegard eher schwächlich und häufig krank, doch begabt und wurde daher mit acht Jahren in klösterliche Erziehung gegeben. Nach ihrer eigenen Angabe besaß sie schon von ihrem fünften Lebensjahr an die Gabe, in wachem Zustand Visionen zu erleben. Mit 49 Jahren begann sie ihre Visionen aufzuschreiben. Von da an verfasste sie viele Schriften, besonders theologischen Inhalts, aber auch naturwissenschaftlich medizinische Werke, Gedichte und musikalische Kompositionen. Hildegard pflegte einen ausgedehnten Briefwechsel mit Fürsten wie mit dem Volk, mit hoher und niedriger Geistlichkeit; sie alle erbaten Rat und Trost von ihr. Bis ins hohe Alter unternahm sie Missionsreisen in die Rhein-, Main- und Nahegegend, um vor dem Klerus und dem Volk zu predigen. Unermüdlich war sie in ihrer seelsorgerischen und auch medizinischen Tätigkeit. Sie verfasste verschiedene Schriften in lateinischer Sprache, von denen einige Naturwissenschaften und Arzneikunde behandeln.

### Segensreiches Wirken bis ins hohe Alter

Hildegard war als Ärztin nicht nur in ihrem Kloster, sondern auch in der Umgebung tätig. Man könnte annehmen, dass sie in ihren Werken vor allem selbst Erlebtes und selbst Gesehenes wiedergibt, ergänzt durch das Wissen, das sie sich nach und nach aus anderen Schriften erworben hatte. Auch könnte man zunächst meinen, dass sie sich in ihren Auffassungen an Galen bzw. an dessen Schule anschließt. Wie Hildegard in ihren Schriften allerdings selbst immer wieder betont, erhielt sie all ihr Wissen und ihre Kraft durch göttliche Offenbarung. Am 17. September 1179, im 82. Lebensjahr, fand das segensreiche Schaffen dieser für ihre Zeit einzigartigen Frau ein Ende. Der Kanonisationsprozess wurde aus unbekannten Gründen nicht abgeschlossen, jedoch hat die katholische Kirche die heilige Hildegard in das römische Martyrologium unter dem 17. September eingereiht.

## *Klostermedizin aus historischer Sicht*

Schon immer waren Menschen bestrebt, zur Vermeidung und Heilung von Krankheiten beizutragen. Um 35 n. Chr. finden wir in Rom Schrifttum von Laien über Medizin. Ein Beweis, dass es nicht nur die Schulmedizin gab. Zu jener Zeit stand in Westgermanien die Medizin noch auf sehr primitiver Stufe. Wegen der schweren

Kämpfe um Macht und Existenz, die das Volk heftig plagten, fand es wenig Zeit, sich mit Wissenschaften zu befassen. Daher flüchtete die Wissenschaft und mit ihr die Heilkunde hinter sichere Klostermauern: Mönche/Nonnen bzw. Orden entwickelten sich zu den Trägern der Bildung. Zur Merowinger Zeit (5. bis 8. Jh.) strömte dann altklassisches medizinisches Wissen langsam in die Klöster nördlich der Alpen (Fulda, Reichenau, St. Gallen). Es waren meist ins Lateinische übersetzte Schriften von Hippokrates und Galen. So wurde die Medizin Teil der Allgemeinbildung der Kleriker(innen).

## Klöster sammeln medizinisches Wissen

Anfang des 8. Jh. entstand ein medizinischer Leitfaden für die Praxis, „Concordantia Ippocratis, Galeni et Suriam“, den man auch in Deutschland bis in das 10. Jh. verwendete. Von der damaligen Gebrauchsliteratur existieren nur noch einzelne Stücke über Aderlässe, Säftelehre, Rezeptarienfragmente, dafür teils mit berühmten antiken Ärztenamen gezeichnet. Die in den Klöstern angefertigten Handschriften sind nicht bloß übernommenes Gut, sondern tragen einen Hauch von Selbstständigkeit. Jedes Kloster hatte seinen Kräutergarten, der von den Mönchen/Nonnen sehr gepflegt wurde. Auch besaßen sie für die damalige Zeit gut eingerichtete Hausapotheken, die nicht nur den Mönchen/Nonnen zur Verfügung standen, sondern auch der ländlichen Bevölkerung. Von dem Mönch Walafried aus dem Kloster Reichenau ist uns eine Dichtung aus dem 8. Jh. erhalten, die über die Heilwirkungen der Kräuter seines Klostergartens berichtet. Zu nennen wäre auch Odo von Meung, der an der Loire wirkte. Von ihm haben wir ein Kräuterarzneigedicht, das unter dem Namen „Macer floridus“ bis ins 16. Jh. hinein sehr geschätzt war.

### Eine medizinische Klostertradition geht zu Ende

Bis zum Ende des 12. Jh. herrschte in Deutschland wie in Frankreich das gelehrte Klerikertum in der Medizin. Doch schon Ende des 11. Jh. sind salernische Laienärzte aufgetreten. Es wird überliefert, dass zur damaligen Zeit die Schule von Salerno keineswegs hinter der Gelehrsamkeit der Klosterschulen zurücksteht. Langsam ging so das medizinische Wissen von den Klerikern in die Hände der Laien über. Hildegard von Bingen gilt heute in diesem Sinne als die bedeutendste Vertreterin der klerikalen Medizin. Sie verfasste verschiedene Schriften in lateinischer Sprache, von denen einige Naturwissenschaften und Arzneikunde behandeln.

## *Die Quellen der Hildegard von Bingen*

Hildegard war als Ärztin bzw. Heilkundige nicht nur in ihrem Kloster, sondern auch in der Umgebung tätig. Ob und in welchem Umfang Hildegard ihr reiches Wissen direkt aus literarischen Quellen bezogen hat, ist allerdings bis heute nicht festgestellt. Manche Historiker bezweifeln bei Hildegard eine Kenntnis der antiken Schriftsteller(innen). Sie meinen, bei Hildegard ließen sich von der alten griechischen Medizin nur wenige oder sogar überhaupt keine Spuren nachweisen. Sicherlich entstammen auch viele Kenntnisse ihren eigenen Beobachtungen und Erfahrungen. Hildegard hatte eine für ihre Zeit erstaunliche Selbstständigkeit des Geistes. So ist es wahrscheinlich, dass sie ihr reiches Wissen vorwiegend aus der reichhaltigen Klostertradition, aber auch aus Beobachtungen und ärztlicher Praxis geschöpft hat. Andere Historiker(innen) dagegen führen Hildegards Kenntnisse sehr wohl auf das Studium zahlreicher antiker Schriftsteller zurück. Wir selbst konnten keine Übereinstimmung der hier angeführten frauenheilkundlichen Hildegard-Zitate mit Plinius, Isidor von Sevilla und mit dem Physiologus feststellen. Die bei Dioskurides für Diptam, Mutterkraut, Nieswurz, Osterluzei, Lattich und für den Jaspis angegebenen frauenheilkundlichen Verwendungen stimmen zwar hinsichtlich der Indikationsgebiete mit Hildegards Anwendungen überein. Daraus lässt sich jedoch Hildegards Kenntnis der entsprechenden möglichen Literaturstellen nicht beweisen.

## Woher stammt Hildegards Gedankengut?

Der griechisch-römische Arzt Galen fasste umfangreiches ärztliches Wissen seiner Zeit (129–199 n. Chr.) zusammen. Bei dem Vergleich mit Galens Werken kann man bei Hildegard zahlreiche Anklänge an dessen Gedankengänge feststellen, so besonders an seine Temperamente- und Säftelehre. Viele frauenheilkundliche Stellen bei Hildegard zeigen Ähnlichkeiten mit Galens Schriften, so beispielsweise über den Einfluss des Mondes auf die Menstruation, über die funktionellen Ursachen der Amenorrhö, über die günstigste Zeit für die Konzeption und über die Gefäßvergrößerung der Gebärmutter und der Brust. Dass Frauen weniger unter Podagra (= Fußgicht) zu leiden haben als Männer, führt Hildegard, genau wie Galen, auf die Reinigung der schlechten Säfte durch die Menstruation zurück. Über die Anwendung des Aderlasses zur Ausräumung der schädlichen Säfte bei Entzündungen usw. finden wir bei Galen sehr Ausführliches, ebenfalls bei Hildegard, jedoch ohne bestimmte Indikationen. Auch bei den diätetischen Vorschriften finden sich Parallelen. Aber es sind eben alles nur Anklänge an die Gedankengänge. Eine genaue Übereinstimmung oder direkte Entlehnung ist nirgends zu beweisen.

## Klostertradition und Volksmedizin

Die gefundenen Ähnlichkeiten liefern somit keinen Beweis, dass Hildegard Galens Werke, die in lateinischen Übersetzungen weit verbreitet waren, selbst kannte. Umso mehr da sie die lateinische Sprache nur ungenügend beherrschte, wie sie selbst des Öfteren betont und dies auch ihre Biografien berichten. Sie kann ihr Wissen auch nur aus mündlicher Überlieferung aus der Klostertradition oder aus der Volksmedizin geschöpft haben. Die alte Klostertradition war zum damaligen Zeitpunkt schon stark mit antiker Buchweisheit durchsetzt, und es fällt schwer, festzustellen, was germanisches Eigentum und was uralte Überlieferung aus der Antike ist. Somit ist Folgendes am wahrscheinlichsten: Hildegards frauenheilkundliche Kenntnisse, wie sie in der „Physica“ und in „Causae et Curae“ zu Tage treten, sind eine Sammlung von Klostertradition und Volksmedizin, erweitert durch eigene Vision und Beobachtung, ergänzt und abgerundet durch viel eigene Praxis.

## Die Originalschriften

Ein nicht unerhebliches Problem stellt die Tatsache dar, dass Hildegards Originalschriften „Physica“ und „Causae et Curae“ bis heute fehlen. Es ist nicht garantiert, dass die uns überlieferten handschriftlichen Texte alle original von Hildegard stammen. Darüber hinaus ist die Lektüre nicht immer ganz einfach, zumal diese Schriften nicht aus oratorischen Sätzen, sondern aus ungrammatischem Latein aufgebaut sind, das sehr oft mit Deutsch vermischt ist. Man geht heute davon aus, dass Hildegard ihre Werke nur zum Teil selbst niedergeschrieben hat. Einen Großteil diktierte sie dem Kapellan Vollmar und dem Mönch Wibert, die ihre Gedanken dann niederschrieben. Aus den folgenden Zeilen Vollmars sehen wir, dass diese Gedanken bzw. Vorstellungen ganz und gar ihr Eigen waren: „Mein geliebter Sohn Vollmar verlangte eine derartige Freiheit nicht, sondern begnügte sich, meine Schriften nach den Regeln der Grammatik zu verbessern, denn mir ist es nicht gegeben, in klassischen Worten zu sprechen."

## *Hildegard – die erste Umweltärztin*

Die Therapie der Hildegard bezieht die gesamte Umwelt einschließlich aller in ihr wirkenden Gesetze mit ein. Man könnte Hildegard als erste Umweltärztin bezeichnen, zumal sie wichtige umweltmedizinische Zusammenhänge erkannt hat. Dies geht aus den folgenden Sätzen hervor:
„Die ganze Natur soll dem Menschen dienen, so dass er mit ihr wirke, weil der Mensch ohne die Natur weder leben noch bestehen kann." (P.L. 755, B) „In der gesamten Schöpfung sind geheime Heilkräfte verborgen, die kein Mensch wissen kann, wenn sie ihm nicht von Gott offenbart wurden." (L.D.O. I, 4; P.L. 893 C)
Hildegard hat zudem ganz moderne Zusammenhänge erkannt und treffend beschrieben: „Im Menschen sind Feuer, Luft, Wasser und Erde und aus ihnen besteht er. Vom Feuer hat er die Körperwärme, von der Luft den Atem, vom Wasser das Blut und von der Erde den Körper." (C.C. 49, 29) „Diese vier Grundstoffe sind so eng verknüpft und verbunden, dass keines vom anderen getrennt werden kann. Daher halten sie so fest aneinander, dass man sie die Grundbausteine des gesamten Kosmos nennen kann." (C.C. 2, 37ff.)

## *Phytotherapie nach Hildegard*

Hildegard bietet uns eine Reihe von Heilpflanzen an, die Stoffwechsel und Hormonsystem zum Teil sehr gut beeinflussen.

Jede Heilpflanze wird nach ihren Eigenschaften charakterisiert, z. B. (leicht bis stark) wärmend, heiß, (leicht bis stark) kühlend bzw. kalt, zugleich kalt und warm = neutral, (leicht bis stark) trocknend bzw. trocken, (leicht bis stark) befeuchtend, feucht, (leicht bis stark) Energie zuführend bzw. stärkend, nicht nährend = Energie entziehend und schleimfördernd.
Bei der Behandlung von Patient(inn)en und der Zusammenstellung von Komposita werden daher folgende Kriterien berücksichtigt: Krankheiten, die mit zu viel Hitze einhergehen, brauchen mehr kühlende Komposita. Umgekehrt brauchen Krankheiten, die mit zu viel Kälte einhergehen, mehr wärmende Komposita. Bei Fülle-Krankheiten benötigt man mehr ableitende, Energie entziehende Komposita. Hingegen bei Leere/Schwäche eher stärkende, nährende Komposita. Krankheiten, die mit zu viel Feuchtigkeit einhergehen, brauchen trockene Komposita und umgekehrt.

## *Vier-Säfte-Lehre*

Bei Hildegard finden wir wie bei Galen eine Vier-Säfte-Lehre. Hildegards Lehre unterscheidet sich aber grundlegend von der Galens: „... Vier Säfte gibt es, die beiden wichtigsten von ihnen werden Phlegma genannt, die beiden anderen heißen Schleim.“ (O.T.

50, 31) Die Verteilung dieser Säfte beruht wahrscheinlich auf einer These, wonach der oberste Saft immer den nächsten beherrscht. Diese vier Säfte kommen in verschiedener Verteilung im Organismus vor. Von ihnen hängt es ab, welche Konstitution er hat, welche Krankheitsanlagen im Körper sind und ob dem betreffenden Menschen ein langes oder kurzes Leben beschieden ist. Wenn ein Saft den anderen überwindet oder seine richtige Ordnung nicht hat, wird der Mensch kränklich. Und wenn die richtige Mischung fehlt, geht der ganze Körper zugrunde.

## *Die besondere Bedeutung der Seele*

Bei Hildegard gilt die Seele als Erhalterin des Lebens. Wir können bei Hildegard nicht nur lesen, dass die menschlichen Gedanken im Herzen entstehen. Sie schreibt auch, dass vor allem die Seele des Menschen im Herzen ist, und von dort aus regelt sie die menschlichen Gedanken. Diese Seele gehört eben zur Vollständigkeit des Menschen. Es geht weit über eine naive, schlichte religiöse Vorstellung hinaus, wenn Hildegard sagt:
„Die Seele des Menschen, die von Gott in den Menschen vom Himmel herabkommt, ihn belebt und ihm seinen Verstand gibt, stirbt nicht, wenn sie den Menschen verlässt, sondern sie wandert ewig lebend ... entweder zum Lohne für ihr Leben oder zu den Qualen des Todes.“ (O.T. 21, 9) Bei Hildegards Aussage, die Seele sei „... ein zum Guten fahrender Hauch ... und halte uns von allen Sünden zurück ...“, erkennt man einen Einfluss Platons, wenngleich mit einer Verschmelzung mit dem theologischen Begriff Seele. Erstaunlich viel befasst sich Hildegard mit den seelischen Ursachen von Emp-

fängnis und Liebe sowie von Wechselwirkungen jener seelischen Kräfte. Was sie sagt, können wir natürlich nur verstehen, wenn wir das Vorhergehende über Säfte, Phlegma, Bau des Organismus in Betracht ziehen. Ihre Vorstellung, wie die Fruchtbarkeit beim Menschen überhaupt entstehen kann, ist sehr einfach, um nicht zu sagen eigenartig. Der Mensch ist fruchtbar, sagt die heilige Hildegard, durch die in ihm vorhandene Kälte und Wärme. „... Denn die Wärme ist seine Lebenskraft und die Kälte seine Dürre, und durch all dieses zeugt er Kinder." (O.T. 44, 30)

## Vier-Elemente-Lehre

Hildegard vertrat die Auffassung, dass die Welt aus vier Elementen besteht. Dies übertrug sie auf den Menschen. Die körperlichen und seelischen Eigenarten der Frau im Gegensatz zu denen des Mannes werden von Hildegard mit großer Sachlichkeit, Feinheit und einer uns manchmal naiv anmutenden, aber echt mittelalterlichen Offenherzigkeit behandelt. Die Ausführungen charakterisieren wie das meiste, was Hildegard geschrieben hat, eine symbolische Ausdeutung der naturwissenschaftlich-medizinischen Tradition, die von einer starken, tiefen Religiosität geprägt ist. Nach Hildegard „... ist die Frau ein Gebilde aus Wasser, Feuer, Erde und Luft. Sie hat wie der Mann vom Feuer die Wärme und die Lebenskraft, aber auch das Gefühls- und Wunschleben, von der Luft den Atem ...", aber auch – eine deutliche Reminiszenz an die antike Lehre vom Pneuma als Träger der Sinnesfunktionen – „... das Gehör und die Gedanken mit ihrer Unstetigkeit." „... Dem Wasser verdankt sie die Beweglichkeit und das Wissen, der Erde

(die nach alter Tradition den Hauptbestandteil der Knochen bildet) den Gang." (Vergleiche C.C.Sch. 47/48 und 52; C.C.K. 44, 28-45, 8 und 49, 29-50, 18.) „... Aus dem starkem Anteil des Elementes Luft am Organismus der Frau ist sie in der Lage, dem Kind, das sie trägt, die nötige Lebensluft zuzuführen. Damit die Luft leichteren Zutritt hat, hat die Frau eine besonders zarte Haut und einen ‚zwiespältigen Kopf', d. h. die sagittale Schädelnaht weicht bei der Menstruation auseinander." (s. w. u.). (C.C.Sch. 62; C.C.K. 59, 21-26)
„... Ihre ‚luftige' Beschaffenheit bedingt auch ihre besondere Beweglichkeit und die Geschicklichkeit der Hände ..."
Hildegard leitet aus der symbolisch gemeinten biblischen Stelle, die Frau stamme aus dem Fleisch des Mannes, die Unterordnung der Frau unter den Mann und ihr ruhiges Temperament ab (siehe C.C.Sch. 37/38; C.C.K. 33, 33-34).

## Mann und Frau

Nach Hildegard sind Mann und Frau ebenbürtige und gleichberechtigte Partner. Hildegard sieht in dieser biblischen Stelle keine Rechtfertigung für eine Benachteiligung der Frau. Die Abstammung der Frau „... aus der Seite des Mannes" ist nur symbolisch gemeint und Hildegard zufolge eine wichtige Voraussetzung für die Befruchtung: „Durch sie ist die Frau zum Einswerden mit dem Mann befähigt" (C.C.Sch. 69; C.C.K. 68, 8-12). Sie ist „ein Gefäß des Mannes" (siehe C.C.Sch. 63; C.C.K. 60, 30).
Nach Hildegard ist die Frau sensibler und feinfühlender als der Mann. Sie erklärt dies damit, dass die Elemente in der Frau wirksamer sind als im Mann: „... Das Blut der Frau ist mehr mit Schleim durchsetzt als das des Mannes, da sie offen, gefenstert und windreich ist. Daher sind die Elemente in ihr auch wirksamer." (C.C.Sch. S. 102; C.C.K. S. 107,8-14)

# *Weibliche Konstitutionstypen*

Entsprechend den vier Säften Blut, Phlegma, gelbe und schwarze Galle unterscheidet Hildegard vier weibliche Konstitutionstypen:

Blutreiche Frauen: Die blutreichen Frauen neigen zur Beleibtheit, haben weiches Fleisch, dünne Gefäße und gesundes dickes Blut. Sie besitzen ein helles weißes Angesicht, sind liebenswürdig, genau in künstlichen Arbeiten und halten sich selbst im Zaume. Die Menstruation ist gering und die Gebärmutter gut entwickelt. Sie sind fruchtbar, bekommen jedoch nicht sehr viele Kinder. Unverheiratet neigen sie zu körperlichen Beschwerden. (C.C.Sch. 86; C.C.K. 87,11-25)

Phlegmareiche Frauen: Die phlegmareichen Frauen haben mäßig wachsendes Fleisch, dicke Gefäße, gesundes helles Blut mit etwas Schleim darin. Ihre Hautfarbe ist dunkel, das Wesen ernst und ihr Aussehen wirkt etwas männlich. Die Menstruation ist mittelstark. Sie empfangen leicht, da die Gebärmutter kräftig ist. Gelegentlich entwickelt sich bei ihnen am Kinn ein leichter Bartflaum. Bleiben sie ohne Männer, so wird ihr Wesen unleidlich. (C.C.Sch. 86; C.C.K. 87,32-88,16)

An gelber Galle reiche Frauen: Die an gelber Galle reiche Frau hat zartes Fleisch, groben Knochenbau, mittelstarke Gefäße, dickes rotes Blut und eine bleiche Gesichtsfarbe. Sie ist klug und wohlwollend, sie wird gefürchtet, und Ehrfurcht wird ihr erwiesen. Die Menstruation ist stark. Sie besitzen eine kräftige Gebärmutter und sind fruchtbar. Verheiratet ist sie treu und keusch, unverheiratet leidet sie an körperlichen Schmerzen. (C.C.Sch. 87; C.C.K. 88,24-32)

Schwarzgallige Frauen: Mager und von mäßig starkem Knochenbau ist der vierte Typ, die schwarzgallige Frau. Sie hat dicke Gefäße und mehr schleimiges Blut. Ihr Kolorit ist dunkel mit blaugrauem Ton. Körperlich ist sie wenig widerstandsfähig und bei Krankheit übellaunig. Die Menstruation ist stark, aber wegen ihrer schwachen Gebärmutter ist sie unfruchtbar. Unverheiratet bleibt sie gesünder und kräftiger. Bisweilen bekommt sie mit robusten Männern mit 50 Jahren noch ein Kind. (C.C.Sch. 87; C.C.K. 89,7-27)

## *Die Mond-Typisierung*

Es ist meist sehr schwierig, nachträglich zu rekonstruieren, bei welcher Mondphase man gezeugt wurde. Vielleicht weiß die Mutter den exakten Tag der Zeugung. Neben diesen Konstitutionstypen entwickelt nach Hildegard jede Frau körperliche, geistige und seelische Veranlagungen in Abhängigkeit vom Mondstand im Augenblick der Zeugung. Danach gibt es, jeweils von Neumond zu Neumond, dreißig verschiedene Frauentypen. Hildegards Mond-Typisierung ist eine prospektive Typisierung, die in die Zukunft weisen soll: Hildegard will, dass ein Ehepaar die Zeugung ihres Kindes mit vollem Bewusstsein und in voller Verantwortung vollzieht. Ein Ehepaar soll zu Mondphasen, die zur Zeugung eines Kindes mit negativen Charakterzügen führen würden, enthaltsam sein. Am besten sind der sechste, achte, zehnte und sechsundzwanzigste Mond. Nach Hildegard müssen beide Partner also nicht nur die Mondphasen kennen und danach leben, sondern auch darauf achten, dass die fruchtbaren Tage bei der Zeugung eines Kindes mit Mondphasen zusammenfallen, die gute Charaktereigenschaften verheißen.

## *Zur Anatomie der weiblichen Genitalien*

Im Gegensatz zur ausführlichen Beschreibung des leibseelischen Organismus und der Konstitution der Frau macht Hildegard nur wenige Angaben über die weibliche Anatomie. Interessant ist, dass den Nieren (sicherlich einschließlich der hormonell wichtigen Nebennierenrinde) eine wesentliche Rolle bei der Zeugung zukommt: „... Sie stehen mit der Gebärmutter in Verbindung, bilden das Firmament und den Speicher für die Wärme des menschlichen Körpers." Von besonderer Bedeutung sind die „... Gefäße der Nieren, die nicht nur mit den Nieren fest verbunden sind, sondern auch die Funktion des gesamten menschlichen Körpers unterstützen" (C.C.Sch. 97; C.C.K. 100, 3-14). Hier ist sicherlich nicht nur die mechanische Funktion, sondern vor allem auch die endokrine Funktion gemeint. Hildegard schreibt weiter von den Gefäßen, wobei mit Gefäßen die hormonell wirksamen Gefäßbahnen gemeint sind: „... Weitere Gefäße verflechten sich oberhalb und unterhalb des Nabels, einige ziehen zur Gebärmutter, die anderen zu den Brüsten. Sie versorgen die Brüste und die Gebärmutter mit dem Saft, der von den Speisen und Getränken herstammt, und zwar die Brüste reichlicher als die Gebärmutter." (C.C.Sch. 107; C.C.K. 110, 27-37)

## Der weibliche Zyklus

Prämenarche: Kleine Mädchen haben zwar die Triebkraft in sich, dass sie zu einem kräftigen Alter heranwachsen können, aber da die Glieder noch nicht voll entwickelt sind, haben sie noch keine Menstruation und können noch keine Nachkommenschaft bekommen.
Menarche und Thelarche: Hildegard: „... Bei dem jungen Mädchen fließt das Monatsblut wie einzelne Tropfen aus den Gefäßen." „... Die Brüste wachsen beim Mädchen bis zum Eintritt der Menstruation, also bis die Gefäße der Gebärmutter das Monatsblut ausfahren." (C.C.Sch. 107; C.C.K. 110, 33-37)
Menstruation: Hildegard: „... Bei einer Frau fließt das Monatsblut wie ein kleiner Bach, da durch den Mann die Gefäße geöffnet werden. Das Weib soll mit ihrem Blut den männlichen Samen aufnehmen und festhalten." (s. w. u.) (C.C.Sch. 100; C.C.K. 102, 6-103, 9) „Alle Gefäße (von Gehirn, Gesicht, Gehör, Hals, Rücken, Nieren, Leber, Eingeweiden und Nabel), die alle miteinander in Zusammenhang sind, beteiligen sich an dem Vorgang. Sie werden angeregt, Blut ausfließen zu lassen. In der Nierengegend (= Uterus) finden hierbei Zusammenziehungen und Erschlaffungen statt." (C.C.Sch. 100, 101; C.C.K. 103, 19-28) Damit suchte Hildegard wohl die Kreuzschmerzen zu erklären. Hildegard erklärt den Reinigungsprozess der Menstruation unter anderem dadurch, dass nicht nur alle Gefäße und alle Säfte des Körpers daran direkt und indirekt beteiligt sind, sondern dass „... alle Säfte in eine stürmische Bewegung geraten und sich mit dem gesamten Blut mischen. Dadurch beteiligen sich alle Säfte an dem Monatsfluss, wodurch eine Reinigung von schlechten Säften möglich wird."
Nach Hildegard „... beginnt der Vorgang mit dem Ausfließen des

Blutes aus den Gehirn- und Kopfgefäßen und setzt sich in den Unterleib fort. Gleichzeitig öffnet sich der Schädel in der Sagittalnaht und unterstützt den Reinigungsvorgang durch Abgabe von Überschüssen. Geht alles normal, so bleibt die Frau beschwerdefrei und der Schädelspalt schließt sich wieder." (vgl. C.C.Sch. 101/104; C.C.K. 103, 29-104,10; 107,33-108, 4) Interessant ist, dass Hildegard als Ursache für die Notwendigkeit der Menstruation eine schlechte Konstellation der Säfte angibt. Diese wiederum hat ihre eigentliche Ursache im Verstoß gegen die Gesetze Gottes, gegen Natur und Schöpfung. Durch den Verstoß gegen die Schöpfung „... wurde das Blut des Weibes in einen verkehrten Ausfluss verwandelt". Somit „... muss bei jeder Frau ein reinigender Abfluss vorhanden sein ... Sonst könnte sie nicht leben, da sie reicher an Flüssigkeit ist als der Mann." (C.C.Sch. 62; C.C.K. 77, 23-29)

**Menopause:** Hildegard schreibt weiter: „... Vom fünfzigsten, gelegentlich auch erst vom sechzigsten Jahre an wird die Frau an den ‚fensterähnlichen Orten' verengt und der Monatsfluss hört auf. Die Gebärmutter beginnt sich zusammenzufalten und zu schrumpfen. ... Der Einfluss des Mondes auf die Blutbewegung hört allmählich auf. ... Selten dauert die Menstruation bis zum siebzigsten Jahre." (C.C.Sch. 103; C.C.K. 106, 8-21)

**Postmenopause**: „... Da der Fleischansatz nicht mehr durch die Menstruation vermindert wird, nimmt er vom fünfzigsten bis zum siebzigsten Lebensjahr zu. Dann aber schwinden Fleisch und Blut dahin, die Haut wird welk und runzelig, der Mensch wird hinfällig und muss öfters durch Speise und Trank gekräftigt werden. ... Bei den Männern tritt dieses Greisenalter erst mit achtzig Jahren auf, da sie stärker sind als die Frauen." (C.C.Sch. 78; C.C.K. 78, 20-79, 3)

2

# ANGEWANDTE HILDEGARD-MEDIZIN

## Prinzipien der Krankheitsentstehung („Causae et Curae")

- Körperliche Krankheiten haben seelische Ursachen.
- Der Mensch ist wichtigster Teil der Schöpfung.
- Der Mensch ist durch die Elemente Teil der Schöpfung.
- Das Gebet ist sehr wichtig: Es ist die direkte Verbindung zu Gott.
- Krankheiten sind die Folge von Dysharmonie der Säfte und Elemente.
- Krankheiten kommen, wenn der Einklang mit Gott und der Schöpfung fehlt.

## Prinzipien zur Differenzierung von Krankheiten („Causae et Curae")

- Es gibt Krankheiten mit (überwiegend) seelischen Ursachen.
- Es gibt Krankheiten mit (überwiegend) körperlichen Ursachen.
- Es gibt Krankheiten mit Schwäche-/Leere - oder Fülle-Zustand.
- Es gibt Krankheiten mit zu viel Kälte/zu viel Hitze.
- Es gibt Krankheiten mit zu viel Trockenheit/zu viel Feuchtigkeit.

Krankheiten haben meist kombinierte Ursachen, z. B. Feuchtigkeitsüberschuss oder -mangel, kombiniert mit Schwäche oder Fülle, Kälte oder Hitze etc.

## *Prinzipien für die Auswahl von Hildegard-Heilmitteln*

Welche Hildegard-Heilmittel brauche ich? („Causae et Curae")

- Habe ich eine Schwäche-/Leere- oder Fülle-Krankheit?
- Habe ich zu viel Hitze oder zu viel Kälte?
- Habe ich zu wenig oder zu viel Feuchtigkeit?
- Habe ich zu wenig oder zu viel Schleim (Phlegma)?
- Habe ich zu wenig oder zu viel gelbe und/oder schwarze Galle?
- Brauche ich z. B. etwas Warmes? Kaltes? Trockenes? Feuchtes? Energiereiches (Kräftiges)? Energiearmes (Nutzloses)?

## *Zyklusstörungen*

Zyklusstörungen sind sehr häufig und können verschiedenste Ursachen haben. Nur in etwa 10 bis 15 Prozent aller Fälle sind organische Störungen als Grund für einen gestörten Zyklus auszumachen; über 40 Prozent (in der Literatur bis zu 70 Prozent) werden als ideopathisch bezeichnet, d. h. die genauen Ursachen sind nicht bekannt. In diesem Zusammenhang werden organische und psychische Faktoren sowie ungünstige Lebensgewohnheiten als mögliche (Teil-)Ursachen diskutiert.

Umweltmedizinische Zusammenhänge: Heute geht man davon aus, dass viele Zyklusstörungen durch ein gestörtes Immunsystem verursacht werden. Dabei diskutiert man Mechanismen, bei denen es zu Immunreaktionen gegen nicht krankheitserregende (= pathogene) Faktoren mit schädlichen Rückwirkungen kommen kann. Bei Patientinnen mit einem gestörten Zyklus ist überdurchschnittlich oft die Wechselbeziehung zwischen der Umwelt und dem inneren Körpermilieu gestört. Dadurch fehlt die natürliche Balance zwischen Immunsystem, Endokrinem System und Zentralem Nervensystem. Häufig spielen auch Stressoren bei Zyklusstörungen eine wichtige Rolle. Besonders bedeutsam scheinen dabei seelische Belastungen wie Spannungen in der Partnerschaft, übermäßiger Kinderwunsch, beruflicher Stress, Konflikte zwischen Beruf und Privatleben, Rivalitäten mit männlichen Kollegen und andere endokrin wirksame Faktoren zu sein. Stressoren erzeugen einen ungesunden, das Immunsystem beeinträchtigenden Dauerstress. Kommen zu diesen seelisch-psychischen Stressoren dann noch Umweltschadstoffe hinzu, so kann sich die Wirkung potenzieren.

**Umweltgifte stören den Zyklus:** Etwa jede dritte Frau ist von Zyklusstörungen betroffen. In der heutigen Zeit sind wir alle dem Einfluss von Schadstoffen ausgesetzt. Eine Reihe von Studien belegt, dass Alkoholkonsum, Drogen, Rauchen und Koffeingenuss sowie Schwermetalle, Pestizide, Lösungsmittel, Holzschutzmittel, Strahlung und andere Umweltgifte den Zyklus erheblich beeinträchtigen können. Speziell zu erwähnen ist hier Quecksilber, das vor allem in Amalgamfüllungen enthalten ist. Quecksilber stört den Zyklus empfindlich. Selbst bei gering erhöhten Quecksilber-Serum-Konzentrationen kann es bereits zur Störung hormoneller Regelkreise kommen. Besonders betroffen hiervon sind Zahnärztinnen und ihre Helferinnen. Sie haben oft keinen normalen Zyklus. Aber Quecksilber schädigt vor allem auch das Immunsystem.

**Entgiftungstherapien:** Große Bedeutung kommt neben der Entgiftung bzw. Sanierung der Herde auch der „Entgiftung der Seele“ zu. In der Facharztpraxis erfolgen bei Zyklusstörungen zunächst immer eine umweltmedizinische Anamnese, eine gezielte Schadstoffanalyse sowie gegebenenfalls eine gezielte Entgiftungstherapie. Oft kann das Hormonsystem auf diese Weise stabilisiert werden. Hierfür stehen eine Reihe klassischer Entgiftungsverfahren zur Verfügung wie Kräuterrezepturen, Schröpfen, Physikalische Therapien, Aderlass (nach Hildegard, Kneipp, TCM, Ayurveda-Medizin etc.) oder Entgiftungsakupunktur. Ein sehr effektives modernes Entgiftungsverfahren bei Zyklusstörungen ist die Chelat-Therapie. Unabhängig von der gewählten Therapieform spielt immer die Prophylaxe eine wesentliche Rolle. Die Exposition gegenüber den Schadstoffen am Arbeitsplatz, im Wohn- und Freizeitbereich ist unbedingt zu vermeiden.

**Die Immunabwehr stärken:** Werden Zyklusstörungen durch Stress, Ärger, Konflikte, Zeitdruck und daraus resultierende hormonelle Blockaden (mit)verursacht, muss die Immunabwehr gestärkt werden. Eine starke Abwehr ist kein Zustand, sondern ein Prozess. Sie ist Grundvoraussetzung für eine langanhaltende Stabilisierung seelischer und geistiger Prozesse, welche wiederum für einen stabilen Zyklus nötig ist. Zur Behandlung von Zyklusstörungen führen wir bei unseren Patientinnen daher auch die unterschiedlichsten Immuntherapien zum Teil mit sehr großem Erfolg durch. Die „große Ozon-Eigenblut-Therapie“ gehört dabei zu den effektivsten Immuntherapien bei Zyklusstörungen.

### Traditionelle Aspekte der Hildegard-Heilkunde

Auch bei Hildegard werden Zyklusstörungen erwähnt. Hildegard hatte diese Zusammenhänge schon erkannt. Sie spricht von einer

falschen Zusammensetzung der Säfte durch Umweltgifte (= verderbliche Übel).
Nach Hildegard: „... kommt es bei Frauen, bei denen die Säfte durch viele Krankheiten allerlei verderblichem Übel überhand nehmen und ausfließen zu Zyklusstörungen.“ (C.C.Sch. 174; C.C.K. 185,25-187,4). „... macht ein durch verderbliche Übel belasteter Zyklus das Haupt der Frau krank, die Augen matt und den ganzen Leib schwach. (...) Ist die Regel aber zur rechten Zeit und in rechter Menge eingetreten, dann kann die Schwäche der Augen wieder zurückgehen.“ (C.C.Sch. 101; C.C.K. 103,34-37)

**Ursachen von Zyklusstörungen**
**(unvollständige Auswahl, Traditionelle Westliche Medizin)**

- Allgemeine Schwäche und Leere
- Zu viel Fülle, zu viel Fülle und Hitze
- Zu viel Fülle und Feuchtigkeit
- Zu viel Schleim und Feuchtigkeit
- Schwache Niere und allgemeine Schwäche
- Schwache Niere und fehlende Feuchtigkeit
- Gestresste Leber und Nierenschwäche
- Zu viel Phlegma und Schleim, Blut-Stau etc.

### *Hildegard-Therapie bei Zyklusstörungen*

Hildegard wäre heute sicherlich eine große Verfechterin einer kontrolliert biologisch-dynamischen und schadstoffarmen Vollwert-Ernährung. Für Hildegard stellt auch eine ausgewogene, maßvolle Ernährung die Basis für den regelmäßigen Zyklus dar. Sie hat dafür mehrere Regeln aufgestellt. So sind beispielsweise rohe, fette oder trockene Speisen zu meiden, man soll nie unregelmäßig und hastig essen, und nach dem Abendessen sollte man einen Spaziergang machen. Aus umweltmedizinischer Sicht sollten die heutigen Nahrungsmittel möglichst direkt vom ökolo gisch arbeitenden Erzeuger stammen, im Idealfall nur aus kontrolliert biologischem Anbau. Erfahrungsgemäß kann es bis zu zwei Jahre dauern, um mithilfe einer ganzheitlichen, schadstoffarmen Ernährung bei gleichzeitiger Entgiftungs- und Ausleitungstherapie einen Zyklus wieder so weit aufzubauen, dass beispielsweise eine Befruchtung möglich ist.

**Aderlass:** In unserer Praxis hat sich bei Zyklusstörungen ein Verfahren bewährt, das schon seit Jahrhunderten eingesetzt wird: der Aderlass nach Hildegard. Hier kommt es neben einer sehr effektiven und wohltuenden allgemeinen Ausleitung und Entgiftung von Schadstoffen aus dem Körper zu einer sehr guten Regulation der Hormonproduktion.

**Phytotherapie:** Allgemein zyklusregulierend können die sogenannten Hirtswurz-Kräuter sein. Dazu gehören:

***Hirtentäschel*** (Kraut): Bei Hildegard „Hirtswurz" oder „Hirzeswurz" (scharfe Wärme), 1-213: „...hat eine scharfe Wärme, und sie ist auch feucht, und daher unterdückt sie durch ihre Schärfe und durch die Kälte und durch ihre Feuchtigkeit die Übel, welche infolge unechter Wärme und von der Kälte und von der Feuchtigkeit mit der Lähmung entstehen." Hier muss keine echte Lähmung vorliegen. Hildegard beschreibt mehrfach, dass durch überwallende Säfte Schmerzen entstehen, durch die man wie gelähmt ist.
***Frauenmantel:*** Bei Hildegard „Psaffum" bzw. „Paffum" = Abkürzung für „pallium femininum", heutige Nomenklatur: alchemilla vulg., 1-218: „...hat gemäßigte Kräfte, ist nützlich, wächst in seiner schwachen Wärme. ... Wenn aber sein Saft Salben oder Tränken beigefügt wird, macht er diese nützlicher." (Handschrift Paris)

***Kamille*** (Blüten, Tinktur, Öl): Bei Hildegard „de Sunnewirbel" (warm, feucht), Phys. 1-60: ist nach Hildegard auch gut „... gegen Brustschmerzen, gegen heisere Stimme und für die Verdauung." Als „großer Sunnewirbel" wird in zeitgenössischen Schriften die Sonnenblume bezeichnet, als „kleiner Sunnewirbel" die Kamille. Sunnewirbel ist nicht die Wegwarte, was z. T. in Hildegard-Büchern steht. Kamille ist sehr gut gegen Menstruationsstörungen aller Art. Sie wird wegen ihrer krampflösenden und entzündungshemmenden Wirkung auch bei Magenschleimhautentzündungen, Darmkrämpfen und -entzündungen sowie Blähungen eingesetzt.
***Salbei*** (Blätter und Blüten): Bei Hildegard „de selba" (warm, trocken), Physica 1-63: „... nützlich gegen kranke Säfte, ... gegen Überfluss an Schleim, ... wenn übler Rauch im Magen Schmerzen bereitet und wenn jener etwas an Lähmung durch die Schmerzen leidet." (Siehe auch Anmerkung zur Hirtswurz.). Salbei ist ein hervorragendes Kompositum. Er wirkt schweißhemmend, hilft gegen Wechseljahrsbeschwerden und zum Zyklusausgleich.

### RP. HIRTSWURZ-KRÄUTER (S-Ü/99)

**Bitte nur nach Rücksprache mit (Fach-)Arzt/Ärztin/Heilpraktiker(in)/Apotheker(in) anwenden.**

100 Gramm Kräutermischung bestehen aus:

| | |
|---|---|
| Hirtentäschel | 20 g |
| Frauenmantel | 20 g |
| Kamille | 20 g |
| Salbei | 20 g |
| Schafgarbe | 20 g |

**Zubereitung:** *Rechnen Sie einen Esslöffel frische Hirtswurz-Kräuter auf 250 ml Wasser. Übergießen Sie die Kräutermischung mit kochendem Wasser und lassen alles 10 Minuten lang zugedeckt* *ziehen. Dann abseihen. Anwendung: Trinken Sie bei Bedarf ein- bis dreimal täglich ein bis drei Tassen. Sie können den Tee ggf. mit etwas Honig süßen.*

### RP. HIRTSWURZ-ELIXIER (S-Ü/99)

**Bitte nur nach Rücksprache mit (Fach-)Arzt/Ärztin/Heilpraktiker(in)/Apotheker(in) anwenden.**

| | |
|---|---|
| Hirtentäschel (Hirtswurz) | 20 g |
| Frauenmantel | 20 g |
| Kamille | 20 g |
| Salbei | 20 g |
| Schafgarbe | 20 g |
| Honig | 50 g |
| Weißwein | ad 500 ml |

**Zubereitung:** *Stellen Sie eine Kräutermischung her und kochen diese ab. Füllen Sie das Elixier (ca. 500 ml) dann am besten in ein dunkles Gefäß.*

**Anwendung:** *Trinken Sie bei Bedarf ein- bis dreimal täglich ein halbes bis ein ganzes Likörglas.*

### RP. HIRTSWURZ-TABLETTEN (S-Ü/99)

**Bitte nur nach Rücksprache mit (Fach-)Arzt/Ärztin/Heilpraktiker(in)/Apotheker(in) anwenden.**

| | |
|---|---|
| Hirtentäschel (Hirtswurz) | 20 g |
| Frauenmantel | 20 g |
| Kamille | 20 g |
| Salbei | 20 g |
| Schafgarbe | 20 g |

**Zubereitung:** *Alles mischen, pulverisieren und Tabletten herstellen.*

**Anwendung:** *Nehmen Sie bei Bedarf ein- bis dreimal täglich ein bis drei Tabletten mit etwas Tee oder Wasser ein.*

## Weitere Phytotherapeutika: Zyklusregulierende Kur

**Bitte nur nach Rücksprache mit (Fach-)Arzt/Ärztin/Heilpraktiker(in)/Apotheker(in) anwenden.**

1.–14. Tag: Frauentropfen „Ö“ , 3 mal 50 Tropfen (= östrogenotrop)

15.–27. Tag: Frauentropfen „G“, 3 mal 50 Tropfen (= progesteronotrop)

Ggf. zusätzlich z. B. 12.–16. Tag: Phyto-Hypophyson-Tropfen, 3 mal 50 Tropfen (= hypophysiotrop)

### RP. FRAUENTROPFEN Ö (SÜ)

**Bitte nur nach Rücksprache mit (Fach-)Arzt/Ärztin/Heilpraktiker(in)/Apotheker(in) anwenden.**

100 ml Frauentropfen Ö (S-Ü/98) enthalten

| | |
|---|---|
| Rubus fruct. Urt. | 15 ml |
| Calendula off. Urt. | 15 ml |
| Ribes nigrum Urt. | 25 ml |
| Glyzyrrhiz. glabra. Urt. | 5 ml |
| Humulus lupulus Urt. | 10 ml |
| Hedera helix Urt. | 5 ml |
| Arnica mont. Urt. | 10 ml |
| Salvia off. Urt. | 15 ml |

### RP. FRAUENTROPFEN G (SÜ)

**Bitte nur nach Rücksprache mit (Fach-)Arzt/Ärztin/Heilpraktiker(in)/Apotheker(in) anwenden.**

100 ml Frauentropfen G (S-Ü/98) enthalten

| | |
|---|---|
| Alchemilla vulg. Urt. | 30 ml |
| Agnus castus Urt. | 30 ml |
| Iris germanica Urt. | 10 ml |

| | |
|---|---|
| Lithospermum Urt. | 10 ml |
| Tanacetum vulg. D4 | 10 ml |
| Ruta graveolens Urt. | 10 ml |
| (Frauentropfen „G“) | 200 ml |

Sehr gut bewährt haben sich in unserer Praxis auch Mischtinkturen z. B. mit:
Gewürznelken, Frauenminze, [Rainfarn] und Lavendel. Weitere Hildegard-Heilpflanzen, die sich bei Zyklusstörungen anbieten, sind: Anis, Bockshornklee, Brennnessel, Diptam, Liebstöckel, Mutterkraut, Petersilie, Pfefferkraut, [Raute] und Ysop.
Anwendungen und Dosierungen sind nach Möglichkeit stets individuell festzulegen.

***Gewürznelken*** (Knospen): Gewürznelken finden sich in „Causae et Curae“ als Universalmittel gegen Zyklusstörungen. In Physica 1-27, „de gariofiles“ (sehr warm, haben gewisse Feuchtigkeit) sind sie auch gegen Schwindelgefühl, beginnende Wassersucht und Podagra erwähnt. Bei meinen Patientinnen kann ich über sehr gute Erfolge bei folgenden Indikationen berichten: zur allgemeinen Regulation des Zyklus, bei Menstruationsbeschwerden, beim prämenstruellen Syndrom und gegen Ödeme etc.
***Mutterkraut:*** Bei folgenden Indikationen hat sich in meiner Praxis das Mutterkraut sehr bewährt: Menstruationsbeschwerden, Zyklusstörungen, Dysmenorrhö und Dyspareunie etc.
***Petersilie:*** „de petroselino“ (kräftig, hat mehr Wärme als Kälte), „Physica“ 1-68. Petersilie regt die Nierenfunktion an, kann Nierensteinen vorbeugen, mildert Fieber, lindert Schmerzen im Herzen, in der Milz und in der Seite. Sie enthält ein ätherisches Öl (Apiol) und das Glykosid Apiin. Eine Überdosierung kann u.U. Leber und Nieren schädigen.

***Ringelblume*** (Blüten, frisches blühendes Kraut): Hildegard hat genau erkannt, dass viele Vergiftungen mit hormonellen Störungen einhergehen können, welche sehr oft mit migräneartigen Kopfschmerzen und Verdauungsstörungen auftreten. Daher empfiehlt Hildegard in „Physica" (1-122) die Ringelblume nicht nur als Mittel gegen Zyklusstörungen, sondern vor allem auch gegen Vergiftungen und Kopfschmerzen und in „Causae et Curae" gegen Verdauungsstörungen. Ich habe bei folgenden Indikationen hervorragende Erfolge damit erzielt: Zur verbesserten und beschleunigten Wundheilung, zur Entgiftung und bei chronischen Adnexitiden etc.

*[**Rainfarn*** (Kraut, Blätter, vor allem blühende Spitzen): Gerade bei Progesteron-Mangel bedingten Symptomen bringt der Rainfarn schnell und sicher Linderung. Bei Hildegard „Reynfarn" (warm, etwas feucht), „Physica" 1-111: „... gut gegen verstopften Monatsfluss, gut gegen alle überfließenden und ausfließenden Säfte. ... Wer den Harn nicht lassen kann." Der Rainfarn ist bei Hildegard ein ganz wichtiges Heilmittel. In den letzten Jahren ist er in meiner Frauenarzt-Praxis ebenfalls zu einem unverzichtbaren, unentbehrlichen und ganz hervorragenden Haupt-Therapeutikum bei chronisch therapieresistenten Zyklusstörungen geworden. Der Rainfarn wirkt krampflösend und gestagenähnlich. Neben einer guten Regulationswirkung auf Zyklusstörungen können alle von Hildegard hervorgehobenen Indikationen bestätigt werden: Dysmenorrhö (schmerzhafte Periode), Endometriose, kolikartige Unterbauchbeschwerden, nervöser Magen, zur Diurese etc.]

***Lavendel:*** Hildegard setzt Lavendel („Physica" 1-3) bei verschiedenen gynäkologischen Indikationen ein wie Mastitis, Mastopathie, Mastodynie und zur Verdauungsregulation. In meiner Frauenarzt-Praxis hat sich die äußerliche Anwendung von Lavendeltinktur sehr bewährt bei: umweltbedingtem chronisch rezidivierendem Vaginalausfluss, insbesondere mit Pilzen (= Candida) sowie auch bei schlecht heilenden Wunden.

### Hormonbedingte Hauterkrankungen und Unverträglichkeiten

Bei Hautkrankheiten mit erheblichen Pigmentstörungen sind letztlich oft hormonelle Störungen als auch Umwelteinflüsse ursächlich beteiligt: Neben einem gestörten Zyklus haben schadstoffbelastete Frauen sehr häufig Kontaktallergien an der Haut, insbesondere an den Händen, im Gesicht und am Dekolleté. Überall, wo sie mit giftigen Stoffen in Berührung kommen, bewirken diese Juckreiz, Hautausschlag, -brennen und -rötung. Viele klagen darüber am Arbeitsplatz, im Zuhause oder im Freizeitbereich. Zunächst sind mögliche Ursachen festzustellen. Falls sich der Verdacht ergibt, dass ein umweltbedingtes Leiden vorliegt, wird der Patientin angeboten, die zur exakten Abklärung notwendigen Untersuchungen durchführen zu lassen. Dazu gehört ein entsprechendes Darm-, Allergie-, Immun-, Hormon- und vor allem Schadstoff-Screening. Bei Schadstoff-Screening wird das Blut auf Schwermetalle, Holzschutzmittel, Lösungsmittel und Pestizide hin untersucht. Im Falle von Zahn- und Kieferschadstoffbelastungen erfolgen ein Amalgam-Screening mit Kaugummi- und ein DMPS-Test, ggf. ein Amalgam-Allergietest oder eine Haaranalyse. Häufig enthalten Teppichböden, Wandverkleidungen, Tapeten, Lacke, Farben oder Kunststoffe Schadstoffe. Eventuell sind vor Ort gezielte Schadstoffmessungen durchzuführen. Sinnvoll können je nach Bedarf Untersuchungen von Staub, Wasser, Boden, Luft, Lebensmitteln und anderen verdächtigen Materialien sein.

***Hildegard-Mittel: Bei allen Formen von Hautkrankheiten, die sowohl mit hormonellen Störungen als auch mit Umweltschad-***

***stoff-Belastungen als (Teil-)Ursache einhergehen, haben sich die folgenden Hildegard-Kräuter bzw. Hildegard-Hautpflege-Komposita (S-Ü) sehr gut bewährt.***

***Schwertlilie*** (Wurzel, Saft): „de swertula" (warm und trocken), „Physica" 1-118. Ihre ganze Kraft liegt in der Wurzel. Die Schwertlilie eignet sich vor allem als Komposita für äußere Anwendungen („wer im Gesicht harte Haut hat wie Rinde"), aber auch innerlich („wer von den Schwierigkeiten des Harnlassens zusammengeschnürt wird, ... wer einen Stein hat"). Sie gehört zu den gestagenotropen Heilpflanzen und ist besonders gut bei verhärteter Endometriosis externa im Bereich der Harnblase.
***Schafgarbe:*** Bei Hildegard „Garwa" (warm und trocken), „Physica" 1-113: „... gegen Wunden im Körperinneren ... hat gesonderte und feine Kräfte für Wunden." Das gilt besonders bei Dysmenorrhö. Buchsbaumsaft (aus Rinde und Blättern): „Buxus", „Physica" 3-22: „... wer Ausschläge oder Räude (= raue Haut) hat."
***Pappel*** (Extrakt aus Rinde und Holz): „Physica", Portmann, 3-28: „... füge Pappelsaft anderen Salben, die du bereitest, zu, und so wirken sie umso mehr gegen alle Krankheiten, die den Menschen plagen, ... im Kopf, im Rücken, in den Lenden, im Magen und in seinen übrigen Gliedern, und umso mehr unterdrücken sie die üblen Säfte." Gerstenkorn: Bei Hild. „Hordeus", 1-4: „... wer im Gesicht eine harte und raue Haut hat."
***Pfirsichbaum*** (Saft aus der Rinde): Bei Hildegard „Persichbaum", 3-5: „... wer Flecken wie eine Unke auf dem Körper hat ..." Zuckerwurz: „Gerla", „Physica" 1-199: „... wer eine kranke Haut im Gesicht hat."
***Rosenöl:*** „De rosa", „Physica", Portmann, 1-22: „... kalt, hat nützliche Mischung in sich. Rose ist gut zu Salben und allen Heilmitteln, wenn sie ihnen beigefügt wird." Bei Rosenöl erfolgt keine innere Anwendung.

*Olivenöl* (kaltgepresst): enthält wertvolle Mineralstoffe und Vitamine. Besonders effektiv ist es, wenn Sie sich eine Mischung machen aus kaltgepresstem Olivenöl und Vitamin-D-Öl, z. B. Vigantol® oder Olivit®.

### RP. PIGMENT-SALBE, 20 G („PHYSICA" 1-23, SÜ, 1994)

**Bitte nur nach Rücksprache mit (Fach-)Arzt/Ärztin/Heilpraktiker(in)/Apotheker(in) anwenden.**

| | |
|---|---|
| Liliensaft (aus Stängeln und Blättern) | 10 g |
| Olivenöl | 20 g |
| Einige Tropfen Rosenöl | |

**Anwendung:** *Bei Hautkrankheiten mit erheblichen Pigmentstörungen sind letztlich oft hormonelle Störungen als auch Umwelteinflüsse ursächlich beteiligt. Hier kann die Hildegard-Pigment-Salbe gut helfen.*

### RP. ALLERGIE-ÖL, 20 G (SÜ, 1994)

**Bitte nur nach Rücksprache mit (Fach-)Arzt/Ärztin/Heilpraktiker(in)/Apotheker(in) anwenden.**

Kompositum bestehend aus:

| | |
|---|---|
| Schwertliliensaft | 0,5 g |
| Schafgarbensaft | 0,5 g |
| Espen-(Pappel-)Extrakt | 0,5 g |

### RP. ROSENÖL, 20 TROPFEN

**Bitte nur nach Rücksprache mit (Fach-)Arzt/Ärztin/Heilpraktiker(in)/Apotheker(in) anwenden.**

| | |
|---|---|
| Bio-Olivenöl | auf 20 g |

Wertvolle Mineralstoffe und Vitamine

**Anwendung:** *Bei Hautkrankheiten, die sowohl mit hormonellen Störungen als auch mit Umweltschadstoff-Belastungen als (Teil-)*

*Ursachen einhergehen, können Sie sich mit diesem Öl einreiben.*

### RP. TAGESCREME, 20 G (SÜ, 1994)

**Bitte nur nach Rücksprache mit (Fach-)Arzt/Ärztin/Heilpraktiker(in)/Apotheker(in) anwenden.**

| | |
|---|---|
| Zuckerwurzsaft | 1,5 g |
| Schwertlilienblätter-Saft | 2,5 g |
| Gerstenkorn, pulverisiert | 1 g |
| Olivenöl | 3 g |
| Neutrale hypoallergene Salbengrundlage | 20 g |

**Anwendung:** *Falls hormonelle Störungen zu unreiner Haut und Akne führen, können Sie die Tagescreme in Kombination mit dem Nachtöl anwenden.*

### RP. NACHTÖL, 100 ML (SÜ, 1994)

**Bitte nur nach Rücksprache mit (Fach-)Arzt/Ärztin/Heilpraktiker(in)/Apotheker(in) anwenden.**

| | |
|---|---|
| Pfirsichbaumsaft (aus der Rinde) | 5 g |
| Essig | 3 ml |
| Süßholz, fein pulverisiert | 3 g |
| Weißwein | 3 ml |
| Schafgarbensaft | 8 g |
| Eine Spur Rosenöl | |
| Olivenöl | ad 100 ml |

**Anwendung:** *Reiben Sie sich bei unreiner Haut und Akne mit dem Nachtöl zusammen mit der Tagescreme ein.*

### RP. HILDEGARD-KÖRPERMILCH, 100 ML (SÜ, 1994)

**Bitte nur nach Rücksprache mit (Fach-)Arzt/Ärztin/Heilpraktiker(in)/Apotheker(in) anwenden.**

| | |
|---|---|
| Schwertlilienblätter-Saft | 2,5 g |
| Gerstenkorn, pulv. | 1 g |
| Zuckerwurzsaft | 1,5 g |
| Eine Spur Rosenöl | |
| Mineralstoffe und Vitamine | |
| Olivenöl | |
| Neutrale hypoallergene | |
| Emulsionsgrundlage | ad 100 ml |

**Anwendung:** *Dieses Kompositum hat sich bei empfindlicher Haut gut bewährt.*

• • • Aus unserer Praxis • • •

**Krankengeschichte:** Frau G. B., 58 Jahre, Verkäuferin in einem Kaufhaus, leidet seit vielen Jahren unter schweren Ekzemen an den Gliedmaßen und z. T. auch im Brust- und Bauchbereich. Der Ausschlag geht einher mit starkem Jucken, Brennen und schuppiger Haut. Hinzu kommen seit über 20 Jahren starke hormonelle Störungen (vorzeitiges Klimakterium mit 37 J.). Frau B. erscheint in unserer Praxis, nachdem sie bereits zahlreiche Therapieversuche mit verschiedensten Salben (darunter stärkste Kortisonsalben und Hormonpräparate) hinter sich hat. Doch bisher ohne nennenswerten Erfolg.

**Diagnose:** Tests im Hormonlabor ergeben stark erhöhte LH- und FSH-Werte sowie stark erniedrigte DHEA-, Serotonin-, Vitamin-D-Werte, Östron zu hoch, Östradiol zu niedrig, starker Progesteron-Mangel. Schilddrüsen-Unterfunktion und erhöhte Anti-TPO (M.Hashimoto , eine Auto-Immun-Schilddrüsen-Erkrankung). Anamnestischer Zustand nach Schadstoffexposition. Im Umweltlabor wird eine extreme Formaldehyd- und Lösungsmittelbelastung festgestellt. Im Speicheltest sehr hohe Quecksilber-, Zinn-, Silber- und Kupfer-Werte. Frau B. hat noch 7 Amalgamfüllungen.

Therapie: Es erfolgt eine Amalgamsanierung. Zur Ausleitung der Schwermetalle aus dem Körper machen wir insgesamt zehn DMPS-Infusionen. Anschließend erfolgt eine Darmsanierung (Colon-Immun-Stimulations-Therapie, C.I.S.T.) mit Entgiftungsmischungen und anschließender Symbioselenkung, parallel dazu einige Ozon-Eigenblut-Behandlungen zur Stärkung des Immunsystems. Frau B. stellt ihre Ernährung um. Des Weiteren nimmt die Patientin Hildegard-Lymph-, Leber- und Nieren-Tabletten ein und wendet Hildegard-Hautpflegemittel an. Wir machen regelmäßig Aderlass nach Hildegard.

**Ergebnis.** Innerhalb von zwei Monaten zeigte sich eine deutliche Besserung der Hautsymptomatik. Der Erfolg hält an.

## Schwache oder ausbleibende Regel (Hypomenorrhö, Amenorrhö)

Bei der Amenorrhö unterscheidet man die „primäre" von der „sekundären" Amenorrhö. Beide Formen können verschiedenste Ursachen haben, die zunächst beim Facharzt abgeklärt werden müssen. Oft spielen seelische und psychische Faktoren eine Rolle. Meist liegt eine Störung der Hypophysenfunktion und/oder des Regelkreises zwischen Eierstöcken (= Ovarien), Hypophyse und Hypothalamus vor. Seltenere Ursachen können sein: Missbildungen der Gebärmutter wie Verwachsungen nach einer Infektion, Veränderungen an den Eierstöcken wie eine Geschwulst oder Zyste(n) der Eierstöcke (z. B. auch PCO-Syndrom), Entzündungen, sonstige endokrine Störungen, z. B. der Schilddrüse oder der Nebennieren, Mangelernährung, Übergewicht etc.

**Ursachen der Amenorrhö bei Hildegard:** Hier eine Auswahl von dem, was Hildegard dazu schreibt: „... bei Frauen, bei denen die

Säfte durch viele Krankheiten mit allerlei verderblichem Übel überhand nehmen und ausfließen, ziehen sich die Gefäße, die das Blut führen, zusammen und die Monatsflüsse nehmen ab. (...) Es kommt auch daher, dass durch die Stürme in den Säften das Blut bald kalt ist, bald siedet und so in verkehrter Weise bald hier- und bald dorthin fließt (...) Daher bleiben die Gefäße, die bluten sollten, wegen ihrer Trockenheit geschlossen und bluten nicht." (C.C.Sch. 174; C.C.K. 185, 25-187, 4) Amenorrhö bei Fettleibigkeit (= Adipositas): Weiter schreibt Hildegard: „... Andere Frauen gibt es, die haben schwaches und dickes Fleisch, das mehr wegen der schlechten Körperbeschaffenheit als aus Lebenskraft wächst. Bei ihnen werden die Gefäße durch das Fleisch überwuchert und zusammengedrückt, so dass sie kein Blut zur rechten Zeit ausfließen lassen können. (...) Dadurch verfettet dann auch die Gebärmutter so übermäßig, dass die Gefäße, die zu ihr führen, fast verschlossen werden und das Monatsblut nicht zur rechten Zeit ausfließen kann." (C.C.Sch. 104; C.C.K. 107,10-32)

**Psychogene Zyklusstörungen:** Auch psychisch bedingte Einflüsse hat Hildegard in diesem Zusammenhang beschrieben: „... Eine weitere Ursache für das Verhalten des Monatsflusses kann die Trauer sein, da dadurch die Blutbäche oftmals eintrocknen, wie kalter Winter, Frost und Wind die Blätter und Zweige der Bäume vertrocknen lassen; und umgekehrt können sie durch Freude geöffnet werden, wie es am Baum im Sommer in der Sonne grünt und blüht." (C. C. Sch. 103/104; C.C.K. 107, 1-10)
**Umweltschadstoffe als Ursachen:** Besonders gut bekannt sind inzwischen Zyklusstörungen durch weit verbreitete Klebstoff-Spezialmischungen aus Benzin, Toluol, Xylol, Methylchlorid, Essigester, Ketonen, Azeton und Alkoholen. Bei Frauen, die tagtäglich mit Chemikalien zu tun haben, können Schadstoffe zum Ausbleiben der

Regel führen. Beispielsweise Farben, Kleber und Kunststoffe, aber auch Büro- und Haushaltsgifte, Kosmetika und Nahrungsmittelgifte stören nicht nur das gesamte Hormonsystem, sondern schwächen auch die seelische und psychische Balance und vor allem das Immunsystem. In fast jeder Wohnung und in den meisten Büros sind Teppichböden mit entsprechenden Klebern verlegt. Plastische Kunststoffe, angereichert mit Krebs erregenden (= kanzerogenen) Weichmachern und Schwermetallen wie Blei, Kadmium, Zink, Titan, müssen diesbezüglich als direkte und indirekte Störfaktoren endokriner und immunologischer Regelkreise angesehen werden.

**Gezielte Entgiftungstherapie:** Treten bei Frauen mit Hypomenorrhö bzw. mit Amenorrhö die oben genannten Symptome auf, müssen zunächst eine exakte Umwelt-Anamnese und eine gezielte Untersuchung erfolgen. Danach werden eine gezielte Schadstoffanalytik und -ausleitung durchgeführt. So besteht die Möglichkeit, die Amenorrhö zu beseitigen und das Endokrinium wieder zu stabilisieren. In der umweltmedizinisch orientierten Frauenarztpraxis können in Zusammenarbeit mit entsprechenden toxikologischen Labors und Baubiologen Umweltschadstoffe als Ursachen der Amenorrhö gefunden, (durch baubiologische Sanierung) beseitigt und (durch Entgiftung) aus dem Körper entfernt werden.

**Prophylaxe:** In der umweltmedizinischen Praxis zeigt sich immer wieder, dass die wichtigste Maßnahme die Prophylaxe ist. Vermeiden der Exposition gegenüber den Schadstoffen am Arbeitsplatz, im Wohn- und Freizeitbereich. Frauen, die in Industrie- und Handwerksbetrieben mit endokrin wirksamen Schadstoffen zu tun haben, müssen auf diese Zusammenhänge aufmerksam gemacht werden. Nach einer exakten Umwelt-Anamnese muss der Nachweis der mutmaßlich beteiligten Substanzen in Blut, Urin,

Follikelflüssigkeit und anderen Körpersäften erfolgen. Im Anschluss an den Nachweis muss eine individuelle Ausleitung und Entgiftung erfolgen. Neben einem umweltmedizinischen Konzept sollte auch ein psychologisch orientiertes Konzept angewandt werden: Sehr oft hat die Amenorrhö auch seelische Ursachen. Ist das psychische Gleichgewicht gestört, sollte eine psychologisch orientierte Gesprächs- und Verhaltenstherapie stattfinden.

**Ursachen der Amenorrhö**
**(Auswahl, Traditionelle Westliche Medizin)**

- Schwache Niere und schwache Leber
- Fehlende Feuchtigkeit, „trockenes Blut“
- Zu wenig Energie und zu wenig Blut
- Energie-Stau und Blut-Stau
- Blockade von Schleim und Feuchtigkeit

### *Bewährte Hildegard-Heilmittel*

Eine Amenorrhö sollte immer erst vom Frauenarzt ursächlich abgeklärt werden. Die Hildegard-Rezepturen und -Verfahren sind bei jeder Patientin ganz individuell(!) und nach Bedarf zusammenzustellen:

**Bitte nur nach Rücksprache mit (Fach-)Arzt/Ärztin/Heilpraktiker(in)/Apotheker(in) anwenden.**

- Amenorrhö-Elixier (1 Esslöffel, dreimal täglich, jeweils eine Stunde vor den Mahlzeiten).
- Amenorrhö-Sitzbäder und/oder Umschläge, z. B. mit „Metra“- und „Wullena“-Rezepturen.
- „Metra“- und „Wullena“-Rezepturen als Tee trinken (z. B. zwei Tassen pro Tag, als Aufguss, vorbeugend eine Woche vor der Periode bis zur Periode).
- Warmes Sitzbad mit „Metra“- und „Wullena“-Rezepturen (z. B.

regelmäßig abends, etwa 37 Grad Celsius, jeweils zehn Minuten), anschließend kalt abduschen und im Bett nachruhen.

- Bei primärer oder sekundärer Amenorrhö kann, um den Zyklus in Gang zu bringen, immer auch individuell eine Kombinationstherapie aus Frauentropfen „Ö“ und Frauentropfen „G“ versucht werden.
- Evtl. Wechselfußbäder.

Die folgenden Hildegard-Heilpflanzen können individuell als Komponenten von Komposita gegen Amenorrhö dienen:

**Bitte nur nach Rücksprache mit (Fach-)Arzt/Ärztin/Heilpraktiker(in)/Apotheker(in) anwenden.**

Anis, Diptam, Gewürznelken, Liebstöckel, Mutterkraut, Weiße Nieswurz, [Osterluzei], Weißer Pfeffer, Preiselbeere, [Raute], [Rainfarn], Schafgarbe und Wollkraut.

### RP. PREISELBEER-TRANK

**Bitte nur nach Rücksprache mit (Fach-)Arzt/Ärztin/Heilpraktiker(in)/Apotheker(in) anwenden.**

Hildegard empfiehlt, täglich nach dem Frühstück oder nüchtern folgenden klaren Trank zu nehmen: „... Preiselbeeren, ein Drittel so viel Schafgarbe, Raute dem dritten Teil der letzteren entsprechend, dazu Osterluzei so viel wie Preiselbeeren und Schafgarbe zusammen und recht viel Diptam (9 : 3 : 1 : 12) werden in einem Mörser zerstoßen, mit gutem Wein gekocht und durch ein Säckchen gegossen. Dazu gießt man in bestem Wein gekochte zerstoßene Gewürznelken, etwas weniger weißen Pfeffer, ebenfalls zerstoßen und reichlich frischen, reinen Honig. Beides zusammen gibt einen Trank, der die verschlossenen Eingeweide der Frau öffnet und das verhärtete Monatsgerinsel auflöst.“ (C.C.Sch. 174/175; C.C.K. 186,16-36; Phys. I-111 Sp. 1174 C.)

## *Metra- und Wullena-Rezepturen*

Die sogenannten Metra- und Wullena-Rezepturen haben sich in unserer Facharztpraxis zum Teil bestens bewährt. Sie dienen zur ergänzenden Therapie der primären und sekundären Amenorrhö sowie zum Teil auch bei der Hypomenorrhö. Vor der Anwendung sollten Sie auf jeden Fall mit dem Frauenarzt die Ursachen abklären. Er wählt dann ganz individuell die Therapie aus.

### RP. METRA-ELIXIER (S-Ü/94)

**Bitte nur nach Rücksprache mit (Fach-)Arzt/Ärztin/Heilpraktiker(in)/Apotheker(in) anwenden.**

Dieses Elixier aus „Causae et Curae“ können Sie gegen das Ausbleiben der Menstruation anwenden.

| | |
|---|---|
| Gnadenkraut | 9 g |
| Preiselbeeren | 9 g |
| Schafgarbe | 3 g |
| [Raute] Ruta D4 | 10 ml |
| Diptam | 7 g |
| Gewürznelken | 2,5 g |
| Ringelblume | 2,5 g |
| Weißer Pfeffer | 1 g |
| Honig | 50 g |

[Osterluzei 10 g, weglassen]

**Anwendung:** *Alle Kräuter in 500 ml gutem Wein abkochen.*

***Gnadenkraut*** (Kraut): Bei Hildegard „Metra“ (warm), auch Bezug zu lat. Meta möglich (meta = spitze Pyramide: wegen der spitzen pyramidenförmigen Blätter) Auch Matera = Mutter-Gnadenkraut, von lat. Mater = Mutter. „Physica“ 1-116: „... Ist warm und hat einen angenehmen Saft. Den schmerzenden Eingeweiden ist dieser wie eine angenehme Salbe.“ Das Gnadenkraut ist ein wichtiges Kompositum in der Gynäkologie: gegen Dysmenorrhö, gegen Schmerzen beim Verkehr, Schmerzen durch Endometriose etc.

### RP. METRA-TABLETTEN (S-Ü/94)

**Bitte nur nach Rücksprache mit (Fach-)Arzt/Ärztin/Heilpraktiker(in)/Apotheker(in) anwenden.**

| | |
|---|---|
| Gnadenkraut | 20 g |
| Preiselbeeren | 20 g |
| Schafgarbe | 7,5 g |
| Diptam | 20 g |
| Gewürznelken | 10 g |
| Ringelblume | 8 g |
| Weißer Pfeffer | 2 g |

[Osterluzei 10 g, weglassen]

**Zubereitung:** *Aus dem Mischpulver werden Tabletten gepresst. Diese Tabletten sind ein weiteres Heilmittel aus „Causae et Curae" gegen das Ausbleiben der Menstruation.*

### RP. WULLENA-KRÄUTER (S-Ü/94)

**Bitte nur nach Rücksprache mit (Fach-)Arzt/Ärztin/Heilpraktiker(in)/Apotheker(in) anwenden.**

| | |
|---|---|
| Wollkraut | 20 g |
| Anis | 20 g |
| Mutterkraut | 20 g |
| Salbei (Blätter und Blüten) | 20 g |
| Ringelblume (Blüten) | 10 g |
| Echter Lavendel (Blüten) | 10 g |

**Anwendung:** *Die Mischung aus Amenorrhö-Kräutern eignet sich gut für Sitzbäder oder Umschläge.*

### RP. AMENORRHÖ-ELIXIER (S-Ü/91)

**Bitte nur nach Rücksprache mit (Fach-)Arzt/Ärztin/Heilpraktiker(in)/Apotheker(in) anwenden.**

Bei diesem Rezept spielt die Schafgarbe, die zu Hildegards wichtigsten Pflanzen gehört, eine ganz wesentliche Rolle.
Die Herstellung des Amenorrhö-Elixiers erfolgt in drei Schritten:
1) Zehn Gramm Amenorrhö-Kräutermischung 1:

| | |
|---|---|
| Preiselbeeren | 3,0 g |
| Schafgarbe | 3,0 g |
| [Raute] Ruta D4 | 2,0 ml |
| Diptam | 2,0 g |

**Zubereitung:** *Alles im Mörser zerstoßen, ca. 300 ml guten Weißwein dazugeben, abkochen.*

2) Fünf Gramm Amenorrhö-Kräutermischung 2:

| | |
|---|---|
| Gewürznelken | 3,0 g |
| Weiße Pfefferkörner | 2,0 g |
| Frischer reiner Honig | 50,0 g |
| Weißwein | ad 500,0 ml |

**Zubereitung:** wie Mischung 1

3) Beides gut mischen und in lichtgeschütztem Gefäß aufbewahren. Vor jeder Anwendung frisch aufschütteln.
**Anwendung:** *Falls keine Gegenanzeigen bestehen, können Sie, wenn nicht anders verordnet, täglich dreimal 1 Esslöffel des Elixiers nüchtern vor den Mahlzeiten einnehmen.*

### RP. AMENORRHÖ-DAMPFBAD

Bei einer Amenorrhö, die mit Schmerzen einhergeht, hat sich in der Praxis ein Rezept sehr bewährt, das ich nach den folgenden Angaben Hildegards zusammengestellt habe und in meiner Praxis mit sehr gutem Erfolg einsetze: „... Ein Teil Rainfarn (bei C.C.K. steht hier Anesum-Anis), ein Teil Mutterkraut und etwas mehr als ein Teil Wollkraut werden in offenem fließenden Wasser, das von Sonne und Luft erwärmt ist, gekocht. Dann legt man Backsteine ins Feuer und stellt mit dem Wasser und den Kräutern ein Dampfbad her. Die Kräuter werden auf eine Fußbank gelegt, auf die sich die Frau dann setzt, auch lege man warme Kräuter auf die Geschlechtsteile bis zum Nabel hinauf. Bei Erkalten werden die Kräuter in dem Wasser immer wieder erwärmt. Bei dieser Behandlung werden Haut, Fleisch und Gebärmutter weich und die Gefäße öffnen sich." (C.C.Sch. 174/175; C.C.K. 185, 25-186, 14; Phys.I, 111 Sp. 1174 B-D)

### RP. AMENORRHÖ-UMSCHLÄGE (S-Ü/92)

**Bitte nur nach Rücksprache mit (Fach-)Arzt/Ärztin/Heilpraktiker(in)/Apotheker(in) anwenden.**

40 g Amenorrhö-Kräutermischung:

| | |
|---|---|
| Anis | 10,0 g |
| Mutterkraut | 10,0 g |
| Wollkraut | 20,0 g |

**Zubereitung:** *Wenn möglich, alle Kräuter in frischem Quellwasser im Freien kochen, wenn die Sonne scheint. Falls dies nicht möglich ist, gutes Trinkwasser nehmen und auf dem Herd kochen. Erhitzen Sie die Kräuter im Wasserdampf (mithilfe eines Siebs oder Tuchs).*

**Anwendung:** *Danach legen Sie diese feucht und warm (direkt oder in dünne Leinenkompressen gewickelt) auf Oberschenkel und abwechselnd auf Bauch (kleines Becken) und Rücken (Kreuzgegend: Steißbein und Lendenwirbelsäulen-Bereich) auf. Die Umschläge wendet man abends an, mindestens 30 Minuten lang.*

### RP. AMENORRHÖ-SAUNA-UMSCHLÄGE (NACH R. SCHILLER)

**Bitte nur nach Rücksprache mit (Fach-)Arzt/Ärztin/Heilpraktiker(in)/Apotheker(in) anwenden.**

| | |
|---|---|
| Mutterkraut | 100 g |
| Wollkraut | 100 g |
| [Rainfarn] Tanacetum D4 | 100 g |

**Anwendung:** *Die Kräuter in ca. 5 Liter Wasser aufkochen. Dann legt man sie in der beheizten Sauna so heiß wie erträglich auf die Region zwischen Schambein und Nabel auf.*

### RP. HYPOMENORRHÖ-KRÄUTERTEE (S-Ü/91)

**Bitte nur nach Rücksprache mit (Fach-)Arzt/Ärztin/Heilpraktiker(in)/Apotheker(in) anwenden.**

| | |
|---|---|
| Aloe | 10,0 g |
| Alantwurzel | 10,0 g |
| Schafgarbe (Kraut) | 40,0 g |
| Ringelblume (Blüten) | 30,0 g |
| Arnika (Blüten) | 10,0 g |

**Zubereitung:** *Stellen Sie eine Kräutermischung her. Geben Sie einen Esslöffel der frisch getrockneten Kräuter in eine Tasse und übergießen diese mit ca. 250 ml kochendem Wasser. Lassen Sie alles 10 Minuten lang zugedeckt ziehen, dann abseihen.*

**Anwendung:** *Trinken Sie bei Bedarf 1 bis 3 Tassen Tee, ggf. mit etwas Honig gesüßt, ein- bis dreimal täglich.*

## *Heilpflanzen für Komposita*

Hier folgt eine kurze Beschreibung wichtiger Hildegard-Heilpflanzen, die individuell als Komponenten von Komposita gegen Amenorrhö und Hypomenorrhö dienen können.

***Anis:*** Anis erscheint in „Causae et Curae“ als Kompositum bei Verhaltung des Monatsflusses. Es wirkt entkrampfend und schleimlösend. Anis enthält ätherische Öle mit Anethol, Cumarin, Säuren und Cholin. Verbranntes Aniskraut soll auch gut sein gegen Geschlechtskrankheiten. Anis ist ein einjähriges Kraut, das vor allem im Orient und im Mittelmeerraum vorkommt. Man erntet die aromatischen Früchte. Indikationen sind unter anderem Amenorrhö, Hypomenorrhö, Oligomenorrhö und sexuell übertragbare Erkrankungen.

***Diptam*** (Kraut, pulverisiert): In „Causae et Curae“ erwähnt Hildegard den Diptam vor allem als Kompositum zur Bekämpfung der Verhaltung des Monatsflusses. Indikationen: Amenorrhö, Oligomenorrhö.

***Schafgarbe*** (Kraut): In „Causae et Curae“ schreibt Hildegard: „Wer durch vieles Weinen trübsichtig geworden ist, nehme Schafgarbe oder auch deren Wurzel. ... Ebenso soll ein Mensch, den jeden zweiten Tag das Fieber plagt, Schafgarbe nehmen, doppelt so viel ***Engelsüß*** und beides in gutem Wein kochen. ... Man nehme sie bei Schlaflosigkeit, Verhaltung des Monatsflusses und bei Blutfluss.“ Heute ist die Schafgarbe auch schon wissenschaftlich gut untersucht. Indikationen sind Amenorrhö, Hypomenorrhö, Menometrorrhagien sowie Schmerzen jeder Art (bei Dysmenorrhö, akuter Adnexitis, Gebärmutter-Myomen, Endometriose) und zur postoperativen Wundheilung.

### RP. SCHAFGARBENPULVER (ZUR INNEREN ANWENDUNG)

**Bitte nur nach Rücksprache mit (Fach-)Arzt/Ärztin/Heilpraktiker(in)/Apotheker(in) anwenden.**

| | |
|---|---|
| Schafgarbenpulver | 100,0 g |

**Anwendung:** *Falls keine Gegenanzeigen bestehen, kann man, wenn nicht anders verordnet (am besten nach Rücksprache mit* *dem Frauenarzt), einige Tage lang zwei- bis dreimal täglich 1 Messerspitze in warmem Wasser trinken. Danach jeweils 1 Messerspitze in Likörglas warmem Wein einnehmen.*

***Wollblume*** (Blüten, frisches Kraut): wird hier auch mit „de wullena" wie das Mutterkraut übersetzt (warm, trocken, etwas kalt), „Physica" 1-123. Von der Verhaltung des Monatsflusses gibt Hildegard in „Causae et Curae" für die Wollblume folgende Indikationen: Amenorrhö und allgemeine Menstruationsbeschwerden. INFO Die Wollblumen sind wohl eher unter dem Namen Königskerze bekannt. Es sind zweijährige Gewächse. Die Wollblume (lat.: Verbascum) bildet einen Bestandteil der Species pectoralis. Ihre Schleim auswerfende (= expektorierende) Wirkung beruht in der Hauptsache auf dem Gehalt an sekretolytisch wirkenden Saponinen. Hieraus ergeben sich die auch in der Heilkunde seit langem bewährten klinischen Heilanzeigen bei Erkältungskrankheiten, Katarrhe der Luftwege, Affektionen des Darmes und Rheuma.

## Um 8–9 Tage verfrühte Menstruation (Polymenorrhö)

Es gibt eine Reihe von Ursachen für eine verfrühte Menstruation (Polymenorrhö). Häufig ist die partielle Funktionsschwäche der Eierstöcke (= Ovarialinsuffizienz) einhergehend mit Progesteron-Mangel. Die zweite Zyklushälfte ist hierbei häufig verkürzt. Progesteron-stärkende Rezepturen werden eingesetzt, um das Zyklusintervall zu verlängern. Seltener tritt die verfrühte Ovulation auf. Hier gibt man östrogenotrope Rezepturen. In meiner Facharztpraxis erfolgt zuerst immer eine genaue Laboruntersuchung, um festzustellen, wie die genaue hormonelle Konstellation ist.

### Ursachen der Polymenorrhö (unvollständige Auswahl, Traditionelle Westliche Medizin)

- Zu wenig Energie, Schwäche, Leere

- Zu viel Hitze im Blut, zu wenig Feuchtigkeit
- Schwache Niere, gestresste Leber

### *Hildegard-Heilpflanzen für Komposita*

Je nach Hormonstatus und Gesamtsituation können Komposita aus Urtinkturen von Hildegard-Heilpflanzen individuell zusammengestellt werden. Folgende Heilpflanzen haben sich hierfür durch ihre hormonregulierende Wirkung gut bewährt, sollten jedoch im Einzelfall individuell ausgetestet werden:
Ringelblume, Salbei, Schwarze Johannisbeere, Süßholz, Brombeere, Himbeere, Beifuß und Arnika.

***Salbei*** (Salvia Officinalis): Salbei gehört zu den wichtigen – vor allem den Östrogen-Stoffwechsel harmonisierenden – Hildegard-Heilpflanzen. Bedeutende gynäkologische Anwendungsmöglichkeiten sind: Zyklusstörungen durch relativen oder absoluten Östrogenmangel, schmerzhafte Periode, periodenabhängige Migräne, chronische Unterbauchschmerzen, Stress- und Urge-(= Drang-)Inkontinenz. Ein Tee aus Salbeiblättern kann auch Entzündungen am Zahnfleisch, im Mund und Rachen heilen. In unserer Praxis setzen wir Salbei v. a. ein, um den Zyklus zu harmonisieren, um Blutungen herbeizuführen, die Verdauung zu regulieren. Auch in der Kinderwunsch-Sprechstunde werden Komposita mit Salbei erfolgreich eingesetzt. Bekanntlich gilt dieses altbewährte Mittel seit Jahrhunderten als empfängnis- und entbindungsfördernd. Hauptindikationen sind daher die ungenügende oder schmerzende Menstruation und die umweltschadstoffbedingte Unfruchtbarkeit.

### RP. SALBEI-UMSCHLÄGE

**Bitte nur nach Rücksprache mit (Fach-)Arzt/Ärztin/Heilpraktiker(in)/Apotheker(in) anwenden.**

| | |
|---|---|
| Salbeiblätter | 100,0 g |

**Zubereitung:** *Ganze Salbeiblätter (nicht zerkleinert oder pulverisiert), nach Hildegard sollen diese in frischem Quellwasser im Freien kochen, wenn die Sonne scheint. Falls dies nicht möglich ist, gutes Trinkwasser nehmen und auf dem Herd kochen. Die Salbeiblätter im Dampfbad erhitzen.*

**Anwendung:** *Dann ganz feucht und warm – direkt oder in dünne Leinenkompressen gewickelt – auf Oberschenkel und abwechselnd auf Bauch (kleines Becken) und Rücken (Kreuzgegend: Steißbein und Lendenwirbelsäulen-Bereich) auflegen. Dies mache man abends. Einwirkzeit: mindestens 30 Minuten.*

• • • Aus unserer Praxis • • •

**Krankengeschichte:** St. W., 17 Jahre, mit 12 Jahren Menarche. Vor etwa 2 Jahren trat bei ihr eine Polymenorrhö ein. In dieser Zeit hatte sie viel Stress und Kummer, ausgelöst durch die beginnende Lehre und den Tod der Mutter. Die Patientin ist übergewichtig (Kummerspeck) und leidet auch unter starkem Haarausfall. Wegen bekannter Leberfunktionsstörung kommt eine Hormontherapie (Pille) nicht in Frage.

**Therapie:** Nach gezielter Hormonanalyse (Progesteron-, Serotonin-Mangel, Prolaktin-Erhöhung, erniedrigtes DHEA) erfolgt die Gabe von Hildegard-Frauentropfen „G“ in Verbindung mit regelmäßigen Salbei-Umschlägen. Zusätzlich macht Frau St. eine Verhaltenstherapie und nimmt unterstützend Hildegard-Nerven- und Stärkungstabletten ein. Darüber hinaus wird eine Akupunktur mit Schwerpunkten Immunhormon- und Psychoregulation durchgeführt sowie der regelmäßige Aderlass nach Hildegard.

**Verlauf:** Nach etwa vier Monaten zeigt sich eine deutliche Besserung und Stabilisierung von Hormonsystem, Stoffwechsel und Psyche; der Haarausfall ist beseitigt. Der Erfolg hält an.

## Verspätete Menstruation (Oligomenorrhö)

Unter einer Oligomenorrhö versteht man Zyklen von mehr als 35 Tagen. In Praxis zeigt sich häufig, dass vor allem Umweltschadstoffe über eine Stimulation der Progesteronproduktion zu einer verzögerten Ovulation beitragen können. Falls zu viel Progesteron produziert wird, kann es auch zur Bildung von chronisch rezidivierenden Ovarialzysten kommen. Hier kann zunächst eine östrogenotrope Therapie versucht werden, um die Progesteronproduktion zu hemmen. Dies wirkt jedoch nicht kausal. Im Falle einer verspäteten Ovulation kann man gestagenotrope Rezepturen versuchen (vom 15. bis 24. Zyklustag). Besser ist eine echte kausale Therapie unter umweltmedizinischen Gesichtspunkten.

**Ursachen der Oligomenorrhö**
**(unvollständige Auswahl, Traditionelle Westliche Medizin):**

- Zu viel Kälte im Blut
- Zu wenig Energie, Schwäche und Kälte
- Zu wenig Blut
- Energie-Stau

### *Hildegard-Heilmittel*

Bei schmerzhafter Verhaltung des Monatsflusses haben sich folgende Therapieansätze im Sinne von Hildegard bewährt.

#### RP. WULLENA-DAMPFBAD

**Bitte nur nach Rücksprache mit (Fach-)Arzt/Ärztin/Heilpraktiker(in)/Apotheker(in) anwenden.**

Liegt eine schmerzhafte Verhaltung des Monatsflusses vor, haben sich Wullena-(Wollkraut-)Dampfbäder bewährt. Die Rezeptur finden Sie unter Amenorrhö. **Anwendung:** *Am besten baden Sie abends vor dem Schlafengehen ca. 10 Minuten lang darin.*
**Hinweis** Die Wullena-Kräutermischung ist auch als Sauna-Aufguss sehr hilfreich.

### RP. OLIGOMENORRHÖ-UMSCHLÄGE (S-Ü/90)

**Bitte nur nach Rücksprache mit (Fach-)Arzt/Ärztin/Heilpraktiker(in)/Apotheker(in) anwenden.**

| | |
|---|---|
| Anis | 15,0 g |
| Mutterkraut | 15,0 g |
| Wollkraut | 20,0 g |

**Zubereitung:** *Hildegard empfiehlt, die Kräuter in frischem Quellwasser im Freien zu kochen, wenn die Sonne scheint. Falls dies nicht möglich ist, gutes Trinkwasser auf dem Herd kochen und die Kräuter im Dampfbad erhitzen.*
**Anwendung:** *Legen Sie die Kräuter anschließend feucht und warm, direkt oder in dünne Leinenkompressen gewickelt, auf Oberschenkel und abwechselnd auf Bauch (kleines Becken) und Rücken (Kreuzgegend: Steißbein und Lendenwirbelsäulen-Bereich) auf. Machen Sie dies abends.*
**Einwirkzeit:** *mindestens 30 Minuten.*

• • • Aus unserer Praxis • • •

**Krankengeschichte:** I. L., 29 Jahre, hat viel beruflichen Stress. Sie leidet seit mehr als 3 Jahren unter Zyklusstörungen mit Oligomenorrhö. Sie wiegt 49 kg, ist blass, kälteempfindlich und hat chronisch kalte Gliedmaßen.
**Diagnose:** Die Laboranalyse ergab chronischen Östrogenmangel,

chronischen Progesteron-Mangel, leichte Prolaktin-Erhöhung; zudem starken Testosteron-Überschuss, Mangel an DHEA (Anti-Stress-Hormon), Serotonin (Glücks-Hormon), Vitamin-D-Mangel. LH- und FSH-Werte waren normal.

**Therapie:** Nach zweimaligem Aderlass, konsequenter Ernährungsumstellung (wärmende nährende Kost mit Dinkel-Basisdiät), regelmäßiger Sauna mit Wullena-Dampfbädern und Oligomenorrhö-Umschlägen stellte sich allmählich eine Normalisierung von Hormonwerten und Zyklus ein. Die Hormone haben sich nun langfristig mit Frauentropfen „Ö", Frauentropfen „G", regelmäßigem Aderlass, Hildegard-Diät normalisiert.

## Zwischen- und Schmierblutungen (Metrorrhagien)

Bei jeder Zwischenblutung stellt sich zunächst die Frage nach den Ursachen. Eine fachärztliche Abklärung ist notwendig. In Abhängigkeit davon gibt es dann verschiedene Standardmaßnahmen. Dazu gehören Ausgleich von Blutverlust, Ausschabung mit therapeutischer oder diagnostischer Zielsetzung sowie Östrogen- und/oder Progesterongabe. Nicht hinter jeder Zwischen- oder Schmierblutung steckt eine schwerwiegende, lebensbedrohliche Erkrankung. Meist ist es nur eine Reaktion des Organismus auf eine Verschiebung des natürlichen Gleichgewichtes.

### *Hildegard-Heilmittel*

Eine Reihe höchst wirksamer Hildegard-Phytotherapeutika setzen wir seit Jahren mit gutem Erfolg gegen Zwischen- und Schmierblutungen ein. Allerdings empfiehlt es sich unbedingt, vorher bösartige Tumoren oder andere gravierende Ursachen der Blutungen (Eileiterschwangerschaft etc.) fachärztlicherseits auszuschließen. Heilpflanzen für Komposita:

**Bitte nur nach Rücksprache mit (Fach-)Arzt/Ärztin/Heilpraktiker(in)/Apotheker(in) anwenden.**
Bibernelle, Frauenminze, Gewürznelke, Pfingstrose, Zitrone, Zimt und Zypresse.

Anmerkungen zur Rezeptur:
***Bibernelle*** (kleine Blätter): Bei Hildegard „de bibenella" (mehr kalt als warm), „Physica" 1-131: Die Bibernelle wirkt menstruationsfördernd und entzündungshemmend. Sie wird für Komposita bei Zwischenblutungen eingesetzt.
***Frauenminze:*** Unsere Erfahrungen haben gezeigt, dass die Frauenminze besonders effektiv bei schwermetallinduzierten Zwischenblutungen (z. B. Kupfer-Unverträglichkeit bei liegender Kupfer-Spirale) sein kann. Das Phytotherapeutikum ist allerdings zunächst auszutesten und dann vorsichtig zu dosieren.
***Zimt*** (Rinde und Blätter): „De cynamomo", „Physica", 1-20: „... sehr warm, hat starke Kräfte, mäßig feucht. Bereitet gute Säfte. ... Macht die Leber querck und reinigt die Lunge. ... wer in Leber und Lunge Schmerzen hat. ... wenn die Leber infolge Traurigkeit krank ist." Verwendet wird vor allem die Rinde. Das ätherische Öl von Rinde und Blättern wirkt anregend, antiseptisch, krampflösend und blutstillend.
***Zypresse:*** Verwendet wird die ganze Pflanze. Die Zypresse wirkt als Adstringens und zieht die Blutgefäße zusammen. Sie ist krampflösend und kann gegen Schweißausbrüche eingesetzt werden.

• • • Aus unserer Praxis • • •

**Krankengeschichte:** A. N., 17 Jahre, 10. Klasse kurz vor der mittleren Reife, hat seit dem 13. Lebensjahr unregelmäßigen und teilweise auch sehr schmerzhaften Zyklus mit Zwischen- und Schmierblutungen. Die Schülerin ist übergewichtig (75 kg) wie ihre Mutter und die beiden Schwestern und schwitzt leicht (Hitze, Fülle, Schleim, Stauung).

**Diagnose:** Die Labortests ergeben normale Östrogen-Werte, aber ausgeprägten Progesteron-Mangel, normales Prolaktin und leicht erhöhtes Testosteron. LH- und FSH waren normal. Serotonin zu niedrig, Corticol zu hoch, Homocystein zu hoch, Vit. D-, B12-, B6-, Folsäure-Mangel.

**Therapie:** Die Patientin stellt ihre Ernährung um: Sie isst eher kühlende Kost, viele Ballaststoffe und deutlich mehr Vitamine. Über 12 Wochen lang verabreiche ich ihr Metrorrhagie-Elixier und Dysmenorrhö-Tee. Zudem erfolgen zunächst zwei Aderlässe und 10 Akupunktur-Sitzungen.

**Ergebnis:** Die Hormonwerte normalisierten sich allmählich, nach einem Vierteljahr ist der Zyklus regelmäßig. Die Aderlässe werden fortgesetzt. Die Akupunkturen werden fortgesetzt. Die Hildegard-Ernährung wird fortgesetzt. Die ganze Familie bekommt Ernährungsberatung. Der Erfolg ist anhaltend.

### RP. METRORRHAGIE-ELIXIER (S-Ü/90)

**Bitte nur nach Rücksprache mit (Fach-)Arzt/Ärztin/Heilpraktiker(in)/Apotheker(in) anwenden.**

10 Gramm Kräutermischung gegen Zwischen- und Zusatzblutungen:

| | |
|---|---|
| Bibernelle | 2,0 g |
| Frauenminze | 0,5 g |
| Gewürznelken | 2,0 g |

| | |
|---|---|
| Pfingstrose | 1,0 g |
| Zimtrinde | 0,5 g |
| Zypressenholz (Kambium) | 4,0 g |
| Frischen, reinen Honig | 50,0 g |

**Zubereitung:** *Im Mörser zerstoßen, guten Wein dazu und Abkochung herstellen. Ergibt ca. 500 ml Endvolumen. Alles gut mischen und in lichtgeschütztem Gefäß aufbewahren. Das Elixier vor jeder Anwendung frisch aufschütteln.*

**Anwendung:** *Falls keine Gegenanzeigen bestehen, können Sie, wenn nicht anders verordnet (am besten nach Rücksprache mit dem Frauenarzt), täglich drei Esslöffel nüchtern vor den Mahlzeiten einnehmen.*

## Verstärkte und verlängerte Regel (Menometrorrhagie)

Von Menometrorrhagien spricht man, wenn die Monatsblutung zu stark und zu lange, kombiniert mit Schmier- und Zusatzblutungen, auftritt. Die Blutung ist nicht nur unregelmäßig , sondern dauert auch länger. Dabei gehen oft beträchtliche Blutmengen ab, teilweise auch richtige Blutklumpen. Es sind in solchen Fällen immer frauenärztlicher Rat und kompetente Abklärung der Ursachen dringend erforderlich. Als ursächlich kommen mechanische und/oder endokrine Faktoren in Frage. Mechanische Faktoren sind meist indirekt durch Umwelteinflüsse verursacht. Schadstoffe können beispielsweise Entzündungen der Gebärmutter oder der Eileiter bewirken, darüber hinaus auch Lageveränderungen der Gebärmutter oder Behinderungen der Kontraktion des Myometriums durch Myome, seltener durch bösartige Geschwülste oder durch sonstige Gebärmutter-Anomalien.

**Ursachen nach Hildegard:** Den zu starken Monatsfluss führt Hildegard zurück „... auf eine verkehrte Erwärmung des Blutes und auf den nachteiligen Blutzufluss, der an den Schenkeln und am Nabel übermäßig vorhanden ist. (...) Die Gefäße sind nicht zusammengezogen und lassen dem Blut einen verkehrten Weg." (C.C.Sch. 175; C.C.K. 187,15-188,4)

**Standard-Therapie:** Falls die Menometrorrhagien mit Uterus-Myomen vergesellschaftet sind, kann man einen Therapieversuch mit sogenannten GnRH-Analoga oder mit naturidentischem Progesteron unternehmen. Auch mit hormonellen Antikonzeptiva, die einen hohen Gestagenanteil haben, kann man versuchen, die Symptomatik zu bessern. Darüber hinaus kann, insbesondere wenn die Menometrorrhagien mit Dysmenorrhö einhergehen, eine Phytotherapie mit krampflösenden und schmerzstillenden Pflanzen Hilfe bringen. Herkömmliche Schmerzmittel sollten wegen ihrer Nebenwirkungen nach Möglichkeit vermieden werden. Stress, Ärger, Konflikte, Zeitdruck und daraus resultierende hormonelle Blockaden sind häufig (Mit-)Verursacher von Menometrorrhagien. Wichtig ist es deshalb, die Immunabwehr zu stärken. Sie stellt die Basis für eine langanhaltende Stabilisierung seelischer und geistiger Prozesse dar, die wiederum für einen stabilen Zyklus ausschlaggebend sind. Zur Behandlung von Menometrorrhagien führe ich eine Vielzahl von Immuntherapien zum Teil mit sehr großem Erfolg durch.

**Ursachen der Menometrorrhagien**
**(unvollständige Auswahl, Traditionelle Westliche Medizin)**

- Allgemeiner Energiemangel
- Zu viel Hitze im Blut
- Blut-Stau

*Hildegard-Heilmittel*

Menometrorrhagien sollten immer zuerst von Frauenarzt/-ärztin ursächlich abgeklärt werden. Schließt er/sie bösartige Tumoren oder schwerwiegende Ursachen aus, kann eine Phytotherapie nach Hildegard, kombiniert mit anderen Maßnahmen, versucht werden. Sehr effektiv können auch Entspannungsübungen und Methoden aus dem Bereich der „unterstützenden Psychotherapie“ sein.

**Aderlass:** In meiner Praxis hat sich bei chronischen Menometrorrhagien ein Verfahren bewährt, das schon seit Jahrhunderten bei schmerzhafter Menstruation (= Dysmenorrhö) eingesetzt wird: der Aderlass nach Hildegard von Bingen. Hier kommt es neben einer sehr effektiven und wohltuenden allgemeinen Ausleitung und Entgiftung von Schadstoffen zu einer sehr guten Hemmung des Blutflusses. Die gleichzeitige Blutreinigung bringt den angenehmen Zusatzeffekt einer spürbaren Schmerzlinderung. Besonders bewährt haben sich hier auch weitere Methoden, die den Blutfluss hemmen. Dazu gehören ableitende Maßnahmen wie Schröpfen und Baunscheidtieren, homöopathische Mittel, Energiezonenmassage usw. Das Wichtigste ist nach Hildegard Schonung und Physikalische Therapie. Sie schreibt: „... Bei zu starkem Monatsfluss muss sich die Frau vor zu viel Arbeit und vielem Umherlaufen hüten, das sie ermüdet, da das Blut dadurch zu sehr in Bewegung gerät.“ (C.C.Sch. 176; C.C.K. 187, 32-35; Phys.II, 2 Sp. 1211 D)

**Kalte Umschläge:** Hildegard schreibt: „... Leidet eine Frau an zu starker und unregelmäßiger Menstruation, so mache sie wiederholt Umschläge mit kaltem Wasser auf die Oberschenkel. Dadurch wird der unrechte Blutzufluss zurückgehalten werden.“ (C.C.Sch. 751; C.C.K. 187,15-20; Phys.II, 2 Sp. 1211 C)

**Sellerie-Umschläge:** Hildegard: „... Ebenfalls kann man dagegen Umschläge auf Schenkel und Nabelgegend mit einer warmen Sellerieabkochung machen." (C.C.Sch. 175; C.C.K. 187, 20-25; Phys.I, 140 Sp.1187 A) „... Ferner soll man die Gefäße von Schenkel, Bauch, Brust und Armen nach oben hin ausstreichen. Viel körperliche Arbeit und Bewegung sind zu vermeiden, da sonst das Blut zu sehr in Bewegung gerät." (C.C.Sch. 175/176; C.C.K. 187, 27-188, 4; Phys. I, 130 Sp. 1183 D). Sellerie „de apio" (warm, mehr von grüner als von trockener Natur), Phys. 1-69: „... gekocht verschafft sie gute Säfte." Sellerie wirkt wassertreibend und dient als mildes Aphrodiciakum, hilft bei Impotenz und gegen allgemeine Schwäche. Sellerie gehört zu den Heilpflanzen, die als Komposita gegen zu starke Monatsblutung zugesetzt werden können. Wirkstoff der Sellerie ist vor allem das aus Wurzel und Kraut gewonnene ätherische Öl.

**Oberkörperwaschungen:** Reiben Sie dazu regelmäßig den Oberkörper mit einem nassen, kalten Lappen ein bis zwei Minuten in Richtung Herz ab. Das zieht das Blut aus dem Unterleib in den Oberkörper und vermindert so die Blutung.

**Phytotherapie:** Bei zu starkem Monatsfluss kommen je nach Ursache eine Reihe von Hildegard-Heilpflanzen in Frage. Sie haben sich bei vielen meiner Behandlungen für Komposita bei Menometrorrhagien bewährt:

**Bitte nur nach Rücksprache mit (Fach-)Arzt/Ärztin/Heilpraktiker(in)/Apotheker(in) anwenden.**

Betonie, Dill, Sellerie, Flohkraut, Hauswurz, Sellerie, Tausendgüldenkraut, Wiesenklee und Zitwer.

**Anmerkungen zur Rezeptur:**

***Betonie*** (Kraut): Nach Hildegard („Physica" 1-128, warm) kann die Betonie bei zu starkem Monatsfluss und bei Wassersucht verwendet werden. Klassische Indikationen sind: Menometrorrhagien, Hypermenorrhö, Blasen-, Nierenleiden.

***Echter Dill:*** „de dille" (trocken, warm, gemäßigt), „Physica" 1-67: „... unterdrückt die Gicht." Hat blutstillende, blutungsunterdrükkende Wirkung („... wem viel Blut aus der Nase fließt"). Dill ist ein hervorragendes Kompositum bei Hildegard-Frauenrezepturen. Es senkt überschießende Östrogenproduktion und mindert die Libido. Klassische Indikationen, bei denen sich Dill-Rezepturen in meiner Praxis bewährt haben, sind Menometrorrhagien, UterusMyome, Endometriose etc. Dill wirkt über die Steigerung der Prolaktin-Produktion und hat laktationsfördernde Wirkung.

***Flohkraut:*** Bei Hildegard „de psillio", „Physica" 1-24 (von kalter Natur, hat in jener Kälte eine angenehme Mischung). Hildegard empfiehlt Flohkraut gegen Schmerzen in der Lende und vor allem auch gegen starke Blutungen. In meiner Praxis bewährte Hauptindikationen sind: Menorrhagien, Metrorrhagien, Hypermenorrhö und als Hämostyptikum. Übrigens ist hier ausdrücklich das Flohkraut (Herba) und nicht der Flohsamen (Semen) gemeint. Das Flohkraut dient Hildegard auch als eines der Hauptmittel gegen Gicht.

***Tausendgüldenkraut*** (Blätter, Stängel, Blüten): Bei Hildegard „de centaurea" (warm und trocken), „Physica" 1-12: „... wenn ein Knochen gebrochen ist." Das Tausendgüldenkraut ist eine wichtige Heilpflanze als Kompositum bei Menometrorrhagie-Elixier und -Tee.

***Zitwer:*** In „Causae et Curae" sind folgende Indikationen für Zitwer angegeben: Menometrorrhagien, Hypermenorrhö, Uterus-Myome, zur postoperativen Wundheilung, nach abdominellen Eingriffen, bei kolikartigen Schmerzen. Bei der Zubereitung von Medikamenten gegen die angegebenen Krankheiten erscheint Zitwer meist als Kompositum. An wirksamen Agenzien enthält vor allem die Wurzel ätherische Öle.

### RP. MENOMETRORRHAGIE-ELIXIER (S-Ü/91)

**Bitte nur nach Rücksprache mit (Fach-)Arzt/Ärztin/Heilpraktiker(in)/Apotheker(in) anwenden.**

| | |
|---|---|
| Betonienkraut | 3,0 g |
| Flohkraut | 3,0 g |
| Tausendgüldenkraut | 0,5 g |
| Wiesenklee | 0,5 g |
| Zitwer | 0,5 g |
| Dill | 0,5 g |
| Frischen reinen Honig | 50,0 g |
| Weißwein | auf 500,0 ml |

**Zubereitung:** *Alle Heilkräuter mischen und mit Wein abkochen.*
**Anwendung:** *Nehmen Sie dreimal täglich einen Esslöffel des Elixiers nüchtern vor den Mahlzeiten ein. In akuten Fällen kann man alle zwei Stunden einen Esslöffel Menometrorrhagie-Elixier einnehmen. (Bitte vorher Rücksprache mit dem Frauenarzt halten!)*

### RP. MENOMETRORRHAGIE-TEE (S-Ü/91)

**Bitte nur nach Rücksprache mit (Fach-)Arzt/Ärztin/Heilpraktiker(in)/Apotheker(in) anwenden.**

| | |
|---|---|
| Betonienkraut | 2,5 g |
| Flohkraut | 2,5 g |
| Tausendgüldenkraut | 2,5 g |
| Zitwer | 2,5 g |

**Zubereitung:** *Bereiten Sie aus der Teemischung einen Kaltwasserauszug zu. Setzen Sie den Tee dazu abends an und lassen ihn*

*über Nacht stehen. Morgens dann abseihen und auf Trinktemperatur erwärmen.*
**Anwendung:** *Trinken Sie einige Wochen lang täglich ein bis zwei Tassen morgens vor dem Frühstück.*

### RP. HILDEGARD-TEE GEGEN STARKE REGEL

| | |
|---|---|
| Sellerie | 1 g |
| Betonienkraut | 1 g |
| Hirtentäschel | 1 g |
| Pfingstrose (Blüten und Wurzeln) | 0,5 g |
| Gewürznelke (Knospen) | 0,5 g |
| Zimt (Rinde und Blätter) | 0,5 g |
| Zypresse (Rinde und Blätter) | 0,5 g |

**Zubereitung:** *Übergießen Sie die Teemischung mit kochendem Wasser und lassen diese 10 bis 15 Minuten ziehen, dann abseihen.*
**Anwendung:** *Trinken Sie ein- bis dreimal täglich ein bis drei Tassen Tee.*

### RP. HILDEGARD-URTINKTUR GEGEN STARKE REGEL, 100 ML

**Bitte nur nach Rücksprache mit (Fach-)Arzt/Ärztin/Heilpraktiker(in)/Apotheker(in) anwenden.**

| | |
|---|---|
| Sellerie | 20 ml |
| Betonienkraut | 20 ml |
| Hirtentäschel | 20 ml |
| Pfingstrose (Blüten und Wurzeln) | 10 ml |
| Gewürznelke (Knospen) | 10 ml |
| Zimt (Rinde und Blätter) | 10 ml |
| Zypresse (Rinde und Blätter) | 10 ml |

**Zubereitung:** *Mischen Sie alle Urtinkturen.*
**Anwendung:** *Nehmen Sie ein- bis dreimal täglich 10 bis 50 Tropfen mit Tee oder Wasser verdünnt ein.*

RP. DILL-SCHAFGARBEN-UMSCHLÄGE (S-Ü/89)

**Bitte nur nach Rücksprache mit (Fach-)Arzt/Ärztin/Heilpraktiker(in)/Apotheker(in) anwenden.**

Die Umschläge helfen vor allem bei starken, langanhaltenden und schmerzhaften Menses, bei Endometriose-Schmerzen oder Schmerzen in Verbindung mit Uterus-Myomen.

| | |
|---|---|
| Dill, pulverisiert | 5,0 g |
| Schafgarbe, pulverisiert | 10,0 g |

**Zubereitung:** *Geben Sie die pulverisierten Kräuter zur Kompresse und erhitzen Sie diese.*

**Anwendung:** *Legen Sie die dünnen Kompressen äußerlich möglichst heiß zwischen Schambein und Nabel und im Lendenwirbelsäulen-Bereich bis zum Steißbein auf.*

***Diät-Vorschriften nach Hildegard:*** Hildegard gibt für die Frau, die an starker Menses leidet, die entsprechende Diätvorschrift: „... Sie soll keine schwer verdaulichen oder bitteren Speisen essen, damit sie keine verkehrte Verdauung bekommt, sondern nur weich und leicht verdauliche. (...) Trinken soll sie Wein und Bier, die sie stärken, damit sie das Blut zurückhalten kann." (C.C.Sch. 176; C.C.K. 187, 34-188, 4; Phys. II, 2 Sp. 1211 D)

**Bitte nur nach Rücksprache mit (Fach-)Arzt/Ärztin/Heilpraktiker(in)/Apotheker(in) anwenden.**

Zur unterstützenden Wirkung der Menometrorrhagie-Heilpflanzen bringt Hildegard an anderer Stelle noch eine ähnliche Diätvorschrift: „... Die Frau darf bei starker Menstruation nur leichte Speisen essen und Wein trinken, da Rindfleisch und andere schwere Speisen verstopfen. Brunnenwasser oder Quellwasser ist nur erlaubt, nachdem es abgekocht und erkaltet ist, da es dadurch weich wird." (C.C.Sch. 175; C.C.K. 187, 4-14; Phys. I, 111 Sp. 1174 D)

## MENOMETRORRHAGIE-ERNÄHRUNG

Gerade bei umweltschadstoffbedingten Menometrorrhagien ist das Gleichgewicht der lebenswichtigen Mineralstoffe und Spurenelemente für einen langfristigen Therapieerfolg unumgänglich. Dazu gehört eine ausgeglichene Bilanz im Calcium-, Magnesium-, Vitamin- und Eiweißstoffwechsel. Diese kann man durch eine gezielte Menometrorrhagie-Ernährung erreichen. Bei Menometrorrhagien ist nach Möglichkeit die gesamte Ernährung schadstoffarm zu gestalten. Vor allem in der Woche vor der Menstruation sollten tierische Fette und tierisches Eiweiß, insbesondere Schweinefleisch, strikt vermieden werden. Eier, Milchprodukte, Fleisch und Fisch sind wesentlich schwerer verdaulich und deutlich reicher an Giftstoffen als pflanzliche Fette und Eiweiße wie Gemüse, Getreide, Soja, andere Keimlinge oder getrocknete Früchte.

• • • Aus unserer Praxis • • •

**Krankengeschichte:** K. B., 33, Journalistin, leidet seit vielen Jahren unter chronisch therapieresistenten Menometrorrhagien. Gegen ihre Periodenschmerzen nimmt sie seit Jahren Schmerzmittel wie Aspirin, Buscopan, Urem forte etc. Sie hat auch verschiedenste „Pillen“ durchprobiert, weniger zur Antikonzeption als vielmehr zur Beseitigung der Symptome. Seit 3 Jahren hat sie nun eine Kupferspirale.

**Diagnose:** Bei der gynäkologischen Untersuchung einschließlich 4-D-Ultraschall-CT ergibt sich eine chronische Entzündung im Bereich beider Eierstöcke sowie hinter der Gebärmutter. Es besteht beiderseits der Verdacht auf ausgedehntere Verwachsungen, eine Eierstockszyste links sowie der Verdacht auf Endometriose. Der mikrobiologische Abstrich ergibt Chlamydien und Uroplasmen. Der Labortest ergibt deutliche Östrogen-Dominanz (Östrogene er-

höht, vor allem Östron und Östradiol), starken Progesteron-Mangel, normales Prolaktin normal, erhöhtes Testosteron, stark vermindertes DHEA, erhöhtes Cortisol und Homocystein, stark vermindertes Serotonin, Vitamin-D-Mangel. Ausgeprägter Vitamin-D- und Folsäure-Mangel. Die LH- und FSH-Werte sind normal.
Eine umweltmedizinische Anamnese lässt eine Umweltschadstoff-Belastung vermuten. Dies bestätigt auch die gezielte Laboranalyse: Holzschutzmittel PCP, HCB, Formaldehyd und Schwermetalle wie Quecksilber, Zinn, Silber und vor allem sehr viel Kupfer (Spirale!) werden gefunden.
**Therapie:** Die Spirale wird entfernt. Der Chlamydien- und Uroplasmen-Infekt wird antibiotisch behandelt (einschließlich Partner). Anschließend erfolgt eine vaginale Vitamin-D-Kur. Die Patientin lässt ihre Amalgamfüllungen, die Auslöser für die Quecksilber-, Zinn-, Kupfer- und Silber-Belastungen sind, sanieren. Über insgesamt drei Monate erfolgt eine sanfte Ausleitung und Entgiftung mit Hildegard-Leber-, Nieren-, Lymph- und Nerventabletten. Begleitend werden regelmäßiger Aderlass und Schröpfen nach Hildegard von Bingen durchgeführt. Parallel erfolgt noch eine Hormon-Regulations-Akupunktur. Zur Zyklus-Normalisierung werden der Patientin ein halbes Jahr lang Wundkräuter-Tee, Frauentropfen „G“ und Menometrorrhagie-Elixier verabreicht.
**Behandlungsverlauf**: Die Entgiftungs-, Ausleitungs- und Zyklus-Normalisierungs-Therapie zeigen bald gute Erfolge. Nach gut 3 Monaten sind die Laborwerte normal, die Symptome haben sich deutlich gebessert. Die Patientin ist erstmals seit vielen Jahren beschwerdefrei. Nach einem halben Jahr ist der Zyklus stabil. Die Entgiftung von den Schadstoffen hat zu einer sehr guten Hemmung des Blutflusses geführt. Die gleichzeitige Blutreinigung brachte als angenehmen Zusatzeffekt eine spürbare Schmerzlinderung. Die Therapie wird fortgesetzt. Die Erfolge halten an.

## Rezidivierende Ovarialzysten, PCOS

Millionen von Frauen haben „chronisch rezidivierende Ovarialzysten“, das heißt „immer wieder auftretende Zysten an den Eierstöcken“. Viele lassen sich zunächst mit künstlichen Hormonen behandeln. Die meisten müssen sich aber dann operativen Eingriffen unterziehen. In jedem Fall ist eine fachärztliche Abklärung sinnvoll. Ein Sonderfall solcher oft auftretender Eierstockzysten ist das PCOS (Syndrom der Polycystischen Ovarien). Diese immer häufigere Erkrankung, die nicht selten durch eine zunehmende Vergiftung des Körpers ausgelöst wird, kann mit unerfülltem Kinderwunsch, starken hormonellen Störungen und Übergewichtigkeit einhergehen. Bisher gibt es eine Reihe von Hypothesen, wie das PCOS entsteht, aber noch keine exakte Erklärung.

**Umweltmedizinische Aspekte bei Diagnostik und Therapie:** Vor einer gezielten Therapie muss eine exakte endokrinologische und toxikologische Diagnostik durchgeführt werden. Umweltfaktoren verursachen häufig chronisch rezidivierende Ovarialzysten. In meiner Facharztpraxis erfolgen deshalb in der Regel bei Ovarialzysten, insbesondere auch bei PCOS, eine exakte umweltmedizinische Anamnese, eine gezielte Schadstoffanalyse und eventuell eine gezielte Entgiftungstherapie. Neben den klassischen Entgiftungstherapien beweist sich bei schadstoffbedingten Ovarialzysten (in Verbindung mit Zyklusstörungen) die Chelat-Therapie als effektives modernes Entgiftungsverfahren. Oft kann so das Hormonsystem stabilisiert werden und die Ovarialzysten verschwinden.

**Immuntherapien:** Eine starke Abwehr ist kein Zustand, sondern ein Prozess. Ovarialzysten bilden sich jedoch meist auch aufgrund von Zyklusstörungen, die durch Stress, Ärger, Konflikte, Zeitdruck und daraus resultierende hormonelle Blockaden (mit)verursacht werden. In solchen Fällen muss man die Immunabwehr der Patientin stärken. Ich führe die unterschiedlichsten Immuntherapien zur ganzheitlichen Therapie von Ovarialzysten mit großem Erfolg durch. Unabhängig von der ausgewählten Therapieform spielt die Prophylaxe eine wesentliche Rolle. Das bedeutet, die künftige Exposition gegenüber den Schadstoffen ist zu vermeiden.

Ernährung nach Hildegard: Bei der Therapie endokriner Störungen durch Umweltschadstoffe kommt der Ernährung große Bedeutung zu, zumal nicht auszuschließen ist, dass die unangebrachte Verwendung von Hormonen in der Lebensmittelindustrie eine Rolle spielt. Der regelmäßige Verzehr von hormonbehandeltem Schweine-, Geflügel- und Kalbfleisch trägt sicherlich auch zu der heute immer häufiger beobachteten Überproduktion des Follikelhormons bei gynäkologischen Erkrankungen bei.

**Ursachen des PCOS**
**(unvollständige Auswahl, Traditionelle Westliche Medizin)**

- Schwache Niere und zu viel Kälte
- Schwache Niere und fehlende Feuchtigkeit
- Gestresste Leber und Stau
- Zu viel Phlegma und Schleim
- Blut-Stau

### *Entgiftungsverfahren nach Hildegard*

Gerade bei umweltbedingten Zyklusstörungen sind endokrin wirksame Pflanzen mit entgiftender und ausscheidungsfördernder Wirkung empfehlenswert. Zur Wiederherstellung des Gesamtgleichgewichts und zur Entschlackung der Hauptausscheidungsorgane (Niere, Darm, Leber, Lunge und Haut) haben sich die klassischen

Hildegard-Ausscheidungs- und Entgiftungsmittel bewährt. Dazu gehören vor allem das Heilfasten und der regelmäßige Aderlass nach Hildegard. Durch beide Verfahren kommt es zu einer sehr effektiven und wohltuenden allgemeinen Ausleitung und Entgiftung von Schadstoffen, was bei vielen hormonellen Störungen, die umweltschadstoffbedingt sind, sehr hilfreich ist.

Heilpflanzen zur Entgiftung: Folgende Hildegard-Heilpflanzen können für Komposita zur Entgiftung angewendet werden:
**Bitte nur nach Rücksprache mit (Fach-)Arzt/Ärztin/Heilpraktiker(in)/Apotheker(in) anwenden.**

Beifuß, Benediktenkraut, Bockshornklee, Brennnessel, Fenchel, Galgant, Gelber Enzian, Gundelrebe, Hirschzunge, Holunder, Kampfer, Kiefer, Knoblauch, Malve, Mandelbaum, Maulbeere, Meisterwurz, Mistel (Ugera), Nieswurz, Odermennig, Ölbaum, Pfefferkraut, Pfennigkraut, Quitte, Rettich, Ringelblume, Roggen, Storax und Zitrone.

### HEILPFLANZEN MIT ÖSTROGENÄHNLICHER WIRKUNG

Darüber hinaus bietet die Naturheilkunde Heilpflanzen, die durch ihre natürliche östrogenartige Wirkung östrogenartig wirkende Umweltschadstoffe von den Östrogenrezeptoren verdrängen können. Dadurch helfen sie, das natürliche Hormongleichgewicht wiederherzustellen. Dies geschieht nicht selten, indem sie gleichzeitig die Nebennierenrinde stimulieren.
**Bitte nur nach Rücksprache mit (Fach-)Arzt/Ärztin/Heilpraktiker(in)/Apotheker(in) anwenden.**
Bewährt haben sich u. a. Hildegard-Komposita aus Ringelblume, Salbei, Kreuzkraut, Schwarzer Johannisbeere, Süßholz, Hopfen-

zapfen, Efeu, Himbeere, Brombeere, Beifuß oder Arnika. Besonders effektiv können auch Komposita aus ätherischen Ölen u. a. Frauenminze, Hopfen, Petersilie, Quendel (= Sandthymian), Zitrone und Zypresse sein.

### HEILPFLANZEN MIT PROGESTERONÄHNLICHER (= GELBKÖRPERÄHNLICHER) WIRKUNG

Gegebenenfalls verfügt Hildegard auch über Heilpflanzen, die progesteronähnlich wirken können. Diese sind dann indiziert, wenn Erkrankungen vorliegen, die mit einem Progesteron-Mangel einhergehen.

**Bitte nur nach Rücksprache mit (Fach-)Arzt/Ärztin/Heilpraktiker(in)/Apotheker(in) anwenden.**

Zu den Heilpflanzen für progesteronfördernde Komposita gehören unter anderem: Frauenmantel, Schwertlilie und Steinsamen. [Rainfarn] und [Weinraute] sollten wegen pharmazeutischer Bedenken nicht mehr verwendet werden.

Die genannten Hildegard-Heilpflanzen sind zur Beseitigung von durch Minderdurchblutung bedingte Zyklusstörungen geeignet. Auch bei Zyklusstörungen, die mit Hypophysen- und Hypothalamus-Störungen einhergehen, wird mit diesen Pflanzen nicht selten eine Beruhigung des zentralen Nervensystems und des neurovegetativen Systems erreicht.

**Spurenelemente:** Zudem hat sich hier die Gabe von Spurenelementen wie Zink, Mangan, Lithium oder Magnesium sehr bewährt.

### RP. PCO-UMSCHLÄGE (S-Ü/92)

**Bitte nur nach Rücksprache mit (Fach-)Arzt/Ärztin/Heilpraktiker(in)/Apotheker(in) anwenden.**

Gegen Polycystische Ovarien können Sie diese Umschläge, falls keine Gegenanzeigen bestehen und wenn nicht anders verordnet (am besten nach Rücksprache mit dem Frauenarzt), äußerlich anwenden.

| | |
|---|---|
| Frauenmantel, pulverisiert | 20,0 g |
| Schwertlilie, pulv. | 5,0 g |
| Mutterkraut, pulv. | 15,0 g |
| Weinraute, pulv. | 10,0 g |

**Zubereitung:** *Geben Sie die pulverisierten Kräuter zu dünnen Kompressen, die Sie erhitzen.*

**Anwendung:** *Legen Sie die frisch zubereiteten Umschläge so heiß wie möglich zwischen Schambein und Nabel und im Lendenwirbelsäulen-Bereich bis zum Steißbein auf.*

*[**Raute*** (= Weinraute) (Blätter, Öl): „Physica" 1-64 (hat gemischte Wärme, aber doch mehr Wärme). Sie ist nach Hildegard „... stark an Kräften in der Feuchtigkeit, gut gegen die trockenen Bitterkeiten, die in jedem Menschen wachsen, wenn die richtigen Säfte fehlen." Die Weinraute ist in der Frauenheilkunde wichtig: Sie hat zyklus-harmonisierende Eigenschaften, fördert östrogenähnliche und gleichzeitig progesteronähnliche Mechanismen. Sie verhindert Blutungen, dient der Gewebeabdichtung, hilft gegen Venenentzündungen und fördert die Menstruation.]

### RP. VENENSALBE (S-Ü/94)

**Bitte nur nach Rücksprache mit (Fach-)Arzt/Ärztin/Heilpraktiker(in)/Apotheker(in) anwenden.**

| | |
|---|---|
| Bertram | 0,8 g |

| | |
|---|---|
| Weinraute | 0,8 g |
| Knoblauch | 0,4 g |
| Muskat | 0,8 g |
| Zimtrinde | 0,8 g |
| Wermut | 0,8 g |
| Gewürznelken | 0,4 g |
| Pfaffenhütchenasche | 0,4 g |
| Rosenöl | 5 Tropfen |
| neutrale Salbengrundlage | auf 50 g |

**Zubereitung:** *Mischen Sie die Heilkräuter mit der Salbengrundlage.*

**Anwendung:** *Reiben Sie sich mit der Salbe mehrmals täglich die Unterschenkel ein. Die Salbe ist gut für die Venen, bei Ödemen, Wassereinlagerungen, Venenschwäche und Bindegewebeschwäche.*

**Anmerkungen zur Rezeptur:**

***Bertram*** (Saft): Bei Hildegard „de bertram" (gemäßigt warm, etwas trocken), „Physica", 1-18: „... bereitet gute Verdauung, ... mindert im Gesunden die Fäulnis, vermehrt Blut und Verstand."

***Knoblauch:*** „de allio" (hat rechte Wärme, ist heilsamer als der Lauch), „Physica" 1-79: „... soll mäßig gegessen werden."

• • • Aus unserer Praxis • • •

**Krankengeschichte:** S. T., 49 Jahre, Lehrerin, hat seit über 20 Jahren starkes Übergewicht. Sie wiegt über 90 kg. Der vorzeitige Wechsel setzte etwa ab dem 35. Lebensjahr ein. Die Frau schwitzt stark, neigt zu Bluthochdruck und -zucker, und die Cholesterinwerte sind seit Jahren erhöht. Sie hat viel Stress, ist jedoch nur vermindert belastbar (zu viel Fülle, Hitze, Feuchtigkeit, Schleim).

**Diagnose:** Bei der gynäkologischen Untersuchung einschließlich 4-D-Ultraschall-CT und Farbdoppler-Ultraschall ergeben sich kaum durchblutete verkleinerte Eierstöcke sowie eine verkleinerte Gebärmutter. Die Vagina zeigt Östrogenmangel. Die strahlenfreie Osteoporose-Messung bei uns ergibt starke Osteoporose und die ebenfalls strahlenfreie Bindegewebsmessung eine starke Bindegewebsschwäche. Im Hormonlabor stellen wir fest, dass das Östradiol unter der Nachweisgrenze liegt, das Östron ist hoch. Das Progesteron ist deutlich vermindert, Prolaktin normal, Testosteron deutlich erhöht. DHEA und Serotonin massiv vermindert, Cortisol und Homocystein massiv vermehrt. LH- und FSH sind hoch. Ausgeprägter Mangel an Vitamin D und Folsäure. Anamnestisch ergibt sich ein Zustand nach Exposition (in einer belasteten Schule) gegenüber Pestiziden und Holzschutzmitteln. Die Schadstoffanalyse zeigt erhebliche Belastungen mit PCBs, Benzol, Xylol, Toluol, Formaldehyd, Blei und Quecksilber. Zudem hat die Patientin noch Amalgamfüllungen: Speichel- und DMPS-Tests ergeben eine starke Quecksilberbelastung.
**Therapie:** Die Patientin stellt ihre Ernährung komplett um auf eine kühlende entschlackende Diät, bewegt sich regelmäßig nach Plan und bekommt ein Konzept zur Stressreduzierung. Gleichzeitig lässt sie eine Amalgamsanierung vornehmen. In Kombination mit einer gezielten fastenbegleitenden Entgiftung erfolgt eine Colon-Immun-Stimulations-Therapie unter Zugabe von Paraffin- und Kohlemischungen sowie Selen-, Zink-, Enzym-, Antioxidantien- und Symbiontengabe. Zur genannten Ableitung und Entgiftung nimmt die Patientin über zwei Jahre lang Hildegard-Leber-, Nieren-Lymph- und Nerventabletten. Um den Cholesterinspiegel zu senken, macht sie regelmäßig eine Kur mit rotem Reis (Monacolin-Kur) sowie eine Fastenkur mit Piccolinaten und Citrin. Zudem verordne ich ihr zur Stärkung von Knochen- und Bindegewebe Bi-

phosphonate, Calcium-, Vitamin-D-, Genistein- und DHEA-Präparate, kombiniert mit natürlicher Progesteron-Salbe. Zusätzlich wendet sie Hildegard-Frauentropfen „Ö“ und Frauentropfen „G“ an sowie die Hildegard-Hilarius-Salbe und die Schwefelsalbe. Besonders gut tut der Patientin nach eigenen Angaben die Hilarius-Salbe gegen Knochen- und Gelenkschmerzen.
Außerdem ist die Wirkung des Hildegard-Blutwurz-Elixiers, einer stoffwechselausgleichenden Rezeptur, sehr effektiv. Im Laufe der weiteren Behandlung erhält die Patientin regelmäßig Ozon-Eigenblut- sowie immun-, knochen- und bindegewebsstärkende Infusionen in Kombination mit regelmäßigem Aderlass und Schröpfen nach Hildegard von Bingen. Unterstützend erfolgt noch regelmäßig Akupunktur zur Entgiftung-, Immun- und Hormonregulation.
**Verlauf:** Die kombinierte Entgiftungs-, Ausleitungs- und Regulationstherapie bringt Erfolg. Die Patientin nimmt in einem Zeitraum von einem Jahr insgesamt 19 kg schonend ab und fühlt sich nun deutlich fitter. Neben dem Stoffwechsel normalisieren sich auch Blutdruck und -zucker: Das LDL-Cholesterin sinkt zugunsten des HDL-Cholesterins auf Normalbereich. Bereits nach einem halben Jahr liegen die Hormonwerte in einem vernünftigen Bereich.

## Prämenstruelles Syndrom (PMS)

Vom sogenannten PMS spricht man, wenn sich bereits einige Tage vor der Regelblutung Nervosität und Depressionen bemerkbar machen. Später folgen dann auch Bauchschmerzen, Unterleibskrämpfe, Kopfschmerzen oder Übelkeit bis hin zum Erbrechen. Häufig fühlen sich die Frauen sehr abgeschlagen, leiden an Konzentrationsschwäche und Gereiztheit. Hinzu kommen immer wieder Schweißausbrüche. Die vielfältigen unangenehmen Symptome scheinen zunächst nichts gemeinsam zu haben. Allerdings zeigt eine genaue Analyse, dass es sich überall um eine überempfindliche Reaktion auf Verschiebungen im Sexualhormonhaushalt handelt. Viele neuere Publikationen deuten darauf hin, dass das PMS sehr häufig durch Umweltschadstoffe verursacht sein kann. Insbesondere durch solche, die die natürliche Progesteron-Synthese oder die Wirkung auf die Progesteron-Rezeptoren blockieren.

**Standard-Therapie:** Am wichtigsten ist die Prophylaxe. Das bedeutet, die ursächlichen Schadstoffe zu vermeiden. Zu einem langfristigen Therapieerfolg gehört unbedingt das Entfernen entsprechender Umweltgifte aus dem Wohn-, Arbeits- und Freizeitbereich sowie entsprechender Herde im Körper (z. B. Amalgam). Schulmedizinisch gibt es nur wenige therapeutische Möglichkeiten, um die zum Teil sehr fest gebundenen Schadstoffe zu eliminieren. Von großer Bedeutung ist beim PMS auch die Stabilisierung des Zyklus durch Immunstimulation. Meist handelt es sich um einen chronischen Progesteron-Mangel, insbesondere in der zweiten Zyklushälfte, nicht selten als Folge von psychischem Stress (Ärger, Konflikte, Zeitdruck usw.). Deshalb ist beim PMS oft eine Stärkung der Immunabwehr erfolgreich. Eine starke Abwehr ist kein Zustand, sondern ein Prozess. Sie ist Grundvoraussetzung für eine langanhaltende Stabilisierung seelischer und geistiger Prozesse, die wiederum für einen stabilen Zyklus nötig ist. Neben der „großen Ozon-Eigenblut-Therapie“, die zu den effektivsten Immuntherapien beim PMS gehört, setze ich in meiner Facharztpraxis ganz individuell auch eine Vielzahl anderer Immuntherapien individuell und erfolgreich zur ganzheitlichen Therapie ein.

**Ursachen des Prämenstruellen Syndroms (PMS) (unvollständige Auswahl, Traditionelle Westliche Medizin)**

- Zu viel Fülle (v. a. innere Fülle). Blut und Energie stauen sich.
- Die Leber ist angespannt, innere Fülle.
- Leere und Schwäche (von innen)
- Blut-Stau und Energie-Stau

### *Hildegard-Heilmittel*

Die Hildegard-Heilkunde verfügt ergänzend über eine Reihe brauchbarer Methoden. Bedeutsam ist dabei die Phytotherapie.

#### RP. RINGELBLUMENBLÜTENTEE

**Bitte nur nach Rücksprache mit (Fach-)Arzt/Ärztin/Heilpraktiker(in)/Apotheker(in) anwenden.**

Ein klassisches Hildegard-Heilmittel, gerade bei PMS und dadurch verursachte Migräne, ist die Ringelblume.

Ringelblumenblüten 50 g

**Zubereitung:** *Geben Sie ein bis zwei Teelöffel Ringelblumenblüten auf einen Viertelliter kochendes Wasser und lassen Sie das Ganze zehn Minuten ziehen, dann abseihen. Den Tee noch heiß trinken.*

**Anwendung:** *Es empfiehlt sich, schon eine Woche vor der Regel Ringelblumentee zu trinken.*

#### RP. EFEU-UMSCHLÄGE

**Bitte nur nach Rücksprache mit (Fach-)Arzt/Ärztin/Heilpraktiker(in)/Apotheker(in) anwenden.**

Efeu 100,0 g

**Zubereitung:** *Efeu in Wasser aufkochen lassen und durch ein Leinentuch oder Verbandmull abgießen.*

**Anwendung:** *Legen Sie die abgepressten Kräuter so heiß wie erträglich als Kompresse auf Oberschenkel, kleines Becken und Steißbein auf.*

**Anmerkungen zur Rezeptur:**

***Efeu*** (Holz, Blätter): „de ebich" (mehr kalt als warm), „Physica" 1-140, Hildegard verwendet die Blätter des Efeus gegen verschiedenste Menstruationsbeschwerden: „Für die Frau, die zu unrechter Zeit an der Monatsblutung leidet." Indikationen sind Prämenstruelles Syndrom, Dysmenorrhö, Algomenorrhö, Endometriose etc. In meiner Facharztpraxis hat sich die äußerliche Anwendung mit Efeu-Umschlägen bei sehr hartnäckigem PMS sehr bewährt.

***Hauswurz:*** Bei Hildegard „de huswurtz" (kalt, fett), „Physica" 1-42. In „Causae et Curae" verwendet Hildegard die Hauswurz gegen Lähmung, Dysenterie und als Aphrodisiakum. Hauptindikationen, die sich in unserer Praxis ergeben haben, sind periodenabhängige Schmerzen und Libidomangel.

***Spitzwegerich:*** In „Physica" bringt Hildegard einige Hinweise über die Wirksamkeit des Wegerichs zur Wundheilung, aber auch bei Dysmenorrhö und beim PMS. Ich kann dies für meine Praxis nur bestätigen, in der sich Rezepturen mit Wegerich zur Wundheilung, gegen Dysmenorrhö und beim Prämenstruellen Syndrom bewährt haben.

***Zitwer:*** Bei Hildegard „de zituar", „Physica" 1-14: „... ist mäßig warm, hat große Kraft. ... Wer viel Speichel und Schaum in sich hat ... gegen Zittern ... Kopfschmerzen und gegen Magenverstimmung." Hildegard empfiehlt Zitwer bei verschiedenen Indikationen. Auch ich habe mit Zitwer als Kompositum beste Erfahrungen gemacht. Es ist ein Basis- und Hauptmittel in meiner frauenärztlichen Praxis geworden.

### RP. TEEMISCHUNG BEI PMS-BESCHWERDEN (S-Ü/91)

**Bitte nur nach Rücksprache mit (Fach-)Arzt/Ärztin/Heilpraktiker(in)/Apotheker(in) anwenden.**

Johanniskraut, Frauenmantel und Mistel

**Zubereitung:** *Mischen Sie die Kräuter jeweils zu gleichen Teilen. Setzen Sie einen Esslöffel der Mischung in einer Tasse kaltem Wasser an. Anschließend aufkochen lassen und abseihen.*

**Anwendung:** *Trinken Sie täglich ein bis drei Tassen. Dieser Tee hat sich auch bei schmerzhafter Menstruation gut bewährt. Sie können stattdessen auch eine Teemischung zu jeweils gleichen Teilen aus Rosmarin, Zinnkraut, Hirtentäschel und Schafgarbe trinken.*

### HEILPFLANZEN MIT PROGESTERONFÖRDERNDER (GELBKÖRPERFÖRDERNDER) WIRKUNG

**Bitte nur nach Rücksprache mit (Fach-)Arzt/Ärztin/Heilpraktiker(in)/Apotheker(in) anwenden.**

Wie schon erwähnt, verfügt Hildegard über progesteronfördernde (= gelbkörperfördernde) Heilpflanzen. Diese sind dann indiziert, wenn es sich bei den Auslösern des PMS um Umweltschadstoffe handelt, die blockierend/störend auf Progesteron-Rezeptoren wirken.

***Sonstige Therapieansätze im Sinne von Hildegard: Stabilisierung der Seele: Gebet, Meditation, Spaziergänge, regelmäßige Gymnastik (Streck-, Dehn- und Entspannungsübungen). Atemübung (entspannt Bauch und Unterleib): flach auf den Rücken legen, Hände auf den Bauch halten, langsam tief einatmen, Bauch herausdrücken. Luft anhalten und langsam ausatmen.***

## Schmerzhafte Regel (Dysmenorrhö)

Unter Dysmenorrhö versteht man eine schmerzhafte Regelblutung. Über die eigentlichen Ursachen dieser Beschwerden weiß man wenig. Nicht selten kommt es auch zur Dyspareunie, zu

Schmerzen beim Geschlechtsverkehr. Hauptursache dafür ist eine Milieuveränderung, die eine Trockenheit der Scheide oder der Schamlippen bewirkt. Über ein Wundsein der Scheide stellt sich der Schmerz beim Verkehr ein. Auch Entzündungen der Eileiter oder der Eierstöcke, gefolgt von Entzündungen oder Verlagerungen der Gebärmutter, können dadurch mitverursacht sein.

**Ursachen:** Aus der modernen Psychoneuroendokrinologie sowie aus der psychosomatischen Gynäkologie weiß man, dass solche hormonellen Störungen, wie sie im Zusammenhang mit der Dysmenorrhö auftreten, sehr oft durch psychische Ursachen ausgelöst oder verstärkt werden können. Diese reichen von Konflikten in der Partnerschaft über Probleme mit den Kindern und Ärger im Beruf bis hin zu anerzogenen Verhaltensweisen, die die Frau unbewusst schon als Kind von ihrer Mutter übernommen hat. Hildegard schreibt dazu: „... Bei Seiten- und Nierenschmerzen kann sich die Hirnschale, die sich zum Eintreten der Menstruation geöffnet hatte, nicht wieder rechtzeitig schließen, dann ist auch die Monatsblutung gestört oder sehr schmerzhaft." „... Daher muss die Frau zur Zeit der Regel sehr vorsichtig sein. Ein Arzneimittel darf in dieser Zeit auch nur mit Vorsicht angewendet werden." (C.C.Sch. 104; C.C.K. 108, 4-13)

**Standard-Therapie:** Üblicherweise wird bei Dysmenorrhö zunächst eine hormonelle Therapie versucht. Man kann mit hormonellen Antikonzeptiva versuchen, die Schmerzen zu vermindern. Darüber hinaus wird oft eine Reihe krampflösender und schmerzstillender Medikamente eingesetzt. Diese bringen allerdings in den meisten Fällen viele unerwünschte Nebenwirkungen mit sich, vor allem auf die Magenschleimhaut. Weitere Möglichkeiten sind Entspannungsübungen und Methoden aus dem Bereich der „unterstützenden Psychotherapie".

**Das Immunsystem stabilisieren:** Sehr wichtig ist bei Dysmenorrhö die Stabilisierung des Zyklus durch Immunstimulation. Meist handelt es sich um einen chronischen Progesteron-Mangel, insbesondere in der zweiten Zyklushälfte. Dieser rührt nicht selten von psychisch-seelischem Stress (Ärger, Konflikte, Zeitdruck etc.). Deshalb hat sich bei der Dysmenorrhö oft eine Stärkung der Immunabwehr bewährt. Eine starke Abwehr ist Grundvoraussetzung für eine langanhaltende Stabilisierung seelischer und geistiger Prozesse. Die „große Ozon-Eigenblut-Therapie" gehört zu den effektivsten Immuntherapien bei Dysmenorrhö.

**Ursachen der Dysmenorrhö**
**(unvollständige Auswahl, Traditionelle Westliche Medizin)**

- Verlängerter Zyklus und zu viel Fülle (v. a. innere Fülle). Blut und Energie stauen sich. Die Leber ist angespannt. Innere Fülle.
- Verlängerter Zyklus und zu viel Kälte und Leere (v. a. innen)
- Normal langer Zyklus und zu viel Kälte (v. a. von außen, vor und während der Menstruation)
- Verkürzter Zyklus mit Leere und Schwäche (von innen)
- Verkürzter Zyklus und Blut-Stau und Energie-Stau
- Verkürzter Zyklus und Fülle und Hitze (v. a. innere Hitze und Fülle)
- Unregelmäßiger Zyklus mit Fülle und Hitze (von innen)

### *Hildegard-Therapie*

Essen Sie, vor allem in der Woche vor der Menstruation, viel Gemüse und Obst. Möglichst wenig tierische Fette und Eiweiße. Rotes Fleisch, Eier, Fisch meiden. Ein Fastentag vor der Menstruation kann die Entschlackung fördern. Bei umweltschadstoffbedingter Dysmenorrhö ist das Gleichgewicht der lebenswichtigen Mineralstoffe und Spurenelemente für einen langfristigen Therapieerfolg unumgänglich. Dazu gehört eine ausgeglichene Bilanz im Calcium-, Magnesium-, Vitamin- und Eiweißstoffwechsel. Diese kann man durch eine gezielte Dysmenorrhö-Ernährung erreichen.

**Diät nach Hildegard:** Nach Hildegard muss man die Eigenschaften der Speisen kennen und berücksichtigen: Es gibt kalte und warme Speisen. Es gibt trockene und feuchte Speisen. Es gibt Energie zuführende („fette, kräftige“) Speisen und Energie entziehende („nicht kräftigende“, „nutzlose“) Speisen. Es gibt auch alle Zwischenformen, z. B. temperaturneutral (= warm und kalt), feuchtigkeitsneutral (gemäßigt feucht und trocken), energieneutral (weder fett noch mager). Es gibt Speisen, die für alle gut und nützlich sind. Es gibt Speisen, die für Gesunde gut und nützlich sind, nicht aber für Kranke. Es gibt Speisen, die nicht nützlich sind, dem/der Gesunden nicht schaden, aber dem/der Kranken. Es gibt Speisen, die Gesunden und Kranken schaden.

**Küchengifte meiden:** Es gibt sogenannte Küchengifte, also Nahrungsmittel, die einem nicht gut tun. Diese sollte man nach Hildegard meiden. Küchengifte werden nach den vorgenannten Eigenschaften klassifiziert, wobei man absolute Küchengifte möglichst gar nicht essen sollte und relative Küchengifte nur ab und zu und dann mäßig.

**Die Ernährung dem Zustand anpassen:** Bei den meisten Menschen, gesund oder krank, ergibt eine Analyse meist ein Überwiegen von Kälte oder Wärme, Feuchtigkeit oder Trockenheit, Fülle oder Leere, d. h. es liegt eine Mischform vor. Sie brauchen daher eine ausgewogene, an den jeweiligen Zustand angepasste

Ernährung. Diese sollte dann überwiegend warm oder kalt, trocken oder feucht, Energie vermindernd oder Energie zuführend sein.

**Aderlass:** In unserer Praxis hat sich bei besonders therapieresistenten Dysmenorrhö-Patientinnen ein Verfahren bewährt, das schon seit Jahrhunderten bei diesen Beschwerden eingesetzt wird: der Aderlass nach Hildegard von Bingen. Hier kommt es neben einer sehr effektiven und wohltuenden allgemeinen Ausleitung und Entgiftung von Schadstoffen zu einer sehr guten Blutreinigung, die dann meist mit einer spürbaren Schmerzlinderung einhergeht.

**Wärme tut gut:** Eine Wärmflasche auf dem Bauch oder Rücken kann vielen Frauen Erleichterung bringen. Aus ganzheitlicher Sicht weniger empfehlenswert ist ein Heizkissen (Elektrosmog). Erleichterung bringen oft auch Wickel mit Hildegard-Kräutern.

**Schmerzlindernde Wirkung:** Die folgenden drei Teemischungen haben sich zur Schmerzlinderung bei schmerzhafter Monatsblutung bewährt.
**Anwendung:** *Nehmen Sie jeweils eine der Kräutermischungen und trinken Sie dreimal täglich eine Tasse Tee.*

RP. DYSMENORRHÖ-TEEMISCHUNG 1

**Bitte nur nach Rücksprache mit (Fach-)Arzt/Ärztin/Heilpraktiker(in)/Apotheker(in) anwenden.**

| | |
|---|---|
| Baldrianwurzel | 20,0 g |
| Kamillenblüten | 30,0 g |
| Pfefferminzblätter | 20,0 g |
| Schafgarbe | 30,0 g |

### RP. DYSMENORRHÖ-TEEMISCHUNG 2

**Bitte nur nach Rücksprache mit (Fach-)Arzt/Ärztin/Heilpraktiker(in)/Apotheker(in) anwenden.**

| | |
|---|---|
| Akelei (Kraut) | 10,0 g |
| Fenchel | 5,0 g |
| Frauenmantel (Kraut) | 15,0 g |
| Pfingstrosen (Blüten) | 2,0 g |
| Rhabarber (Wurzel) | 5,0 g |
| Sarsaparille (Wurzel) | 15,0 g |
| Schafgarbe (Kraut) | 15,0 g |

### RP. DYSMENORRHÖ-TEEMISCHUNG 3

**Bitte nur nach Rücksprache mit (Fach-)Arzt/Ärztin/Heilpraktiker(in)/Apotheker(in) anwenden.**

| | |
|---|---|
| Baldrianwurzel | 20,0 g |
| Hopfenzapfen | 20,0 g |
| Schafgarbe | 40,0 g |

### RP. DYSMENORRHÖ-UMSCHLÄGE (S-Ü/90)

**Bitte nur nach Rücksprache mit (Fach-)Arzt/Ärztin/Heilpraktiker(in)/Apotheker(in) anwenden.**

| | |
|---|---|
| [Rainfarn] Tanacetum D4 | 10,0 g |
| Anis | 10,0 g |
| Mutterkraut | 10,0 g |
| Wollkraut | 20,0 g |

**Zubereitung:** *Erhitzen Sie die Kräuter im Dampfbad.*

**Anwendung:** *Anschließend legen Sie die Kräuter feucht und warm, direkt oder in dünne Leinenkompressen gewickelt, auf Oberschenkel und abwechselnd auf Bauch (kleines Becken) und Rücken (Kreuzgegend: Steißbein und Lendenwirbelsäulen-Bereich) auf. Machen Sie dies abends. Einwirkzeit: mindestens 30 Minuten.*

RP. MUTTERKRAUT-TRANK:

**Bitte nur nach Rücksprache mit (Fach-)Arzt/Ärztin/Heilpraktiker(in)/Apotheker(in) anwenden.**

„... Bei Menstruationsstörungen mit Schmerzen bereite sich die Frau einen Trank aus dem Saft des Mutterkrautes mit Wasser, Speck oder Öl und Mehl gekocht. Dadurch wird die Regel hervorgerufen und die Reinigung von innerer Fäulnis wird milder und leichter sein." (Phys. I, 116 Sp. 1177 C)

## Sexualstörungen

Nach Hildegard entstehen die menschlichen Gedanken im Herzen. Auch die Seele des Menschen ist im Herzen, von wo aus sie die menschlichen Gedanken regelt. Diese Seele gehört eben zur Vollständigkeit des Menschen. Für eine mittelalterliche Klosterfrau äußert sich Hildegard sehr offen, liberal und kompetent zu Erscheinungsformen und Ursachen wichtiger Sexualstörungen und gibt einige Heilkräuter an, die dagegen helfen können. Zu den bei Hildegard erwähnten Sexualstörungen gehören vor allem die übersteigerte Begierde (= Libido), die fehlende oder verminderte Begierde und die sexuelle Disharmonie zwischen den Partnern (= Dyspareunie). Für Hildegard steht gerade bei den Sexualstörungen nicht das Körperliche, sondern das Seelische im Vordergrund. Auch und gerade bei Dyspareunie muss man nach Hildegard Seele und Körper behandeln. Nach Hildegard sind Sexualstörungen dadurch charakterisiert, dass Seele und Herz gekränkt sind.

### Ursachen von Sexualstörungen (unvollständige Auswahl, Traditionelle Westliche Medizin)

- Allgemeine Schwäche und Leere
- Zu viel Fülle, zu viel Fülle und Hitze
- Zu viel Fülle und Feuchtigkeit

- Zu viel Schleim und Feuchtigkeit
- Schwache Niere und allgemeine Schwäche
- Schwache Niere und fehlende Feuchtigkeit
- Gestresste Leber und Nierenschwäche
- Zu viel Phlegma und Schleim, Blut-Stau etc.

### HEILKRÄUTER BEI ZU STARKER LIBIDO

**Bitte nur nach Rücksprache mit (Fach-)Arzt/Ärztin/Heilpraktiker(in)/Apotheker(in) anwenden.**
Odermennig, Dill, Aschlauch, Gundelrebe, Bachminze, Kubebenpfeffer, Schwertlilie, Lungenkraut, Alraunwurzel, Myrrhe, Wegerich, Sardonix, Sperber, wilder Lattich, Wolfswurz und Ysop.

Bei Hildegard wird die Libido als etwas ganz Natürliches beschrieben, das jeder Mensch, allerdings in einem ausgewogenen Verhältnis der Temperamente, braucht. Gegen krankhaft übersteigerte Libido empfiehlt Hildegard die vorgenannten Heilkräuter. Auch finden sich in „Physica“ und „Causae et Curae“ eine Reihe von entsprechenden Mitteln. Das folgende Rezept soll gegen übersteigerte Sinnenlust und übermäßige fleischliche Begier helfen.

### REZEPTUR BEI ÜBERSTEIGERTER LIBIDO

**Bitte nur nach Rücksprache mit (Fach-)Arzt/Ärztin/Heilpraktiker(in)/Apotheker(in) anwenden.**
„... Man nehme im Sommer Dill, doppelt so viel Bachminze, etwas mehr noch Lungenwurz und Wurzel der illyrischen Schwertlilie (bei C.C.K. kommt dazu noch Aschlauch, in der Menge wie Schwertlilie), schneide alles in Essig und esse davon öfters zu allen Mahlzeiten. Im Winter, wenn man die grünen Kräuter nicht haben kann, zerstoße man alles zu Pulver und esse es mit der Nahrung.“ (C.C.Sch. 181; C.C.K. 194, 8-23; Phys.I, 67 Sp. 1158 C-D)

### HEILKRÄUTER BEI MANGEL AN LIBIDO

Nach Hildegard ist eine zu schwach ausgeprägte Libido auch pathologisch. Folgende Heilkräuter können im Einzelfall gezielt und für Komposita gegen Libidomangel eingesetzt werden:

***Arnika*** (Blüten): Bei Hildegard „de wuntwurtz" (mehr kalt als warm), „Physica" 1-44. Hildegard kennt Arnika primär als Mittel für Liebeszauber und als unterstützendes Mittel bei Wundheilungsstörungen etc. Heute ist Arnika als Gefäßtonikum, Wundheilmittel, gegen Entzündungen, Blutergüsse, Quetschungen, Weichteil- und Gelenkentzündungen gut untersucht. Es ist eine wichtige Heilpflanze für Komposita zur Wundheilung und dient als Kompositum bei komplementären Antikrebs-Rezepturen („wenn ein Mensch große und herausragende Geschwüre in sich hat").
***Benediktenkraut:*** Das Benediktenkraut gehört mit zu den entgiftenden Heilpflanzen. Benediktenkraut (Nelkenwurz, 1-163, „de benedicta") ist warm. Nach Hildegard: „Wer es im Trank einnimmt, entbrennt in Liebe. Wenn es einem Menschen am ganzen Körper gebricht, wird er die Körperkräfte wiedererlangen. In meiner Facharztpraxis wird das Benediktenkraut seit Jahren mit Erfolg zur Kräftigung und Steigerung der Abwehr eingesetzt. Tatsächlich gaben auch einige Patientinnen an, dass dadurch die Libido besser geworden sei. Wahrscheinlich ist dies jedoch ein Sekundäreffekt des primär durch die Entgiftung gebesserten Allgemeinbefindens.
***Gelber Enzian:*** „Physica" 1-31: „de gentiana lutea" (ziemlich warm). Der Gelbe Enzian ist bei Hildegard ein Universalmittel, um die Psyche zu stabilisieren. Gerade bei psychosomatischen gynäkologischen und geburtshilflichen Leiden ist der Enzian bestens geeignet. Es ergeben sich folgende Hauptindikationen: psychosomatische Frauenleiden, Reizmagen und Anorexia nervosa.
***Espe:*** Bei schmerzbedingten Sexualstörungen, Dysmenorrhö, En-

dometriose und auch bei Uterus-Myomen hat sich bei meinen Patientinnen sehr die Original-Hildegard-Rezeptur mit Espenrinde bewährt, die das schmerzlindernde Salicin enthält. Die Rinde empfiehlt Hildegard in „Physica“ auch gegen Gicht, Magen-, Kopf-, Rücken- und vor allem Unterbauch-(Lenden-)schmerzen.
Indikationen sind schmerzhafte Periode und Schmerzen beim Geschlechtsverkehr.

## Entzündliche Frauenkrankheiten

Jede zweite bis dritte Frau hat ein- bis zweimal pro Jahr eine mehr oder weniger starke Unterleibsentzündung, häufig einhergehend mit einer Harnröhren- und/oder Harnblasen-Entzündung. Oft sind Umweltfaktoren, vor allem Schadstoffe (aus Wohn-, Arbeits-, Freizeitumgebung und Nahrung) ursächlich beteiligt.

Fieber als Begleitsymptom: Hildegard sieht Fieber nicht als selbstständige Krankheit, sondern als Begleitsyndrom. Nach Hildegard entstehen verschiedene Fieberarten im Menschen: „... entweder aus Wärme, Kälte oder Feuchtigkeit heraus. (...) Sie können aber auch durch unmäßiges Essen und Trinken entstehen.“ Fieber kann nach Hildegard auch Heilwirkung haben: „... Fieber macht gesund durch den Schweiß, der dabei ausgeschieden wird ... vorausgesetzt, dass die Grenzen nicht überschritten werden.“ (O.T. 162, 17) Jedoch ist das sogenannte hitzige Fieber für niemanden gesund. Dass Fieber nicht mit verschiedenen Arzneien unterdrückt werden soll, ist wohl sicher auf galenischen Einfluss zurückzuführen.

## Blasenentzündung (Zystitis)

Blasenentzündungen (= Zystitiden) werden durch verschiedene Bakterien, vor allem nach örtlicher Auskühlung und Durchnässung hervorgerufen. Auch Harnstauungen durch Verengungen in der Harnröhre können den Ausbruch der Erkrankung begünstigen. Die häufigsten Symptome sind Brennen beim Wasserlassen, häufiger Harndrang und Temperaturerhöhungen. Die Diagnose wird durch eine Harnuntersuchung gestellt. Der Urin ist dann meist trüb. Bei einer stärkeren Blasenentzündung kommt es zu Fieber, Schüttelfrost, Kreuzschmerzen im Nierenlager sowie Schmerzen beim Wasserlassen. Öfter bestehen auch Verstopfung, Übelkeit und Erbrechen. Im Urin finden sich weiße Blutkörperchen und Bakterien. Nicht selten kommt es nach Geschlechtsverkehr zu Harnwegsinfekten. Die häufigsten Erreger sind Bakterien des Darmtrakts, vor allem Escherichia coli, seltener Proteus und Klebsiellen, Pseudomonas und Staphylokokken.

**Diagnose:** Die Diagnose stellt man durch eine Untersuchung des Urins, bei der sich weiße Blutkörperchen (= Leukozyten) und Bakterien finden. Nitrit ist meist positiv. Es empfiehlt sich das Anlegen einer Urinkultur aus Mittelstrahlurin mit Antibiogramm. Ist eine massive Blasenentzündung nachgewiesen, sollte antibiotisch behandelt werden. Eine leichte Entzündung kann naturheilkundlich behandelt werden.

**Therapie:** Als Antibiotika gibt man bei einer solchen Erkrankung am häufigsten Penicillin oder Cephalosporin, in selteneren Fällen Erythromycin oder Tetrazyclin. Eine akute oder chronische Blasenentzündung muss zuerst fachärztlich abgeklärt werden. Die übliche schulmedizinische Behandlung besteht in einer standardisierten und gezielten Antibiotikagabe. Bei immer wiederkehrenden Blasenentzündungen sollte das Immunsystem gestärkt werden. In meiner Facharztpraxis haben sich neben der „großen Ozon-Eigenblut-Therapie" auch Antioxidantien-Infusionen, Enzymtherapien sowie die Colon-Immun-Stimulations-Therapie (C.I.S.T.) bei solch entzündlichen Erkrankungen bewährt. Zusätzlich helfen oft Symbioselenkung und Phytotherapie. Eine langfristige Besserung ist nur durch die Beseitigung der eigentlichen Ursachen möglich, nämlich durch komplette Sanierung (= Entfernung der Schadstoffquellen) in der Wohn-, Arbeits- und Freizeitumgebung.

**Ursachen der Zystitis**
**(unvollständige Auswahl, Traditionelle Westliche Medizin)**

- Zu viel Feuchtigkeit und Hitze
- Zu viel Feuchtigkeit und Kälte
- Energie- und Blut-Stau
- Blut- und Kälte-Stau
- Blut-Hitze und fehlende Feuchtigkeit

*Hildegard-Therapieverfahren*

Die Ernährung mit Lebensmitteln, die Aufbaustoffe enthalten, kann bereits kurzfristig Besserung bringen. Bei entzündlichen Frauenkrankheiten haben sich ebenfalls eine Reihe von Hildegard-Mitteln ergänzend bewährt:

**Bitte nur nach Rücksprache mit (Fach-)Arzt/Ärztin/Heilpraktiker(in)/Apotheker(in) anwenden.**

- Blasen-/Nieren-Elixier nach Hildegard
- Blasen-/Nieren-Salbe nach Hildegard

- Heublumenabkochungen als Sitzbäder (mit Raute, Betonie, Steinbrech, Thymian, Klette und Waldmeister). Anschließend Bettruhe, legen Sie zusätzlich eine Wärmflasche (kein Heizkissen) auf die Blasengegend.

***Phytotherapie:*** Neben der bereits erwähnten notwendigen Milieusanierung können eine Reihe von Heilpflanzen eingesetzt werden. Diese wirken in der Regel entzündungshemmend, entschlackend und harntreibend und/oder auch beruhigend. Falls keine Gegenanzeigen bestehen und wenn nicht anders verordnet, können Sie nachstehende Mittel anwenden.

RP. BLASEN-/NIEREN-TEE (S-Ü/02)

**Bitte nur nach Rücksprache mit (Fach-)Arzt/Ärztin/Heilpraktiker(in)/Apotheker(in) anwenden.**

| | |
|---|---|
| Bärentrauben (Blätter) | 5,0 g |
| Preiselbeeren (Blätter) | 5,0 g |
| Erikakraut | 5,0 g |
| Betonie | 5,0 g |
| Ackerschachtelhalm | 5,0 g |

**Zubereitung:** *Mischen Sie die Kräuter. Brühen Sie den Tee immer frisch auf und lassen Sie ihn gut ziehen. Anwendung: Trinken Sie im Akutstadium alle 1 bis 2 Stunden ein bis drei Tassen. Hinweis: Sie brauchen viel Flüssigkeit. Trinken Sie zusätzlich viel Wasser. Nach Hildegard ergänzen mit Ruta D4.*

RP. RAINFARN-RAUTEN-ELIXIER (S-Ü/02)

**Bitte nur nach Rücksprache mit (Fach-)Arzt/Ärztin/Heilpraktiker(in)/Apotheker(in) anwenden.**

| | |
|---|---|
| [Rainfarn] Tanacetum D4 | 30 gtt |
| [Raute] Ruta D4 | 30 gtt |

| | |
|---|---|
| Bärentrauben (Blätter) | 5,0 g |
| Betonie | 5,0 g |
| Ackerschachtelhalm | 5,0 g |
| Frischer Honig | 50,0 g |
| Weißwein | 500,0 ml |

**Zubereitung:** *Kräuter mischen und Abkochung herstellen. Bewahren Sie das Elixier in einem dunklen Gefäß auf.*

**Anwendung:** *Nehmen Sie täglich drei Esslöffel ein, nüchtern vor den Mahlzeiten.*

### RP. BLASEN-/NIEREN-SALBE (S-Ü/93)

**Bitte nur nach Rücksprache mit (Fach-)Arzt/Ärztin/Heilpraktiker(in)/Apotheker(in) anwenden.**

Verwenden Sie bei dieser Rezeptur von allen Heilkräutern nur die Urtinkturen.

| | |
|---|---|
| Weinraute | 10,0 g |
| Betonie | 10,0 g |
| Thymian | 5,0 g |
| Bärlapp | 5,0 g |
| Waldmeister | 5,0 g |
| Wermut | 5,0 ml |
| Rosenöl | 5 Tropfen |
| Hirschtalg oder neutrale hypoallergene Salbengrundlage | auf 20,0 g |

**Zubereitung:** *Kräutermischung herstellen und Öl dazugeben.*

**Anwendung:** *nur ergänzend zur Schulmedizin und nur unter fachärztlicher Aufsicht. Reiben Sie mit der Salbe mehrmals täglich, vor allem abends vor dem Schlafengehen, die betroffenen Stellen ein.*

## Entzündungen der Vulva und Vagina

Entzündungen im Bereich der Vulva und Vagina treten sehr häufig auf. Leichtere Entzündungen der Scheide (= Kolpitiden) können auch bei der gesunden, abwehrstarken Frau mehrmals jährlich vorkommen. Solange die Frau gesund ist und über eine stabile Abwehr verfügt, stimmt auch das Milieu von Vulva und Vagina und der Organismus wird gut mit dieser leichten Entzündung fertig. Aus diesem Grund bemerkt eine gesunde Frau kaum etwas davon. Ist allerdings der Organismus angegriffen – beispielsweise durch Umweltschadstoffe, einseitige Ernährung oder vor allem auch durch abwehrschwächende Medikamente (insbesondere Antibiotika, Antimykotika, Kortison-Präparate etc.) – kommt es zu immer wiederkehrenden Entzündungen im Bereich der Vulva und Vagina. Dann spricht man von einer chronisch rezidivierenden Vulvitis und/oder Kolpitis.

### Ausfluss (Fluor vaginalis)

Eines der häufigsten Frauenleiden ist der chronische Ausfluss. Millionen von Frauen leiden darunter. Aufgrund der steigenden Umweltbelastungen ist die Tendenz steigend. Ausfluss ist keine Krankheit, sondern ein Symptom. Als Fluor wird jede Form von Absonderungen aus der Vagina – mit Ausnahme von Blutungen – bezeichnet. Je nach Herkunft unterscheidet man Fluor der Vulva, der Vagina, der Zervix. Bei der Konsistenz unterscheidet man dicken, dünnflüssigen, schleimigen, krümeligen, schaumigen und zähe Fäden ziehenden Fluor. Zudem kommt Fluor in vielen Farben vor: glasklar, farblos, weißlich, gelblich eitrig, rötlich, braun, bräunlich und schwärzlich. Fluor geht häufig einher mit einer Schwellung der Vaginalwände. Eitriger Fluor ist häufig weißlich, gelblich, gelegentlich auch blutig. Häufig begleitet mäßiger bis starker Juckreiz den Fluor.

**Ursachen:** Fluor entsteht oft durch vermehrte Absonderungen (= Transsudation ) durch die Vulva- oder Scheidenhaut (vor allem in der Schwangerschaft), durch vermehrte Sekretion der Vulva oder der Zervixdrüsen, durch Entzündungen oder durch Zerfall von gutartigen oder bösartigen Neubildungen (z. B. Zervixpolypen oder Portiokarzinom). Am häufigsten ist Fluor in Verbindung mit Entzündungen in der Vagina oder Vulva. Krankheitserreger können sich nur dann vermehren, wenn das Milieu gestört ist. Daher muss die ganzheitliche Fluor-Therapie darauf abzielen, die eigentlichen Störungen des Milieus zu finden und zu beseitigen.

**Fluor-Diagnostik und Therapie:** Chronischer Ausfluss ist immer ursächlich abzuklären. Eventuell muss der Partner/die Partnerin mitbehandelt werden. Wie das breite Spektrum möglicher beteiligter Erreger zeigt, ist eine gute ursächliche Fluor-Therapie nur nach einer sorgfältigen fachärztlichen Diagnosestellung möglich. Diese erfordert viel Zeit und Erfahrung des/der behandelnden Facharztes/-ärztin. Spätestens wenn die Symptome dann beseitigt sind, sollte man die eigentlichen Ursachen angehen. Das ganzheitliche Sanierungskonzept umfasst neben der örtlichen Sanierung auch die ganzheitliche Abwehrsteigerung mittels Entgiftung und Ausleitung durch naturheilkundliche Verfahren. Zur ganzheitlichen Therapie kann die Anwendung einer Immuntherapie ganz wesentlich beitragen. Äußerst erfolgreich wirkt die Ozon-Eigenblut-Therapie bei Fluor und Vulvitis.

**Begleitmaßnahmen und Vorbeugung:** Um einen langfristigen Heilerfolg zu erzielen, sollten Sie einige begleitende Maßnahmen neben der eigentlichen Therapie berücksichtigen. Diese Verhaltensweisen gelten auch zur Prophylaxe.

**Bitte nur nach Rücksprache mit (Fach-)Arzt/Ärztin/Heilpraktiker(in)/Apotheker(in) anwenden.**

- Vermeiden Sie Scheidenspülungen, Intimsprays, scharfe Seifen (stören den pH-Wert, begünstigen Infektionen)
- Achten Sie auf Hygiene und Sauberkeit, verzichten Sie im Falle einer Entzündung auf Geschlechtsverkehr.
- Wechseln Sie nach dem Baden gleich den Badeanzug. Sorgen Sie für eine Stabilisierung des Säureschutzmantels der Haut.
- Benutzen Sie von Zeit zu Zeit Tampons mit Joghurt und machen Sie regelmäßig Vitamin-D-Kuren.

### Vitamin-D-Kur

Ein gutes einfaches Verfahren ist die vaginale Vitamin-D-Kur: In unserer Praxis hat sich diese Methode bei Patientinnen mit chronischem Ausfluss bewährt.

Vitamin D ist nicht nur wichtig für den Calcium- und Knochen-Stoffwechsel, sondern auch antiinflammatorisch (= gut gegen Entzündungen), immunstimulierend (= abwehrsteigernd), antioxidativ (gegen Zell-Schädigung), antikarzinogen (= gegen Krebs) und antidysplastisch (gegen Zell-Dyplasien). Vitamin D hat eine Schlüsselfunktion für die Krebs-Prävention und -Therapie.

### Methode

**Bitte nur nach Rücksprache mit (Fach-)Arzt/Ärztin/Heilpraktiker(in)/Apotheker(in) anwenden.**

Die Vitamin-D-Behandlung erfolgt mittels getränktem Vaginal-Tampon:

Täglich abends vor dem Einschlafen 10 Tropfen Vitamin-D-Tropfen (z. B. Vigantol®) auf einen in Olivenöl getränkten Tampon auf die Längsseite tropfen. Den Tampon so einführen, dass die Vitamin-D-Längsseite Kontakt mit dem Muttermund bekommt. Der Tampon bleibt über Nacht liegen und wird morgens entfernt. Die Kur wird sechs Wochen lang gemacht. Die Vitamin-D-Kur eignet sich auch zur Behandlung und Vorbeugung chronischer Vaginal- und Gebärmutterhals-Entzündungen. Inzwischen arbeiten wir routinemäßig mit standardisierten Vitamin D Ovula (rezepturaktive Apotheken, z. B. Klösterl-Apotheke, München).

**Ursachen von Fluor**
**(unvollständige Auswahl, Traditionelle Westliche Medizin)**

- Schwache Niere und allgemeine Schwäche
- Allgemeine Schwäche und Kälte
- Zu viel Feuchtigkeit und Hitze
- Zu viel Schleim und Feuchtigkeit
- Gestresste Leber und Nierenschwäche
- Zu viel Phlegma und Schleim etc.

### *Hildegard-Heilmittel bei Fluor und Vulvitis*

Wie bereits erwähnt, ist ein akuter oder chronischer Ausfluss immer zuerst ursächlich fachärztlich abzuklären, eventuell muss der/die Partner(in) mitbehandelt werden. Falls es sich um einen chronisch rezidivierenden idiopathischen Fluor (also einen immer wiederkehrenden Fluor mit unbekannter Ursache) handelt, der weder durch einen Tumor noch durch ganz bestimmte Erreger verursacht ist, können Hildegard-Mittel oft Hilfe schaffen.

#### GARWA-KRÄUTER

**Bitte nur nach Rücksprache mit (Fach-)Arzt/Ärztin/Heilpraktiker(in)/Apotheker(in) anwenden.**

Bei Fluor und Zervizitis haben sich Anwendungen mit Garwa-Kräutern wie Schafgarbe, Ringelblume und Arnika gut bewährt.

Falls keine Gegenanzeigen vorliegen und wenn nicht anders verordnet, können Sie die folgenden Rezepturen anwenden (am besten nach Rücksprache mit dem/der Frauenarzt/-ärztin).

### RP. GARWA-TROPFEN (S-Ü) (100 ML)

**Bitte nur nach Rücksprache mit (Fach-)Arzt/Ärztin/Heilpraktiker(in)/Apotheker(in) anwenden.**

| | |
|---|---|
| Schafgarben-Urtinktur (blühende Spitzen) | 50 ml |
| Ringelblumen-Urtinktur (Blüten) | 40 ml |
| Arnika-Urtinktur | 10 ml |

**Anwendung:** *Sie können ein- bis dreimal täglich 10 bis 30 Tropfen mit Wasser oder Tee verdünnt zu den Mahlzeiten einnehmen.*

### RP. GARWA-KRÄUTER (S-Ü/98)

**Bitte nur nach Rücksprache mit (Fach-)Arzt/Ärztin/Heilpraktiker(in)/Apotheker(in) anwenden.**

100 Gramm Kräutermischung bestehen aus:

| | |
|---|---|
| Schafgarbe (blühende Spitzen) | 50 g |
| Ringelblume (Blüten) | 40 g |
| Arnika | 10 g |

**Zubereitung:** *Stellen Sie die Kräutermischung her. Lassen Sie in die Sitzbadewanne ca. 10 Liter körperwarmes Wasser (nicht zu heiß) einlaufen und geben Sie 5 bis 10 Esslöffel Kräuter ins Wasser.*
**Anwendung:** *Am besten baden Sie abends vor dem Schlafengehen ca. 10 Minuten lang darin.*

### RP. VITAMIN-D-GARWA-VAGINALZÄPFCHEN (S-Ü/2009)

**Bitte nur nach Rücksprache mit (Fach-)Arzt/Ärztin/Heilpraktiker(in)/Apotheker(in) anwenden.**

| | |
|---|---|
| Vitamin D | 12500 IE |
| Urtinktur Schafgarbe | 0,15 ml |

| | |
|---|---|
| Urtinktur Ringelblume | 0,15 ml |
| Urtinktur Arnika | 0,05 ml |
| Urtinktur Mönchspfeffer | 0,15 ml |
| Tonerde, grün | 0,4 g |
| Olivenöl | 2 Tropfen |
| Salbeiöl | 2 Tropfen |
| Adeps solidus | ad 3 g |

**Anwendung:** *Die Dosierung erfolgt individuell. Nach Rücksprache mit Ihrem Frauenarzt können Sie ein- bis dreimal pro Woche abends vor dem Schlafengehen ein Zäpfchen einführen.*

### RP. FLUOR-KRÄUTERMISCHUNG (S-Ü/90) FÜR UMSCHLÄGE

**Bitte nur nach Rücksprache mit (Fach-)Arzt/Ärztin/Heilpraktiker(in)/Apotheker(in) anwenden.**

Mit dieser Kräutermischung können Sie auch Sitzbäder machen. Am besten 10 Minuten lang abends vor dem Schlafengehen.

30 Gramm Fluor-Kräuter-Mischung setzen sich zusammen:

| | |
|---|---|
| Birkenblätter | 10 g |
| Meldekraut | 5 g |
| Thymian | 10 g |
| Ysopkraut | 5 g |

**Zubereitung:** *Lassen Sie die möglichst frischen Fluor-Kräuter in Wasser aufkochen, anschließend durch ein Leinentuch oder Verbandmull abgießen.*

**Anwendung:** *Legen Sie die abgepressten Kräuter so heiß wie erträglich als Kompresse auf Oberschenkel, kleines Becken und Steißbein auf.*

Sie helfen gut bei chronischem Ausfluss.

### RP. FLUOR-ELIXIER (S-Ü/92)

**Bitte nur nach Rücksprache mit (Fach-)Arzt/Ärztin/Heilpraktiker(in)/Apotheker(in) anwenden.**

| | |
|---|---|
| Birkenblätter, pulverisiert | 2,5 g |
| Meldekraut, pulv. | 1,25 g |
| Thymian, pulv. | 2,5 g |
| Ysopkraut, pulv. | 1,25 g |
| Frischer reiner Honig | 50,0 g |
| Guter Wein | 500,0 ml |

**Zubereitung:** *Mischen Sie die Kräuter und stellen mit Weißwein eine Abkochung her. Bewahren Sie das Elixier lichtgeschützt auf.*

**Anwendung:** *Bei chronischem Ausfluss können Sie dreimal täglich einen Esslöffel trinken.*

### RP. FLUOR-ÖL (S-Ü/93)

**Bitte nur nach Rücksprache mit (Fach-)Arzt/Ärztin/Heilpraktiker(in)/Apotheker(in) anwenden.**

| | |
|---|---|
| Birkenblätter, pulverisiert | 0,1 g |
| Meldekraut, pulv. | 0,1 g |
| Thymian, pulv. | 0,2 g |
| Ysopkraut, pulv. | 0,1 g |
| Ringelblumen, pulv. | 0,5 g |
| Olivenöl | 100,0 g |

**Zubereitung:** *Mischen Sie die Kräuterpulver und geben diese zu Öl.*

**Anwendung:** *Reiben Sie bei chronischem Ausfluss Vulva und Vagina abends vor dem Schlafengehen dünn mit dem Öl ein. Falls allergische Reaktionen (Rötung, Juckreiz) auftreten, sofort absetzen.*

## Feigwarzen (Kondylome)

Kondylome sind Feigwarzen, wobei man spitze und breite Kondylome unterscheidet. Sie kommen im Vulva- und Vaginalbereich einschließlich Portio Uteri vor. Wichtig ist es, abzuklären, ob eine Infektion mit HPV (Humanes Papilloma Virus) vorliegt. Kondylome wachsen, wenn die Immmunabwehr geschwächt und das ökologische Gleichgewicht im Organismus gestört ist. Wenn das Vulva- und Vaginalmilieu nicht optimal ist, können sich die Kondylome relativ rasch ausbreiten.

**Standard-Therapie:** Wichtig ist es, abzuklären, ob eine Infektion mit HPV (Humanes Papilloma Virus) vorliegt. Falls keine Infektion mit HPV Viren vorliegt, kann geimpft werden. Falls die Kondylome stören, kann man diese ggf. verbrennen, vereisen oder ausschneiden. Als gängige Verfahren werden hierzu die sogenannte Elektrokoagulation, Kryotherapie (Kälte-Chirurgie, wenn nötig in Vollnarkose) oder eine Operation angewendet. Natürlich sind die operativen Verfahren nicht ursächlich. Die Erfolgsquoten sind recht unterschiedlich und Rückfälle häufig. In jedem Fall muss der/die Partner(in) mit einbezogen werden. Wir haben ein spezielles Immuntherapie-Schema entwickelt, welches die Rückfallquote senken kann.

**Spezial-Diagnostik:** Untersuchung, Kolposkopie, Abstriche: Dünnschicht-Zytologie. Allgemeine und spezielle Bakteriologie, Nativ-Abstrich, HPV-Abstrich, Chlamydien-Abstrich. Mikroskopische Sofortdiagnostik. Spezial-Labor (Spezialfärbungen, Mikrobiolog. Kultur, Auswertung), Spezial-Labor „Immunstatus“. Spezielle 4-D-Ultraschall-Untersuchung zum Ausschluss ausgedehnter Infektionen bzw. bösartiger Tumoren. Ausführliche Besprechung der Befunde. Spezial-Therapie einschließlich Immuntherapie, Symbioselenkung etc. Es gibt eine Impfung gegen HPV-Infekte.

Es gibt auch eine Impfung mit Autovaccinen. Falls eine Impfung durchgeführt wird, kann man den Impf-Effekt ggf. verbessern und die möglichen Nebenwirkungen reduzieren: Sechs Spezial-Immun-Infusionen (einmal vor, viermal während und einmal nach den Impfungen). Impfung gegen Vaginal-Infekte: Insgesamt vier Impfungen (dreimal Grundimmunisierung und einmal Auffrischung, jeweils i.m.). Dadurch spezifische Vaginal-Infektions-Prophylaxe.

• • • Aus unserer Praxis • • •

**Krankengeschichte:** G. M., 44 Jahre, Geschäftsführerin eines bekannten Münchner Spezialitätenlokals. Zustand nach langjährigen Genital-Infekten und nach vielen Pilz-Infektionen, Chlamydien-Infektionen, Herpes genitalis. Jetzt kommt Frau M. mit starkem und übel riechendem Fluor.

**Diagnose:** Die gynäkologische Untersuchung ergibt eine stark entzündete Scheide, Muttermund-Entzündung und Verdacht auf Kondylome. Bei der Tastuntersuchung wird starker Druckschmerz links und ein vergrößerter Eierstock festgestellt. Im Urin sind Leukozyten, Nitrit positiv. Das Nativ-Präparat (Mikroskop) von Scheide und Muttermund weist Bakterien auf, u. a. Streptokokken. Das 4-D-Ultraschall-CT bestätigt eine starke Eierstockentzündung. Die spezielle Hochfrequenz-Farbdoppler-Ultraschall-Untersuchung bestätigt den hochentzündlichen Befund. Ein bösartiger Prozess ist unwahrscheinlich. Der PAP ergibt einen II W, das bedeutet eine Entzündung, aber keine bösartigen Tumorzellen.

**Therapie:** Zunächst erfolgt wegen der Eierstockentzündung eine Antibiotikabehandlung mit gleichzeitiger Symbioselenkung. Die Patientin hat einen festen Partner, der in die Behandlung mit einbezogen wird. Bei ihm ergeben sich ebenfalls Kondylome sowie eine Chlamydien-, Mycoplasmen-, Ureoplasmen- und Streptokok-

ken-Infektion. Kondylome und bakterieller Infekt werden zunächst schulmedizinisch behandelt. Beide Partner erhalten einmal pro Woche jeweils eine Ozon-Eigenblut-Therapie zur Immunstärkung. Zusätzlich werden Infusionen mit Antioxidantien angewendet. Die Patientin macht die hochdosierte vaginale Vitamin-D-Kur für 6 Wochen. Außerdem erfolgt eine Lebensumstellung und gesündere Ernährung nach Hildegard. Zudem erfolgen eine Entgiftungstherapie mit Hildegard-Mischungen (Leber-, Nieren-, Lymph-, Nervenmischungen) und der regelmäßige Aderlass. Beide gewöhnen sich mittels Akupunktur das Rauchen ab.
**Behandlungsverlauf:** Die Laboruntersuchungen (Immun-Profil) zeigen, dass sich bei beiden das Immunsystem deutlich bessert. Der nächste PAP ist ein PAP II, d. h. Normalbefund. Die bakteriologischen Abstriche bei beiden sind normal und der Ausfluss ist verschwunden. Bei der Patientin wird die Vitamin-D-Kur fortgesetzt.
Da beide sehr viel Stress haben und gesund bleiben wollen, wird auf ihren Wunsch hin die Immuntherapie fortgesetzt. Es erfolgen Hildegard-Immun-Mischungen oral, zusätzlich Ozon-Eigenblut-Infusionen plus Antioxidantien, zusätzlich Einnahme von DHEA, Alfa-Liponsäure und hochdosierter B-Vitamin-Komplex. Des Weiteren kommen sie regelmäßig zum Hildegard-Aderlass und zur Immun-Akupunktur.

### Chlamydien-Vulvitis und -Kolpitis

Chlamydien sind gram-negative, rund-ovale Bakterien, die dreimal so klein sind wie Streptokokken. Man kennt sie erst seit den 70er Jahren. Es scheinen besonders junge Frauen, die die Pille nehmen, anfälliger für Chlamydien zu sein. Chlamydien sind weit verbreitet. Sie sind sehr oft bei chronischen therapieresistenten

Vulvitiden und Kolpitiden beteiligt. Sie wachsen vor allem dann, wenn das ökologische Gleichgewicht im Organismus gestört ist.

**Therapieansätze:** Jede Vulvitis muss immer ursächlich abgeklärt werden. Eventuell ist der Partner mitzubehandeln. Da Chlamydien, genauso wie Mykoplasmen, häufig zusammen mit Gonokokken auftreten, wird schulmedizinisch meist ein Tetrazyklinderivat bevorzugt (Vibramycin®). Anschließend sollte eine Vitamin-D-Kur erfolgen.

**Bitte nur nach Rücksprache mit (Fach-)Arzt/Ärztin/Heilpraktiker(in)/Apotheker(in) anwenden.**

Vitamin D ist nicht nur wichtig für den Calcium- und Knochen-Stoffwechsel, sondern auch antiinflammatorisch (= gut gegen Entzündungen), immunstimulierend (= abwehrsteigernd), antioxidativ (gegen Zell-Schädigung), antikarzinogen (= gegen Krebs) und antidysplastisch (gegen Zell-Dyplasien). Vitamin D hat eine Schlüsselfunktion für die Krebs-Prävention und -Therapie. Die Vitamin-D-Behandlung erfolgt mittels getränktem Vaginal-Tampon: Täglich abends vor dem Einschlafen 10 Tropfen Vitamin-D-Tropfen (z. B. Vigantol®) auf einen in Olivenöl getränkten Tampon auf die Längsseite tropfen. Den Tampon so einführen, dass die Vitamin-D-Längsseite Kontakt mit dem Muttermund bekommt. Der Tampon bleibt über Nacht liegen und wird morgens entfernt. Die Kur wird sechs Wochen lang gemacht. Die Vitamin-D-Kur eignet sich auch zur Behandlung und Vorbeugung chronischer Vaginal- und Gebärmutterhals-Entzündungen. Inzwischen arbeiten wir routinemäßig mit standardisierten Vitamin D Ovula (rezepturaktive Apotheken, z. B. Klösterl-Apotheke, München). Zusätzlich empfiehlt sich eine ganzheitliche Entgiftungs- und Ausleitungstherapie. Hier haben sich eine Reihe klassischer Entgiftungsverfahren bewährt. Ein sehr effektives modernes Verfahren ist die Chelat-Therapie.

### *Methode im Sinne von Hildegard*

Chlamydien- und Mykoplasmen-Vulvitis sind spezielle Entzündungen, die in der Praxis öfters vorkommen und primär schulmedizinisch behandelt werden. Hildegard kannte diese Formen nicht. Als begleitende Maßnahme im Sinne von Hildegard kann man die Vitamin-D-Kur machen oder folgendes Öl verwenden.

#### RP. ÖL GEGEN VULVITIS (S-Ü/93)

**Bitte nur nach Rücksprache mit (Fach-)Arzt/Ärztin/Heilpraktiker(in)/Apotheker(in) anwenden.**

| | |
|---|---|
| Lilienöl | 1,0 g |
| Anisöl | 1,0 g |
| Urtinktur der inneren Rinde (Kambium) des Pfirsichbaumes | 2,0 g |
| Olivenöl | ad 100,0 g |

**Zubereitung:** *Mischen Sie die Heilkräuter und geben Sie Öl dazu.*
**Anwendung:** *Falls keine Gegenanzeigen bestehen, reiben Sie Vulva und Vagina abends vor dem Schlafengehen dünn mit dem Öl ein. Falls allergische Reaktionen auftreten, sofort absetzen (Rötung, Juckreiz).*

**Anmerkungen zur Rezeptur:**
***Lilie:*** „de lilium candidum", „Physica" 1 –23, mehr kalt als warm. Keine innere Anwendung. Gut als Kompositum für Salben, z. B. gegen Ausschläge geeignet.
***Pfirsichbaum*** (Rinde): Hildegard empfiehlt die innere Rinde (Kambium) des Pfirsichbaumes gegen sexuell übertragbare Krankheiten.

### Herpes

Herpes-Infektionen treten vor allem bei Patientinnen mit einem geschwächten Abwehrsystem auf. Der Herpes genitalis wird fast ausschließlich durch Sexualkontakt übertragen. Herpes-Viren vermehren sich besonders gut, wenn das ökologische Gleichgewicht im Organismus gestört ist.

**Herpes als Umweltkrankheit:** Ein gesundes Scheidenmilieu ist die Grundvoraussetzung für den natürlichen Selbstreinigungs- und Abwehrmechanismus der Scheide. Viele Patientinnen mit Herpes haben eine Intoleranz gegenüber einer Vielzahl von Chemikalien. Umweltschadstoffe, die heute leider „immer und überall" vorhanden sind, können das natürliche Scheidenmilieu stören, und es kommt zu Ausfluss, Juckreiz, Brennen und Schmerzen. Tagtäglich nehmen wir sie über die Nahrungskette auf. Aber auch dort, wo wir sie gar nicht vermuten, können viele Schadstoffe vorhanden sein: in Kosmetika und Kleidung, im Freizeitbereich, am Wohn- und Arbeitsplatz. Viele Umweltschadstoffe wirken über die Haut im Bereich von Kopf, Stamm, Extremitäten und im Genitalbereich. Vulva und Vagina sind besonders empfindlich. Es scheint so zu sein, dass durch schadstoffhaltige Nahrungsmittel und/oder abwehrbelastende Medikamente sowohl die Ansiedlung von Herpes-Viren als auch von Candida albicans gefördert wird.
**Therapiemöglichkeiten:** Die Standard-Therapie umfasst schmerzstillende oder antibiotische Cremes sowie Antivirusmittel in Cremeform (z. B. Viru-Merz® oder Virunguent®). Sehr effektiv gegen Herpes ist auch die Einreibung mit einer frisch zubereiteten Mischung aus kaltgepresstem Olivenöl und Vitamin-D-Öl. Vitamin D ist hervorragend antiinflammatorisch (= gut gegen Entzündungen), immunstimulierend (= abwehrsteigernd), antioxidativ (gegen Zell-Schädigung) und antikarzinogen (= gegen Krebs). Eine dauerhafte Besserung ist nur durch eine Immuntherapie, kombiniert mit Entgiftungs- und Ausleitungstherapie, zu erzielen. Zu den effektivsten Immuntherapien bei chronischem Herpes gehört die „große Ozon-Eigenblut-Therapie", begleitet von einer ganz-

heitlichen Darmsanierung einschließlich Optimierung der Darmflora (Symbioselenkung).

**Ursachen von Herpes**
**(unvollständige Auswahl, Traditionelle Westliche Medizin)**

- Wind-Hitze
- Wind-Feuchtigkeit
- Blut- und Energie-Schwäche

*Therapieansätze im Sinne von Hildegard*

Bei Herpes spielen ursächlich seelische und psychische Faktoren eine entscheidende Rolle. Die Therapie muss immer auch ganzheitlich umweltmedizinisch ansetzen. Im Vordergrund stehen muss die Beseitigung der eigentlichen Ursachen, die das Darm- und Vaginalmilieu gestört haben. In erster Linie gehört zu einer immunstimulierenden Therapie auch eine ganzheitliche Ernährung. Zusätzlich können unter anderem folgende Heilpflanzen herangezogen werden.

**Anmerkungen zur Rezeptur:**

***Brennnessel*** (frisches Kraut, junge Triebe): Bei Hildegard „Urtica" (sehr warm), „Physica" 1-100: „ ... ist in ihrer Art sehr warm, ... reinigt den Magen und nimmt den Schleim weg"). Heute weiß man viel über ihre blutbildende und blutreinigende Wirkung.

***Ringelblume:*** „de Ringula" (kalt und feucht) „Physica" 1-122: „... Sie hat starke Grünkraft, ... ist gut gegen Gift"). Heute ist die Ringelblume als wichtiges Lymph-, Venen- und Wundheilmittel gut untersucht. Sie gehört mit zu den entgiftenden Heilpflanzen.

***Große Klette*** (Wurzel): „Cletta maior" (hat entgegengesetzte Wärme), „Physica" 1-98. Die Klette ist bei Hildegard ein gutes Mittel zur Hautentgiftung und Hautreinigung. Sie empfiehlt die Große

Klette auch: „... gegen den Grind auf dem Kopf". Heute ist die Große Klette in der Dermatologie gut untersucht. Man weiß um die gute blutreinigende, wasser- und schweißtreibende Wirkung, die bei vielen Formen von Hautausschlägen hilfreich sein kann.
***Brunnenkresse*** (Kraut): Brunnenkresse eignet sich auch als Kompositum bei erhöhten Leberwerten in Verbindung mit Hepatitis. „de burncrasse" (warm), „Physica", 1-73. Bei Hildegard ist die Brunnenkresse ein wichtiges Entgiftungsmittel über Leber („... wer die Gelbsucht hat") und Magen („wer gegessene Speisen kaum verdauen kann"). Heute wissen wir durch Forschungen der modernen Dermatologie, dass die Brunnenkresse allgemein abwehrsteigernd, blutreinigend und schleimhautstärkend wirkt.
***Buchsbaum*** (Blätter und Wurzelrinde, nur äußerlich!): (Bei Hildegard „Buxus", 3-22: „... Ein Mensch, der Ausschläge am Körper hat, zerstoße Rinde und Blätter, drücke den Saft aus, mische etwas Baumöl bei, tauche eine Feder ein, salbe sich damit oft um den Ausschlag.")

### RP. URTICA-SALBE (S-Ü/94)

**(nur äußerlich anwenden)**

**Bitte nur nach Rücksprache mit (Fach-)Arzt/Ärztin/Heilpraktiker(in)/Apotheker(in) anwenden.**

Dieses Hildegard-Mittel, das hautreinigend, entgiftend und entschlackend wirkt, hat sich bei Herpes bewährt.

| | |
|---|---|
| Kleine Brennnessel | 0,2 g |
| Ringelblume | 0,2 g |
| Große Klette, Urtinktur | 0,2 g |
| Brunnenkresse | 0,2 g |
| Buchsbaum-Urtinktur | 0,2 g |
| Rosenöl | 3 Tropfen |
| Olivenöl bzw. neutrale Salbengrundlage | ad 20 ml |

**Zubereitung:** *Mithilfe von Rosenöl und Olivenöl wird eine Salbe hergestellt.*
**Anwendung:** *Die Dosierung sollte immer individuell nach Absprache mit dem/der Frauenarzt/-ärztin erfolgen. Z. B. kann man die Menge eines halben Teelöffels mehrmals täglich auf die betreffende Stelle auftragen.*

### RP. HERPES-ELIXIER (S-Ü/89)

**Bitte nur nach Rücksprache mit (Fach-)Arzt/Ärztin/Heilpraktiker(in)/Apotheker(in) anwenden.**

| | |
|---|---|
| Lilienöl | 12,5 g |
| Anisöl | 12,5 g |
| Urtinktur der inneren Rinde (Kambium) des Pfirsichbaumes | 25,0 g |
| Frischer reiner Honig | 50,0 g |
| Guter Weißwein | 500,0 ml |

**Zubereitung:** *Heilkräuter pulverisieren, mischen und in Wein abkochen.*
**Anwendung:** *Falls keine Gegenanzeigen bestehen und wenn nicht anders verordnet (am besten nach Rücksprache mit dem/der Frauenarzt/-ärztin), nehmen Sie bei chronischem Herpes zoster oder bei Herpes genitalis abends einen Esslöffel des Herpes-Trankes nach Hildegard ein. Falls Unverträglichkeiten oder allergische Reaktionen auftreten, sofort absetzen.*

### HEILPFLANZEN ZUR ENTGIFTUNG

**Bitte nur nach Rücksprache mit (Fach-)Arzt/Ärztin/Heilpraktiker(in)/Apotheker(in) anwenden.**

Zur Entgifung eignen sich Hildegard-Heilpflanzen mit entgiftender Wirkung. Darüber hinaus können zur Entgiftung Urtinkturen von Hildegard-Heilpflanzen angewendet werden.

ALTERNATIVE BEHANDLUNGSMETHODEN

**Bitte nur nach Rücksprache mit (Fach-)Arzt/Ärztin/Heilpraktiker(in)/Apotheker(in) anwenden.**

Es können auch homöopathische Mittel versucht werden, (ggf. individuell austesten): Bilsenkraut, z. B. D 20, Giftlattich, z. B. D 12, Grüne Minze, z. B. D 12, Schierling, z. B. D 20 oder Schöllkraut, z. B. D 12.

## Zervizitis

Die Zervizitis ist eine sehr häufige Infektion des Gebärmutterhalses. Ihre Entstehung wird durch eine sogenannte Ektopie begünstigt, ein verstärktes Wachstum von drüsigem Gewebe im Bereich des Gebärmutterhalses. Da dieses drüsige Gewebe ein steriles Milieu braucht, die Vagina jedoch von Bakterien bewohnt ist, kommt es zu ständigen Infekten.

**Therapie:** Absolute Hygiene trägt zum Therapieerfolg bei. Mitbehandlung des Partners/der Partnerin. Je nach Entzündungsgrad und Spektrum der beteiligten Erreger müssen im akuten Stadium Antibiotika gegeben werden. Strenge Bettruhe und gegebenenfalls Infusionstherapien können ergänzend notwendig werden. Anschließend gelten zur Rezidivprophylaxe die gleichen Regeln, die bei Vaginalentzündungen genannt sind.

**Rezidivprophylaxe:** Vitamin-D-Kur : Ein gutes einfaches Verfahren ist die vaginale Vitamin-D-Kur. Neueste Untersuchungen zeigen, dass Vitamin D nicht nur wichtig ist für den Calcium- und Knochen-Stoffwechsel, sondern Vitamin D hat auch hormonelle Wirkungen und ist antiinflammatorisch (= gut gegen Entzündungen), immunstimulierend (= abwehrsteigernd), antioxidativ (gegen Zell-Schädigung), antikarzinogen (= gegen Krebs) und antidysplastisch (gegen Zell-Dyplasien). Vitamin D hat eine Schlüsselfunktion für die Krebs-Prävention und -Therapie.

**Methode:** Die Vitamin-D-Behandlung erfolgt mittels getränktem Vaginal-Tampon: Täglich abends vor dem Einschlafen 10 Vitamin-D-Tropfen (z. B. Vigantol®) auf einen in Olivenöl getränkten Tampon auf die Längsseite tropfen. Den Tampon so einführen, dass die Vitamin-D-Längsseite Kontakt mit dem Muttermund bekommt. Der Tampon bleibt über Nacht liegen und wird morgens entfernt. Die Kur wird sechs Wochen lang gemacht. Die hochdosierte vaginale Vitamin-D-Kur eignet sich gut zur Behandlung und Vorbeugung chronischer Vaginal- und Gebärmutterhals-Entzündungen (Kolpitis, Zervizitis, PAP II W) und leichter Gebärmutterhals-Zell-Veränderungen (Leichte Dysplasien, PAP III D/CIN I). Inzwischen arbeiten wir routinemäßig mit standardisierten Vitamin D Ovula (rezepturaktive Apotheken, z. B. Klösterl-Apotheke, München).

**Ursachen der Zervizitis**
**(Auswahl, Traditionelle Westliche Medizin)**

- Zu viel Hitze und toxische Substanzen
- Zu viel Feuchtigkeit und Hitze
- Energie- und Blut-Stau
- Zu viel Kälte und Blut-Stau
- Zu viel Hitze und zu wenig Feuchtigkeit
- Zu viel Phlegma und Schleim, Blut-Stau etc.

### *Therapieansätze nach Hildegard*

Folgende Hildegard-Mittel können, falls keine Gegenanzeigen bestehen und wenn nicht anders verordnet (am besten nach Rücksprache mit dem/der Frauenarzt/-ärztin), angewendet werden.

### RP. ZERVIZITIS-TINKTUR (S-Ü/92)

**Bitte nur nach Rücksprache mit (Fach-)Arzt/Ärztin/Heilpraktiker(in)/Apotheker(in) anwenden.**

| | |
|---|---|
| Lavendel-Urtinktur | 4,0 ml |
| Süßholz-Urtinktur | 4,0 ml |
| Thymian-Urtinktur | 4,0 ml |
| Ysop-Urtinktur | 4,0 ml |
| Ringelblumen-Urtinktur | 4,0 ml |

**Anwendung:** *Verdünnen Sie die Tinktur im Verhältnis 1:20 bis 1:50 mit Wasser und machen dann Sitzbäder.*

### RP. LAVENDEL-YSOP-WEIN (S-Ü/91)

**Bitte nur nach Rücksprache mit (Fach-)Arzt/Ärztin/Heilpraktiker(in)/Apotheker(in) anwenden.**

| | |
|---|---|
| Lavendelblüten | 12,5 g |
| Ysop | 12,5 g |
| Frischer Honig | 50,0 g |
| Weißwein | 500,0 ml |

**Zubereitung:** *Kräuter mischen und Abkochung herstellen.*

**Anwendung:** *Trinken Sie bei chronisch therapieresistenter Zervizitis täglich morgens und abends einen Esslöffel Lavendel-Wein.*

### RP. ZERVIZITIS-TEE (S-Ü/90)

**Bitte nur nach Rücksprache mit (Fach-)Arzt/Ärztin/Heilpraktiker(in)/Apotheker(in) anwenden.**

| | |
|---|---|
| Lavendel | 4,0 g |
| Süßholz | 4,0 g |
| Thymian | 4,0 g |
| Ysopkraut | 4,0 g |
| Ringelblumen | 4,0 g |

**Anwendung:** *Bei chronisch therapieresistenter Zervizitis können Sie täglich zwei bis drei Tassen Zervizitis-Tee trinken.*

### Sterilität – Unerfüllter Kinderwunsch

Heute bleibt jedes dritte bis vierte Paar ohne ärztliche Hilfe und Therapie ungewollt kinderlos. Nach wissenschaftlichen Studien wird bei uns bis zum Jahr 2020 jedes zweite Paar ungewollt kinderlos sein. In 35 Prozent der Fälle liegt es am Mann, in 40 bis 45 Prozent an der Frau, in etwa 25 bis 35 Prozent an beiden.

**Ursachen:** Bei über 70 Prozent der Fälle von unerfülltem Kinderwunsch spricht man von der sogenannten „ideopathischen Sterilität“ (= genaue Ursache unbekannt). Oft kommen umweltmedizinische, immunologische, endokrinologische und psychosomatische Faktoren zusammen:

1. **Psychischer Stress**: Negativ-Stress, Ärger, Konflikte etc. aktivieren automatisch innere Schutzmechanismen gegen zusätzlichen Stress (durch Schwangerschaft, Geburt, Brutpflege, Kindergeschrei etc.). Während sich der Verstand nichts sehnlicher wünscht als ein Kind, sagt das Unterbewusstsein: Ich habe doch schon genug Stress. Das blockt komplett die seelische und körperliche Harmonie und setzt die immunologische und hormonelle Harmonie außer Kraft. Um fertil zu sein, braucht man/(frau) hormonelle und immunologische Harmonie. Wir analysieren die Situation (Stress-Analyse), machen eine verhaltenstherapeutisch orientierte Beratung (psychosomatischer Ansatz).
2. **Immunologische Ursachen:** Bei mindestens 60 Prozent der Frauen, die nicht schwanger werden, und ca. 50 Prozent der Männer, die nicht zeugungsfähig sind, liegen immunologische Defizite und Schadstoffbelastungen vor. Unser Ansatz: Wir messen

in unserem Immun-Labor den Immun-Status und machen entsprechende individuelle Immuntherapien.

3. Hormonelle Ursachen: Sehr häufig liegen bei infertilen Frauen und Männern hormonelle Mängel vor, die letzlich durch hormonellen Stress getriggert sind: Mängel an DHEA (= Anti-Stress-Hormon), Serotonin (= Glücks-Hormon), STH (= Wachstums-Hormon) sind häufig. Nicht selten finden sich erhöhte Werte von Prolaktin, Cortisol (Stress-Hormon), Homocystein (Herzinfarkt-Risiko-Hormon) und Freiem Testosteron (Männliches Hormon), ggf. noch begleitet von Mineralstoff- und Vitamin-Mangel. Wir messen den Hormonstatus und therapieren nach Möglichkeit mit natürlichen Hormonen oder Bio-Hormonen.

4. Umweltschadstoffe: Wissenschaftliche Studien zeigen, dass Giftstoffe steril machen und krebserregend sein können. Bewiesen sind Zusammenhänge mit Quecksilber (v. a. von Amalgam in den Zähnen). So sind bei Zahnärztinnen und Zahnarzt-Helferinnen wesentlich mehr Zyklussstörungen und Abgänge als bei Frauen in anderen Berufen nachweisbar. Auch Cadmium, Blei, Kupfer und Aluminium, Lösungsmittel (v. a. Xylol, Toluol, Benzol), Holzschutzmittel (v. a. HCB, PCP, Lindan, Formaldehyd) sind häufige Sterilitätsursachen. Wir machen Schadstoffanalysen und gezielte Entgiftungstherapien, z. B. mit Chelat-Infusionen.

Besonders bewährt haben sich auch Rezepturen aus der Traditionellen Westlichen Medizin, natürlich vor allem Hildegard-Rezepturen.

**Ursachen nach Hildegard**

Hildegard erkannte schon vor fast tausend Jahren Zusammenhänge, welche die moderne Psycho-Immunologie in den letzten Jahren entdeckt hat. Vor allem Konflikte zwischen Beruf und Privatleben, Doppelbelastung und seelische Belastungen durch Nichtvereinbarkeit von beruflichen Interessen und geplanter Mutterrolle üben oft einen – meist unbewussten und nur unterschwellig wahrgenommenen – psychischen Dauerdruck auf die Patientin aus. Wissenschaftlich handelt es sich dabei um einen das Immunsystem messbar beeinträchtigenden Dauerstress. Nach Hildegard gibt es Frauen, die prinzipiell unfruchtbar sind. Sie werden krank, sobald sie Geschlechtsverkehr haben. Hildegard schreibt in „Causae et Curae": „... Zeugungsfähige Frauen, die keinen Umgang mit Männern haben, werden krank, ebenfalls die Unfruchtbaren, wenn sie Verkehr haben." (C.C.Sch. 77, C.C.K. 77,10-15)

### Sterilitätsdiagnostik

Da die Sterilitätsursachen beim Mann als auch bei der Frau liegen können, sollte die Diagnostik immer beide Partner mit einbeziehen. Bei den rund 40 Prozent der Frauen, bei denen eine „Idiopathische Sterilität" diagnostiziert wird, muss eine exakte Umwelt-Anamnese erfolgen, um Umweltschadstoffe als mögliche (Teil-)Ursachen zu ermitteln. Was die gynäkologischen Ursachen anlangt, so müssen zunächst endokrinologisch nachweisbare Funktionsstörungen der Eierstöcke bzw. der Hirnanhangsdrüse ausgeschlossen werden. Zusätzlich sollte man durch eine frauenärztliche Untersuchung, ggf. auch einschließlich 4-D-Ultraschall-CT, Hysteroskopie, Laparoskopie etc. Erkrankungen der Eileiter, der Gebärmutter etc. als Sterilitätsursache ausschließen.

**Temperaturmessung:** Bei jeder Frau mit unerfülltem Kinderwunsch muss festgestellt werden, ob und wann der Eisprung erfolgt. Dazu muss sie mehrere Monate lang die Körpertemperatur vor dem Aufstehen messen, die Werte in ein Kurvenblatt eintragen und ihrem/ihrer Frauenarzt/-ärztin vorlegen. Normalerweise sollte etwa in der Zyklusmitte ein Temperaturanstieg zu verzeichnen sein, weil dann nämlich erfahrungsgemäß der Eisprung stattfindet. Bleibt die Temperaturerhöhung aus, ist davon auszugehen, dass kein Eisprung stattgefunden hat.

**Hormonstatus:** Der/Die Frauenarzt/-ärztin sollte einen kompletten Hormonstatus erheben. Das heißt, er muss eine genaue Bestimmung der Hormone vornehmen. So lässt sich herausfinden, ob eventuell eine hormonelle Störung die Unfruchtbarkeit bedingt. In jedem Fall sollte man dabei auch eine Überproduktion der männlichen Geschlechtshormone (= Hyperandrogenämie) und eine (partielle) Nebennierenrinden-Insuffizienz ausschließen.

**Chromolaparoskopie:** Bei rund 20 Prozent der sterilen Frauen liegt ein Eileiterverschluss vor, so dass den Samenzellen der Weg zum Ei und damit zur Befruchtung versperrt wird. Dieser Verschluss sollte mittels einer Chromolaparoskopie diagnostiziert und gegebenenfalls mikrochirurgisch beseitigt werden.
Meist sind Umweltschadstoffe als direkte oder indirekte Ursachen des Eileiterverschlusses (vorausgegangene Entzündungen durch ein mit Umweltschadstoffen verändertes Milieu etc.) beteiligt. Sie müssen ausgeleitet werden.

**Sterilitätstherapie:** Über die allgemein übliche Sterilitätstherapie gibt es sehr umfassende Literatur. Im Bereich der Hormontherapie und der operativen Therapie sind in den letzten Jahren zahlreiche Erfolge erzielt worden. Bei der „Idiopathischen Sterilität" ist man allerdings noch nicht viel weitergekommen. Hier ist ein umweltmedizinischer Therapieansatz sicherlich sehr erfolgversprechend. Umweltschadstoffe sind häufig für chronische Entzündungen verantwortlich, die dann zu Verklebungen der Samenstränge oder der Eileiter führen. Hier kann unter Umständen eine Ausleitung und Entgiftung der Umweltschadstoffe in Kombination mit einem mikrochirurgischen Eingriff ursächlich helfen.

**Ursachen des unerfüllten Kinderwunsches (unvollständige Auswahl, Traditionelle Westliche Medizin)**

- Allgemeine Schwäche und Leere
- Zu viel Fülle, zu viel Fülle und Hitze
- Zu viel Schleim und Feuchtigkeit
- Schwache Niere und allgemeine Schwäche
- Schwache Niere und fehlende Feuchtigkeit
- Gestresste Leber und Nierenschwäche
- Zu viel Phlegma und Schleim, Blut-Stau etc.

### *Therapieansätze im Sinne Hildegards*

Falls durch umweltbedingte Milieuveränderungen in der Scheide immunologische Probleme auftreten, die durch einen pathologischen Postkoitaltest nachweisbar sind, können häufig lokal und systemisch entgiftende und ausleitende Substanzen helfen. Umweltschadstoffe können eine Unverträglichkeit zwischen Spermien und Zervikalsekret, also eine die Spermien beeinträchtigende oder abtötende immunologische, subtoxische oder allergische Reaktion, hervorrufen. Liegt ein solcher Fall vor, sollte eine Entgiftungs- oder Ausleitungsbehandlung mit dem Einsatz immunstimulierender oder antiallergischer Präparate kombiniert werden. Auch zur Steigerung der durch Umweltschadstoffe verminderten Samenzellenbeweglichkeit gibt es spezielle Mittel. Sie können dann die Qualität und die Leistungsfähigkeit des Samens verbessern. Diese Mittel sollten individuell ausgetestet werden.

### Diät nach Hildegard

Nach Hildegard muss man die Eigenschaft der Speisen kennen und berücksichtigen: Es gibt kalte und warme Speisen. Es gibt trockene und feuchte Speisen. Es gibt Energie zuführende („fette, kräftige“) Speisen und Energie entziehende („nicht kräftigende“, „nutzlose“) Speisen. Es gibt auch alle Zwischenformen, z. B. temperaturneutral (= warm und kalt), feuchtigkeitsneutral (gemäßigt feucht und trocken), energieneutral (weder fett noch mager). Es gibt Speisen, die für alle gut und nützlich sind. Es gibt Speisen, die für Gesunde gut und nützlich sind, nicht aber für Kranke. Es gibt Speisen, die nicht nützlich sind, dem Gesunden nicht schaden, aber dem Kranken. Es gibt Speisen, die Gesunden und Kranken schaden.

### „Küchengifte“ meiden

Es gibt sogenannte Küchengifte, also Nahrungsmittel, die einem nicht gut tun. Diese sollte man nach Hildegard meiden. Küchengifte werden nach den vorgenannten Eigenschaften klassifiziert, wobei man absolute Küchengifte möglichst gar nicht essen sollte und relative Küchengifte nur ab und zu und dann mäßig.

### Die Ernährung dem Zustand anpassen

Bei den meisten Menschen, gesund oder krank, ergibt eine Analyse meist ein Überwiegen von Kälte oder Wärme, Feuchtigkeit oder Trockenheit, Fülle oder Leere, d. h. es liegt eine Mischform vor. Sie brauchen daher eine ausgewogene, an den jeweiligen Zustand angepasste Ernährung. Diese sollte dann überwiegend warm oder kalt, trocken oder feucht, Energie vermindernd oder Energie zuführend sein.

### Hagebuchen-Milch

Die Hagebuche (Hainbuche) ist bei Hildegard ein Mittel gegen Sterilität, habituelle Aborte (sich wiederholende Abgänge) und Frühgeburten. Hildegard: „...Man nehme Zweige und grüne Blätter der Hagebuche, koche sie in Schaf- oder Kuhmilch, werfe die Zweige fort und bereite mit Mehl oder Ei die Milch zum Essen (...) Die Frauen, die unfruchtbar sind oder an Abort leiden, ohne unfruchtbar zu sein, sollen diese Milch trinken. Sie werden so die Fruchtbarkeit behalten und empfangen." (Phys III, 35 Sp. 1239B)

### Amalgam-Sanierung

Amalgamfüllungen (= Quecksilber, Silber, Kupfer und Zinn) sind (bei Frau und Mann) zu entfernen und durch ein unschädliches und verträgliches Material zu ersetzen. Wir machen auf Wunsch die entsprechenden Tests. Die Zahnbehandlung sollte mittels Kofferdamschutz (Folie) erfolgen. Anschließend ist eine laborkontrollierte Chelat-Therapie nötig, bis die Schwermetalle komplett eliminiert sind.

### Akupunktur

Als langjähriger Gastdozent bei der Deutschen Ärztegesellschaft für Akupunktur DÄGfA für Frauenheilkunde und Geburtshilfe sowie Umweltmedizin, Autor des Lehrbuches für Frauenärzte, Geburtshelfer und Hebammen, Mitverfasser der Akupunktur-Leitlinien für Frauenärzte hat Prof. Schulte-Uebbing seit über zwanzig Jahren sehr gute Erfolge mit der gynäkologischen und geburtshilflichen Akupunktur, vor allem bei unerfülltem Kinderwunsch, wobei beide Partner behandelt werden.

**• • • Aus unserer Praxis • • •**

**Krankengeschichte:** W. D., 31 Jahre, Sekretärin, seit etwa 8 Jahren unerfüllter Kinderwunsch. Sie hat deswegen bereits einige Krankenhausaufenthalte, Hormontherapien und erfolglose Versuche mit künstlichen Befruchtungen (5-mal IVF und 3-mal GIFT) hinter sich. Organisch ist angeblich bei ihr alles in Ordnung. Die Spermien des Mannes sind etwas wenig und verlangsamt, d. h. die Zeugungsfähigkeit ist geringfügig vermindert. IVF bzw. GIFT hätten eigentlich erfolgreich sein müssen.

**Diagnose:** Eine ausführliche Anamnese ergibt den Verdacht auf Zustand nach Schadstoffexposition bei beiden Partnern, vor allem beim Mann. Er hat 10 Amalgamfüllungen und ist Bodenlegermeister; er verlegt also sehr viele Böden mit lösungsmittelhaltigen Klebern. Eine Hormon- und Schadstoffanalyse bei ihm ergibt hohe Hypophysen-Werte, niedrige Werte an männlichen Hormonen, hohe Stresshormone (Cortisol, Homocystein) und niedriges DHEA. Er hat extrem hohe Lösungsmittel- und Pestizidbelastungen (vorwiegend Schadstoffe, die das Immunsystem im Bereich Hypophyse, Nebennieren, Hoden nachweislich empfindlich stören). Speichel- und DMPS-Tests ergeben extrem hohe Werte. Seine Frau hat einen Progesteron-, DHEA- und Serotoninmangel, Vitamin-D-, B12-, B6-, Folsäure-Mangel. Die Schadstoffanalyse ergibt extrem hohe Pyrethroid-Werte (Schadstoffe, die das Immunsystem im Genitale stören).

**Therapie:** Beide vermeiden künftig die Exposition gegenüber den Schadstoffen, nehmen eine Schadstoffsanierung und eine Lebensumstellung einschließlich Ernährung vor. Sie kommen über 1 Jahr regelmäßig zur Entgiftungstherapie. Es wird ein kombiniertes Therapiekonzept durchgeführt aus Hildegard-Medizin (Lymph-, Leber-, Nieren- und Nervenmischungen, einer Colon-Immun-Stimulations-Therapie (C.I.S.T.) mit entgiftenden, im-

munmodulierenden und hormonausgleichenden Mischungen und regelmäßigem Aderlass.
**Verlauf:** Die Hormonwerte des Mannes bessern sich deutlich, seine Schadstoffwerte normalisieren sich. Das Paar entschließt sich, eine Spontanschwangerschaft zu versuchen. Etwa ein Jahr lang klappt es damit nicht, obwohl Zyklus und Hormonwerte der Frau als auch die Hormonwerte des Mannes normal sind. Nach einem Jahr wird dann auf mein Zuraten nach Rücksprache mit dem schulmedizinisch endokrinologisch reproduktionsmedizinisch arbeitenden Kollegen nochmals GIFT versucht, allerdings mit flankierenden naturheilkundlichen Maßnahmen in meiner Praxis. Diesmal führt der Embryonentransfer beim ersten Mal zum Erfolg. Die Frühschwangerschaft wird wegen Progesteron- und DHEA-Mangel naturheilkundlich und mittels Akupunktur stärkend und stabilisierend therapiert. Außerdem erfolgt auch geburtsvorbereitende Akupunktur. Die Geburt verläuft normal. Ein Jahr nach der ersten Geburt wird die Patientin spontan schwanger. Inzwischen hat das Paar drei gesunde Kinder. Die ganze Familie ist glücklich.

### RP. LEBERSALBE 25 G

**Bitte nur nach Rücksprache mit (Fach-)Arzt/Ärztin/Heilpraktiker(in)/Apotheker(in) anwenden.**

Hinweis: Die Salbe stärkt die Leber und fördert die Entgiftung über die Leber.

| | |
|---|---|
| Echter Lavendel (Saft) | 2 g |
| Ysop-Saft | 2 g |
| Aloe-Saft | 1 g |
| Weihrauch, fein pulverisiert | 1 g |
| Römischminze | 1 g |

| | |
|---|---|
| Palm-Saft (aus Holz und Blättern) | 1,5 g |
| Apfelknospen-Saft | 1,5 g |
| Neutrale Salbengrundlage | 25 g |

**Anmerkungen zur Rezeptur:**

***Aloe:*** „Physica“, 1-174 (warm, hat große Kraft): „... wer Gelbsucht hat.“ 1-224: „... Leberschmerzen werden geheilt.“ Handschrift Brüssel. Aloe dient für Komposita zur inneren und äußeren Anwendung.

***Weihrauch:*** „Physica“, 1-175, mit Romischmyntza: „... wenn Fieber die Leber plagen.“

***Römischminze:*** „Physica“, 1-175, mit Weihrauch: „... wenn Fieber die Leber plagen.“

***Palme*** (Saft): „Physica“, 3-61: „... gegen Verhärtung der Leber.“

***Apfelbaum*** (Knospen): „Physica“, 3-1: „... bei Leberschwäche und Milzschwäche, ... gegen üble Säfte in Bauch und Magen.“

## Gestörte Schwangerschaft

Die allgemein übliche Therapie richtet sich nach den jeweiligen Ursachen. Es wird diesbezüglich auf die einschlägigen Fachbücher verwiesen. Die nachfolgenden Empfehlungen im Sinne Hildegards gelten vorbeugend für einen Zustand nach gestörter Schwangerschaft, z. B. nach Abgang, Gestosen (= schwangerschaftsinduzierter Bluthochdruck), HELLP-Syndrom etc. Sie sollten im Rahmen einer ganzheitlichen Therapie Berücksichtigung finden.

**Ursachen der gestörten Schwangerschaft (unvollständige Auswahl, Traditionelle Westliche Medizin)**

- Allgemeine Schwäche und Leere
- Energie- und Blut-Schwäche
- Zu viel Hitze im Blut

- Zu viel Fülle, zu viel Fülle und Hitze
- Zu viel Schleim und Feuchtigkeit
- Zu schwache Niere und allgemeine Schwäche
- Zu schwache Niere und fehlende Feuchtigkeit
- Zu sehr gestresste Leber und zu schwache Niere
- Zu viel Phlegma und Schleim, Blut-Stau etc.

*Therapieansätze nach Hildegard*

- Seelische Gifte meiden/reduzieren.
- Genussgifte meiden: Möglichst wenig Alkohol (embryotoxisch) und wenig Kaffee. Kein Nikotin, auch kein Passivrauchen.
- Ernährung umstellen: Meiden Sie Nahrungsgifte. Was für Sie ein Nahrungsgift ist, hängt von Ihnen individuell ab. Testen Sie aus, was Sie am ehesten vertragen. Steigen Sie auf vollwertige Kost aus kontrolliertem biologischem Anbau um. Verzehren Sie keine bestrahlten Lebensmittel. Essen Sie keine (oder möglichst wenig) Fertigkost. Verspeisen Sie keine „Problemfische“, so sind beispielsweise Flussfische, Raubfische und Nord- bzw. Ostseefische sehr häufig schadstoffbelastet.
- Herde sanieren, Amalgam und Palladium fachgerecht entfernen (nicht während Schwangerschaft oder Stillzeit). Tote Zähne sanieren, Silikon oder sonstige Fremdkörper ggf. entfernen.
- Gesund wohnen (v. a. Schlaf- und Wohnzimmer), frei von Wohngiften und Elektrostress, auch am Arbeitsplatz. Hobbies mit Schadstoffen (Farben, Beizmittel) lassen.

**Akupunktur**

Als langjähriger Gastdozent bei der Deutschen Ärztegesellschaft für Akupunktur DÄGfA für Frauenheilkunde und Geburtshilfe sowie Umweltmedizin, Autor des Lehrbuches für Frauenärzte, Geburtshelfer und Hebammen, Mitverfasser der Akupunktur-Leitlinien für Frauenärzte hat Prof. Schulte-Uebbing seit über zwanzig Jahren sehr gute Erfolge mit der gynäkologischen und geburtshilflichen Akupunktur, vor allem bei unerfülltem Kinderwunsch, wobei beide Partner behandelt werden.

**• • • Aus unserer Praxis • • •**

**Krankengeschichte:** S. W., 34 Jahre, seit 18 Jahren Chemiearbeiterin. Sie hatte bereits drei Abgänge, ihr Kinderwunsch ist jedoch nach wie vor sehr ausgeprägt. Frau W. hat großen Stress mit dem Partner, der sagt, es wird das nächste Mal wieder ein Abgang, und deshalb gegen eine erneute Schwangerschaft ist. Es plagen sie daher große Ängste, dass die nächste Schwangerschaft erneut schiefgeht.

**Diagnose:** Es erfolgt ein ausführliches Anamnesegespräch. Dabei ergibt sich der Verdacht auf Schadstoffbelastungen. Die Hormonanalyse zeigt Störungen zwischen Hypophyse und Eierstöcken: FSH und LH sind zu hoch, Östrogene normal, Progesteron chronisch zu niedrig, Prolaktin etwas erhöht, DHEA, Serotonin, Vit D, Vit B12, Vit B6 stark erniedrigt. Cortisol ist chronisch zu hoch. Das Ergebnis deutet auf viel Stress. Bei der Schadstoffanalyse werden sehr hohe PCP-, Formaldehyd- und Lindan-Werte festgestellt sowie außerdem sehr hohe Pyrethroid-Belastungen.

Therapiekonzept: Die Patientin stellt ihr Leben komplett um. Dies schließt auch die Ernährungsumstellung auf Hildegard-Kost mit ein. Zudem vermeidet sie ab sofort die Exposition gegenüber den Schadstoffen. Es wird über insgesamt ein Jahr hinweg eine Ausleitungs- und Entgiftungstherapie vorgenommen. Insgesamt erfolgen zehn Colon-Immun-Stimulations-Therapien (C.I.S.T.). Hinzu kommen regelmäßiger Aderlass und die Gabe von Hildegard-Leber-, Nerven-, Lymph- und Nierentabletten. Zur Hormon-Stabi-

lisierung verordne ich der Patientin Hildegard-Mörkrut-Mischungen, Hirtzwurz-Kräuter und Frauentropfen „G“ in der zweiten Zyklushälfte. Begleitend unterzieht sie sich der Traditionellen Chinesischen Akupunktur.
**Verlauf:** Die Hormonwerte normalisieren sich. Die Patientin wird mit 35 Jahren schwanger. Laboruntersuchungen in den ersten 20 Wochen ergeben einen chronisch niedrigen Gestagenwert. Es erfolgt während der Frühschwangerschaft natürliche Gestagengabe in Form von Vaginalzäpfchen mit Mörkrut-Mischung und Frauentropfen „G“. Die Dosierung ist an die Hormonwerte angepasst. Zusätzlich besucht sie Akupunktur-Sitzungen und hält eine strenge Hildegard-Diät ein.
Die Patientin hat insgesamt noch drei normale Schwangerschaften: Entbindungen mit 36, 38 und 40 Jahren. Davon sind zwei Spontangeburten und eine Saugglocke. Kinder und Eltern sind wohlauf.

## *Klimakterium (Wechseljahre) – Menopause*

Das Klimakterium beginnt etwa zwischen dem 43. und 45. Lebensjahr und endet zwischen dem 56. und 58. Jahr. Vor dem endgültigen Verschwinden der Menstruation finden mehrere Jahre lang große hormonelle Veränderungen im Körper statt. Der Uterus wird kleiner und welk. Die Genitalhaut wird dünner und verletzlicher. Das äußere Genitale verliert an Fett und wird schlaffer. Das Endometrium bildet sich zurück. Die Vagina beginnt vom Eingang und von den Gewölben her unelastischer und enger zu werden. Der Muttermund schrumpft ebenfalls. Die Ovarien schrumpfen und lagern Bindegewebe ein; sie sind dann genarbt und ungefähr mandelgroß. Mögliche Folgen der hormonellen Veränderungen:

- Dysfunktionelle Blutungen, Ausbleiben der Ovulation, Gelbkörperschwäche
- Vasomotorische (die Gefäßnerven betreffende) Beschwerden, Hitzewallungen, Schweißausbrüche, fleckige Hautrötungen, insbesondere an Kopf und Hals
- Neurovegetative Beschwerden: Schwächegefühl, Parästhesien (wie Kribbeln, Einschlafen der Glieder), Schwindel, Kopfschmerzen, Herzklopfen
- Gewichtszunahme
- Psychosomatische Beschwerden wie Müdigkeit, Leistungsabfall
- Schlaflosigkeit, Depressionen, Reizbarkeit, Nervosität
- Osteoporose, chronische Rücken- und Extremitätenschmerzen
- Schrumpfung von Organen im Urogenitalbereich (z. B. sogenannter Lichen sclerosus et atrophicans)
- Vaginalatrophie, Beschwerden beim Geschlechtsverkehr, Entzündungen der Scheide (= Kolpitis senilis)
- Austrocknung der Haut und der Schleimhäute, schmerzhaftes Spannungsgefühl in der Brust, dicke Beine, Ödeme, Krampfadern (= Varizen)

### Prophylaxe und ganzheitliche Therapie

In unserer Anti-Aging-Sprechstunde bilden die Prophylaxe und ganzheitliche Therapie von Wechseljahrsbeschwerden einen Schwerpunkt. Die Therapie richtet sich sehr stark nach den Ursachen, nach dem jeweiligen Beschwerdebild und insbesondere nach dem genauen Hormonstatus. Will man die eigentlichen Ursachen des vorzeitigen Wechsels feststellen und ganzheitlich behandeln, so muss man eine exakte endokrinologische und toxikologische Diagnostik durchführen. Nach einer exakten Umwelt-Anamnese bestimmt man die möglichen Schadstoffe in den entsprechenden Körpersekreten wie Blut, Urin, Speichel, Zervikalsekret, Ovarialflüssigkeit etc., leitet sie dann gezielt aus und entgiftet.

## Phytotherapie nach Hildegard

In meiner Facharztpraxis haben sich Tinkturen und Extrakte aus Hildegard-Pflanzen sehr bewährt, um Beschwerden in Klimakterium und Menopause zu behandeln. Dabei gibt es verschiedene wichtige Unterscheidungskriterien (= Differentialdiagnosen):

**Urachen des Klimakterischen Syndroms, der Menopause (unvollständige Auswahl, Traditionelle Westliche Medizin)**

- Allgemeine Schwäche und Leere
- Nierenschwäche, zu viel Hitze (= fehlende Feuchtigkeit)
- Hitze und Trockenheit (fehlende Feuchtigkeit)

**Klimakterisches Syndrom, Menopause: Wichtigste Therapieprinzipien (nach Anamnese = Befragung, individuell)**

- Kühlen und Befeuchten
- Kühlen und Trocknen
- Energie zuführen und stärken
- Leber, Milz, Niere, Herz stärken

**Prinzipien der Hildegard-Hormon-Therapie (Auswahl, je nach individueller Anamnese = Befragung)**

- Fülle? Leere? Kälte? Hitze? Trockenheit?

z. B. Anis, Diptam, Gewürznelken, Liebstöckel, Rifelbeere, [Raute], [Rainfarn], Schafgarbe, Wollkraut ...

## Entgiftung bessert die hormonelle Situation

Bei hormonellen Störungen, die durch Giftstoffe (mit) verursacht sind, haben sich Heilpflanzen mit entgiftender und ausscheidungsfördernder Wirkung bewährt. Hildegard-Heilpflanzen mit entgiftender Wirkung (Auswahl):

**Bitte nur nach Rücksprache mit (Fach-)Arzt/Ärztin/Heilpraktiker(in)/Apotheker(in) anwenden.**

Beifuß, Benediktenkraut, Bockshornklee, Brennnessel, Fenchel, Galgant, Gelber Enzian, Gundelrebe, Hirschzunge, Holunder, Kampfer, Kiefer, Knoblauch, Malve, Mandelbaum, Maulbeere, Meisterwurz, Mistel (Ugera), Nieswurz, Odermennig, Ölbaum, Pfefferkraut, Pfennigkraut, Quitte, Rettich, Ringelblume, Roggen, Storax und Zitrone.

### ÖSTROGENÄHNLICHE HILDEGARD-HEILPFLANZEN

Es gibt eine Reihe von Heilpflanzen für Komposita, die östrogenartig wirken können. Hier folgt eine unvollständige Auswahl:

**Bitte nur nach Rücksprache mit (Fach-)Arzt/Ärztin/Heilpraktiker(in)/Apotheker(in) anwenden.**

Ringelblume, Alant, Arnika, Andorn, Beifuß, Brombeere, Efeu, Gnadenkraut, Hopfenzapfen, Himbeere, Hirtentäschel, Liebstöckel, schwarze Johannisbeere, Johanniskraut, Rosmarin, Rotklee, Salbei, Süßholz und Weinraute.

### ÖSTROGENÄHNLICHE HILDEGARD-REZEPTUR: UGERA-MISCHUNG

**Bitte nur nach Rücksprache mit (Fach-)Arzt/Ärztin/Heilpraktiker(in)/Apotheker(in) anwenden.**

Ugera-Mischung

| | |
|---|---|
| Ugera (Mistel) | 5 ml |

| | |
|---|---|
| Ringelblume | 10 ml |
| Arnika | 5 ml |

**Anwendung:** *Nehmen Sie (am besten nach Rücksprache mit dem Arzt) ein- bis dreimal täglich 10 bis 30 Tropfen mit Wasser oder Tee verdünnt zu den Mahlzeiten ein.*

### WICHTIGE REZEPTUREN BEI ÖSTROGENMANGEL

**Bitte nur nach Rücksprache mit (Fach-)Arzt/Ärztin/Heilpraktiker(in)/Apotheker(in) anwenden.**

- Rifelbeer-Mischungen S Ü
- Garwa Mischungen S Ü
- Frauentropfen „Ö“

### Hildegard-Anamnese:

***Anamnese (individuell): Leere, Kälte, Trockenheit, Feuchtigkeit?***

1. Diptam
2. Gewürznelke
3. Liebstöckel
4. Raute
5. Rainfarn
6. Schafgarbe

***Anamnese (individuell): Fülle, Schleim, Feuchtigkeit***

Adipositas? Gleichgültigkeit? Aufgetriebenes Gesicht? Ödeme, Fluor vaginalis? Vomitus, viel Sputum? Völlegefühl (Thorax, Abdomen)?
Zunge: fettig-schmierig? Puls: schlüpfrig? Uterus: Hypoplasie? Hyperandrogenämie, Östrogen-, Gelbköper-Mangel? Homocysteinämie

*Anamnese (individuell): Schwäche und Trockenheit*
Aversion gegenüber Kälte? Kälteschmerz im kleinen Becken? Tut Wärme gut?
Sind Hände und Füße immer kalt?
Zunge: weißlicher Belag? Puls: tief, gespannt?
Therapieprinzip: Wärmen, Austreiben der Kälte, Beleben der Blut-Zirkulation, Beseitigen der Blut-Stase.

Hildegard-Buch „Causae et Curae", Abschnitt „Gegen das Ausbleiben der Menstruation":
Heidelbeer-Mutterkraut-Wein: Rezeptur aus Heidelbeere, Mutterkraut, Anis, Schafgarbe, [Raute], Diptam, [Osterluzei] und Wein. Die Heidelbeere ist sehr kalt, das Mutterkraut ist gemäßigt warm. Schafgarbe, [Raute], Diptam und [Osterluzei] vermehren mit dem Wein die Wärme.

RP. RIFELBEER-METRA-KPS. S Ü (REZEPTUR AUS „CAUSAE ET CURAE", „GEGEN DAS AUSBLEIBEN DER MENSTRUATION")

**Bitte nur nach Rücksprache mit (Fach-)Arzt/Ärztin/Heilpraktiker(in)/Apotheker(in) anwenden.**

| | |
|---|---|
| Heidelbeeren („Causae et Curae") | 40 g |
| Metra Mutter-(Gnaden)kraut, „Physica", 1-116 | 25 g |
| Schafgarbe („Causae et Curae") | 10 g |
| Gewürznelken („Causae et Curae") | 7,5 g |
| Ringelblume („Physica") | 7,5 g |
| Diptam („Causae et Curae") | 7,5 g |
| Weißer Pfeffer („Causae et Curae") | 2,5 g |

Mischpulver kommt in Kapseln (100 g)

*Anamnese (individuell): Hitze im Blut?*

Menstruation reichlich? viskös, scharlachfarben? Häufig Blutkoagel?

Durst, Dysphorie? Dunkler Urin? Verstopfung?

Zunge: gerötet, gelber Belag? Puls: schnell, schlüpfrig?

Therapieprinzip: Beseitigen von Hitzeübel aus dem Blut, Vermindern der uterinen Blutung

### RP. „KÜHLENDE KRÄUTER" 100 G (SÜ)

**Bitte nur nach Rücksprache mit (Fach-)Arzt/Ärztin/Heilpraktiker(in)/Apotheker(in) anwenden.**

| | |
|---|---|
| Rifelbeere (Heidelbeere) („Causae et Curae") | 50 g |
| Metra (Mutter-Gnadenkraut, 1-116) | 25 g |
| Garwa (Schafgarbe) 1(1-113) | 5 g |
| Gariofiles (Gewürznelken) (1-27 & „Causae et Curae") | 10 g |

*Anamnese (individuell): Kälte und Schwäche*

### RP. WÄRMENDE TEEMISCHUNG BEI KÄLTE UND LEERE (S-Ü/94)

**Bitte nur nach Rücksprache mit (Fach-)Arzt/Ärztin/Heilpraktiker(in)/Apotheker(in) anwenden.**

| | |
|---|---|
| Mörkrut (Mönchspfeffer, 1-148) | 15 g |
| Garwa (Schafgarbe, 1-113) | 15 g |
| Hirtswurz (Hirtentäschel, 1-213) | 10 g |
| Bathenia (Betonienkraut, 1-128) | 10 g |
| Apio (Sellerie, 1-69) | 5 g |
| Beonia (Pfingstrose, 1-127) („Causae et Curae", „gegen zu starke Monatsblutung") | 5 g |
| Gariofiles (Gewürznelke, Knospen, „Causae et Curae", „gegen zu starke Monatsblutung") | 10 g |

Zimt (Rinde und Blätter, „Causae et Curae“,
„gegen zu starke Monatsblutung“) 5 g
100 ml Frauentropfen G (S-Ü/98) enthalten

*Anamnese (individuell): Hitze und Schwäche*

### RP. KÜHLENDE TEEMISCHUNG BEI HITZE UND LEERE (SÜ 1994)

**Bitte nur nach Rücksprache mit (Fach-)Arzt/Ärztin/Heilpraktiker(in)/Apotheker(in) anwenden.**

| | |
|---|---|
| Rifelbeere (Heidelbeere) | 60 g |
| Mörkrut (Mönchspfeffer, 1-148) | 5 g |
| Garwa (Schafgarbe, 1-113) | 5 g |
| Hirtswurz (Hirtentäschel, 1-213) | 5 g |
| Bathenia (Betonienkraut, 1-128) | 5 g |
| Apio (Sellerie, 1-69) | 5 g |
| Beonia (Pfingstrose, 1-127) („Causae et Curae“, „gegen zu starke Monatsblutung“) | 5 g |
| Gariofiles (Gewürznelke, Knospen, „Causae et Curae“, „gegen zu starke Monatsblutung“) | 5 g |
| Zimt (Rinde und Blätter, „Causae et Curae“, „gegen zu starke Monatsblutung“) | 5 g |

### PROGESTERONÄHNLICHE (GELBKÖRPERÄHNLICHE) HILDEGARD-HEILPFLANZEN

Hildegard verfügt auch über zahlreiche Heilpflanzen für Komposita, die progesteronähnlich wirken können. Am besten ist heute wohl der Mönchspfeffer (Mönchskraut) untersucht. Man weiß um die hervorragende progesteronartige Wirkung des Mönchskrautes. Darüber hinaus haben sich für Komposita im gynäkologischen Bereich mit zyklusstabilisierender und teilweise progesteronähnlicher Wirkung u. a. bewährt:

**Bitte nur nach Rücksprache mit (Fach-)Arzt/Ärztin/Heilpraktiker(in)/Apotheker(in) anwenden.**

[Weinraute], Frauenmantel (z. B. Urtinktur), Schwertlilie, Steinsamen (Urtinktur), schwarze Johannisbeere (Urtinktur), [Rainfarn], Ysop (ätherisches Öl) und Zypresse (ätherisches Öl).

### RP. 100 ML FRAUENTROPFEN „G" (S-Ü/98) ENTHALTEN

**Bitte nur nach Rücksprache mit (Fach-)Arzt/Ärztin/Heilpraktiker(in)/Apotheker(in) anwenden.**

Für die Rezeptur können Sie die jeweiligen Urtinkturen anwenden:

| | |
|---|---|
| [Raute] Ruta D4 | 10 ml |
| [Rainfarn] Tanacetum D4 | 10 ml |
| Mönchspfeffer | 30 ml |
| Frauenmantel | 30 ml |
| Schwertlilie | 10 ml |
| Steinsamen | 10 ml |

**Anwendung:** *Sie können ein- bis dreimal täglich 10 bis 30 Tropfen mit Wasser oder Tee verdünnt zu den Mahlzeiten einnehmen.*

### RP. MÖRKRUT-TEE, 100 G MISCHUNG (S-Ü)

**Bitte nur nach Rücksprache mit (Fach-)Arzt/Ärztin/Heilpraktiker(in)/Apotheker(in) anwenden.**

| | |
|---|---|
| Mönchspfeffer | 25 g |
| Frauenmantel | 25 g |
| Schwertlilie | 5 g |
| Steinsamen, Wurzelkonzentrat | 5 g |
| Schafgarbe | 20 g |
| Kamille | 20 g |

**Zubereitung:** *Bereiten Sie den Tee nach Ihrem Geschmack zu, allerdings sollte er nicht zu stark sein.*

**Anwendung:** *Trinken Sie ein- bis dreimal täglich 1 bis 3 Tassen Tee zu den Mahlzeiten.*

### RP. PAFFUM-TROPFEN, 250 ML (S-Ü)

**Bitte nur nach Rücksprache mit (Fach-)Arzt/Ärztin/Heilpraktiker(in)/Apotheker(in) anwenden.**

Verwenden Sie von allen Heilpflanzen nur die Urtinkturen.

| | |
|---|---|
| Frauenmantel | 75 ml |
| Mönchspfeffer | 75 ml |
| Schwertlilien | 25 ml |
| Steinsamen | 25 ml |
| [Rainfarn] Tanacetum D4 | 25 ml |
| [Raute] Ruta D4 | 25 ml |

**Zubereitung:** *Alle Urtinkturen mischen und gut schütteln.*
**Anwendung:** *Nehmen Sie ein- bis dreimal täglich 10 bis 50 Tropfen mit Wasser oder Tee verdünnt zu den Mahlzeiten ein.*

***Anamnese (individuell): Gestautes Blut***

Schmerzen im kleinen Becken

Zunge: purpurn, speckig, Ekchymosen, Puls: fadenförmig, ungleichmäßig

Therapieprinzip: Aktivieren des Blutflusses, Beseitigen der Blut-Stase, Vermindern der uterinen Blutung

***Anamnese (individuell): Blut und Energie stauen sich, Akkumulation von Kälte und Feuchtigkeit, Schwäche, Fehlfunktionen von Leber und Nieren***

**Bitte nur nach Rücksprache mit (Fach-)Arzt/Ärztin/Heilpraktiker(in)/Apotheker(in) anwenden.**

Schafgarbe (Hildegard: „Garwa“, 1-113) „Gegen Wunden im Körperinneren“: krampflösend, blutstillend, harmonisierend,

Mönchspfeffer (Hildegard: „Mönkrut“ oder „Mörkrut“, 1-148): Eine Erquickung des Menschen, Effekte wie Natürliches Progesteron

#### HITZE-KRANKHEITEN: REZEPTUREN MIT „RIFELBEERE“

Rifelbeere kühlt stark, löscht Hitze, lässt Blut fließen, löst Stagnationen, lindert Schmerzen.

Blaue Rifelbeere (Heidelbeere):
Kühlt, löscht Hitze , lässt Blut fließen,
löst Stagnationen (wirkt eher progesteronähnlich), lindert Schmerzen, optimiert auch die Nebennierenrinden-Funktionen
(harmonisiert die Cortisol-/DHEA-Achse)

Schwarze Rifelbeere (Johannisbeere, v. a. Blätter):
Kühlt und befeuchtet, löscht Hitze, wirkt eher östrogenähnlich
optimiert auch die Nebennierenrinden-Funktionen
(harmonisiert die Cortisol-/DHEA-Achse)

## Hildegard-Hormon-Therapie bei Östrogen- und Progesteron-Mangel

#### RP. VITAMIN-D-GARWA COMPOSITUM, VAGINALSUPP. (SÜ): BEI SCHWÄCHE UND KÄLTE

**Bitte nur nach Rücksprache mit (Fach-)Arzt/Ärztin/Heilpraktiker(in)/Apotheker(in) anwenden.**

| | |
|---|---|
| Vitamin D | 12500 IE |
| Urtinktur Garwa (= Schafgarbe) | 0,15 g |
| Urtinktur Ringula (Ringelblume) | 0,15 g |
| Urtinktur Wuntwurtz (Arnika) | 0,05 g |
| Urtinktur Mörkrut (Mönchspfeffer) | 0,15 g |
| Tonerde, grün | 0,4 g |
| Olivenöl | 2 Tropfen |

| | |
|---|---|
| Selba-Öl (Salbei-Öl) | 2 Tropfen |
| Adeps solidus | ad 3 g Supp. |

### Hildegard-Hormon-Therapie bei Östrogen- und Progesteron-Mangel

RP. VITAMIN-D-RIFELBEER-GARWA COMPOSITUM, VAGINALSUPP. (SÜ): BEI FÜLLE UND HITZE

**Bitte nur nach Rücksprache mit (Fach-)Arzt/Ärztin/Heilpraktiker(in)/Apotheker(in) anwenden.**

| | |
|---|---|
| Vitamin D | 12500 IE |
| Urtinktur schwarze Rifelbeere | 0,3 g |
| Urtinktur Garwa (Schafgarbe) | 0,05 g |
| Urtinktur Ringula (Ringelblume) | 0,05 g |
| Urtinktur Wuntwurtz (Arnika) | 0,05 g |
| Urtinktur Mörkrut (Mönchspfeffer) | 0,05 g |
| Tonerde, grün | 0,35 g |
| Olivenöl | 2 Tropfen |
| Selba-Öl (Salbei-Öl) | 2 Tropfen |
| Adeps solidus | ad 3 g Supp. |

### Hildegard-Hormon-Therapie bei Östrogen-Mangel

RP. GARWA-COMPOSITA V. S. (SÜ)

**Bitte nur nach Rücksprache mit (Fach-)Arzt/Ärztin/Heilpraktiker(in)/Apotheker(in) anwenden.**

Schafgarbe (Hild.: Garwa, 1-113): „Gegen Wunden im Körperinneren". krampflösend, blutstillend, harmonisierend, krampflösend, blutstillend, stagnationauflösend, entgiftend.

### Hildegard-Hormon-Therapie bei Östrogen-Mangel

**Bitte nur nach Rücksprache mit (Fach-)Arzt/Ärztin/Heilpraktiker(in)/Apotheker(in) anwenden.**

***Schwarze Johannisbeere:*** (Blätter, Wurzeln), Hildegard: „De Ritelbere“, 1-219, gemeint sind die Blätter, des „Krautes, an dem die Rifelbeeren wachsen“: „die Rifelbere hat eine gewisse Verwandtschaft mit dem Blut, weil sie von jener Luft wächst, die das Blut nährt, daher bringt sie auch den Monatsfluss in Gang.“
***Brombeere:*** 5 g (Blätter) (Hild.: „De Brema“, lat. rubus idaeus, 1-169: liver an Blutfluss leidet, vgl. „Causae et Curae“ 201.19-23)
Hagebutten-Urtinktur 10 g (Früchte) (Hild.: „Burzeldorn“, „Physica“ 3-63: „koche von der Frucht des Burzeldorns, esse oft davon, dies wird deinen Magen reinigen“)
***Salbei:*** 10 g (Blätter, Blüten) (Hild.: „Selba“, 1-63: „nützlich gegen kranke Säfte, gegen Überfluss an Schleim, wenn übler Rauch im Magen Schmerzen bereitet ...)
***Frauenmantel:*** 10 g (Hild.: „Psaffum“ bzw. „Paffum“ = Abk. für „Pallium femininum“, heutige Nomenklatur: alchemilla vualg., 1-218: „hat gemäßigte Kräfte, ist nützlich, ... wenn aber sein Saft Salben oder Tränken beigefügt wird, macht er diese nützlicher.“) (Handschrift Paris)
***Hirtentäschel:*** 10 g (Hild.: „Hirtswurtz“ oder „Hirzeswurtz“, 1-213: „hat eine scharfe Wärme, und sie ist auch feucht, und daher unterdrückt sie durch ihre Schärfe und durch die Kälte und durch ihre Feuchtigkeit die Übel, welche infolge unechter Wärme und von der Kälte und von der Feuchtigkeit mit der Lähmung entstehen“. Anmerkung: Hier muss keine echte Lähmung vorliegen. Hildegard beschreibt mehrfach, dass durch „übervallende Säfte“ Schmerzen entstehen, durch welche man „wie gelähmt ist“)
***Schafgarbe:*** 10 g (Hild.: Garwa, 1-113: „Gegen Wunden im Körperinneren“)
***Rankender Efeu:*** 5 g (Blätter) (Hild.: „Ebich“, 1-140: „für die Frau, die zur unrechten Zeit unter starker Monatsblutung leidet“)
***Ringelblume:*** 10 g (Blüten) (Hild.: „Ringula“ 1-122, „ist gut gegen

Gift") Anmerkung: Heute ist die Ringelblume als wichtiges Lymph-, Venen- und Wundheilmittel gut untersucht.
***Hopfenzapfen:*** 10 g (Hild.: „De Hoppho" 1-61)
***Arnika:*** 10 g (Hild.: „De Wolfesgelegena", lat. arnica montana, 1-156)

### RP. RIFELBER-KAPSELN S Ü (AUS 100 G KRÄUTERN)

**Bitte nur nach Rücksprache mit (Fach-)Arzt/Ärztin/Heilpraktiker(in)/Apotheker(in) anwenden.**
***Schwarze Johannisbeere:*** 10 g (Blätter, Wurzeln) (Hild.: „De Rifelbere", 1 219, gemeint sind die Blätter des „Krautes, an dem die Rifelbeeren wachsen": „die Rifelbere hat eine gewisse Verwandtschaft mit dem Blut, weil sie von jener Luft wächst, die das Blut nährt, daher bringt sie auch den Monatsfluss in Gang."
***Brombeere:*** 5 g (Blätter) (Hild.: „De Brema", lat. rubus idaeus, 1-169: „liver an Blutfluss leidet", vgl. „Causae et Curae" 201.19-23)
***Hagebutten-Urtinktur:*** 10 g (Früchte) (Hild.: „Burzeldorn", „Physica" 3-63: „koche von der Frucht des Burzeldorns, esse oft davon, dies wird deinen Magen reinigen")
***Salbei:*** 10 g (Blätter, Blüten) (Hild.: „Selba", 1-63: „nützlich gegen kranke Säfte, gegen Überfluss an Schleim, wenn übler Rauch im Magen Schmerzen bereitet ...")
***Frauenmantel:*** 10 g (Hild.: „Psaffum" bzw. „Paffum" = Abk. für „Pallium femininum", heutige Nomenklatur: alchemilla vualg., 1-218: „hat gemäßigte Kräfte, ist nützlich, ... wenn aber sein Saft Salben oder Tränken beigefügt wird, macht er diese nützlicher.") (Handschrift Paris)
***Hirtentäschel:*** 10 g (Hild.: „Hirtswurtz" oder „Hirzeswurtz", 1-213: „hat eine scharfe Wärme, und sie ist auch feucht, und daher unterdrückt sie durch ihre Schärfe und durch die Kälte und durch ihre Feuchtigkeit die Übel, welche infolge unechter Wärme und

von der Kälte und von der Feuchtigkeit mit der Lähmung entstehen".) Anmerkung: Hier muss keine echte Lähmung vorliegen. Hildegard beschreibt mehrfach, dass durch „übervallende Säfte" Schmerzen entstehen, durch welche man „wie gelähmt ist".

***Schafgarbe:*** 10 g (Hild.: Garwa, 1-113: „Gegen Wunden im Körperinneren")

***Rankender Efeu:*** 5 g (Blätter) (Hild.: „Ebich", 1-140: „für die Frau, die zur unrechten Zeit unter starker Monatsblutung leidet")

***Ringelblume:*** 10 g (Blüten) (Hild.: „Ringula" 1-122, „ist gut gegen Gift".) Anmerkung: Heute ist die Ringelblume als wichtiges Lymph-, Venen- und Wundheilmittel gut untersucht.

***Hopfenzapfen:*** 10 g (Hild.: „De Hoppho" 1-61)

***Arnika:*** 10 g (Hild.: „De Wolfesgelegena", lat. arnica montana, 1-156)

*mischen, pulverisieren, in Kapseln füllen*

### RP. RIFELBER-ELIXIER S Ü (500 ML, MIT 50 G KRÄUTERN)

**Bitte nur nach Rücksprache mit (Fach-)Arzt/Ärztin/Heilpraktiker(in)/Apotheker(in) anwenden.**

| | |
|---|---|
| Schwarze Johannisbeere (Blätter, Wurzeln) | 5 g |
| Brombeere (Blätter) | 2,5 g |
| Salbei (Blätter, Blüten) | 5 g |
| Frauenmantel | 5 g |
| Hirtentäschel | 5 g |
| Schafgarbe | 5 g |
| Rankender Efeu (Blätter) | 2,5 g |
| Ringelblume (Blüten) | 5 g |
| Hopfenzapfen | 5 g |
| Arnika | 10 g |

*mischen, Honig 50 g dazu*

*mit gutem Wein abkochen ad 500 ml*

### RP. RIFELBER-TROPFEN S Ü (100 ML)

**Bitte nur nach Rücksprache mit (Fach-)Arzt/Ärztin/Heilpraktiker(in)/Apotheker(in) anwenden.**

| | |
|---|---|
| Schwarze Johannisbeere Urtinktur (Blätter, Wurzeln) | 10 ml |
| Brombeere Urtinktur (Blätter) | 5 ml |
| Hagebutten-Urtinktur (Früchte) | 10 ml |
| Salbei Urtinktur (Blätter, Blüten) | 10 ml |
| Frauenmantel Urtinktur | 10 ml |
| Hirtentäschel Urtinktur | 10 ml |
| Schafgarbe Urtinktur | 10 ml |
| Rankender Efeu Urtinktur (Blätter) | 5 ml |
| Ringelblume (Blüten) Urtinktur | 10 ml |
| Hopfenzapfen Urtinktur | 10 ml |
| Arnika Urtinktur | 10 ml |

### RP. FRAUENTROPFEN „Ö“ (S-Ü/98)

**Bitte nur nach Rücksprache mit (Fach-)Arzt/Ärztin/Heilpraktiker(in)/Apotheker(in) anwenden.**

Für die Rezeptur können Sie die jeweiligen Urtinkturen anwenden.

| | |
|---|---|
| Schwarze Johannisbeere | 15 ml |
| Brombeere | 15 ml |
| Salbei | 10 ml |
| Frauenmantel | 10 ml |
| Hirtentäschel | 10 ml |
| Schafgarbe | 10 ml |

### WEITERE REZEPTUREN (S-Ü/98)

Garwa-Rezepturen (individuell)

**Bitte nur nach Rücksprache mit (Fach-)Arzt/Ärztin/Heilpraktiker(in)/Apotheker(in) anwenden.**

Garwa-Kräuter S Ü (für Sitzbäder)
Garwa-Tropfen S Ü
Vitamin-D-Garwa-Vaginalzäpfchen

Rezepturen gegen Vaginal-Trockenheit (individuell)
**Bitte nur nach Rücksprache mit (Fach-)Arzt/Ärztin/Heilpraktiker(in)/Apotheker(in) anwenden.**
Vitamin-D-Kur mit Schafgarbe, Ringelblume,
Arnika, Mönchspfeffer etc.

RP. VITAMIN-D-GARWA-VAGINALSUPP S Ü MISCHUNG (1 G):
**Bitte nur nach Rücksprache mit (Fach-)Arzt/Ärztin/Heilpraktiker(in)/Apotheker(in) anwenden.**

| | |
|---|---|
| Vitamin D | 12500 IE |
| Urtinktur Garwa (= Schafgarbe) | 0,15 g |
| Urtinktur Ringelblume | 0,15 g |
| Urtinktur Arnika | 0,05 g |
| Urtinktur Mönchspfeffer | 0,15 g |
| Tonerde, grün | 0,4 g |
| Olivenöl | 2 Tropfen |
| Salbeiöl | 2 Tropfen |
| Bindemittel, neutral ad | 15 g Supp. |

**Anmerkungen zur Rezeptur:**
***Schafgarbe:*** (Hild.: Garwa, 1-113: „gegen Wunden im Körperinneren“)
Anmerkung: Dies gilt selbstverständlich besonders bei schmerzhafter Endometriose. Heute ist die krampflösende, blutstillende, Gebärmutter und Eierstöcke beruhigende Wirkung gut untersucht.
***Ringelblume:*** (Hildegard: „Ringula“, 1-122, „ist gut gegen Gift“)
Anm: Heute ist die Ringelblume als wichtiges Lymph-, Venen- und Wundheilmittel gut untersucht.

*Arnika:* (Hild.: „Wuntwurtz“ 1-44 bzw. „Wolfesgelegena“ 1-156) Anmerkung: Heute ist Arnika als Gefäßtonikum, Wundheilmittel, gegen Entzündungen, Blutergüsse, Quetschungen, Weichteil- und Gelenkentzündungen gut untersucht.
*Mönchspfeffer:* (Hildegard: „Mönkrut“ oder „Mörkrut“, 1-148: „Das Mörkrut ist eine Erquickung des Menschen ...“) Anmerkung: Heute ist das Mönchskraut sehr gut untersucht. Man weiß um die hervorragende progesteronartige Wirkung.

**••• Aus unserer Praxis •••**

**Krankengeschichte:** K. W., 49 Jahre, Rechtsanwältin, hat viel beruflichen und privaten Stress, sie lebt in Scheidung. Seit ca. 3 Monaten leidet sie zunehmend unter Hitzewallungen, Schlaflosigkeit und verminderter Belastbarkeit. Auch plagen sie Gelenkschmerzen, v. a. in Knie, Sprunggelenk, Lenden- und Halswirbelsäule. Ihre Cholesterinwerte sind seit Jahren erhöht. Es besteht ein familiäres Brustkrebsrisiko (Mutter, Großmutter) sowie ein Herzinfarkt-Risiko (Großvater, Onkel, zwei Tanten, eine Schwester). Seit etwa 1 Jahr hat sie zunehmend Haarausfall. Sie klagt auch über verminderte Libido.
Diagnose: Bei der Krebsvorsorge zeigt sich starker Östrogenmangel im Vaginalbereich, Zytologie normal. Mit 4-D-Ultraschall-CT und Hochfrequenz-Farbdoppler ist zu erkennen, dass beide Eierstöcke schlecht durchblutet sind, ansonsten Normalbefund. Östradiol vermindert, Östron erhöht, Progesteron stark vermindert, männliche Hormone erhöht, LH und FSH noch normal. Cortisol ist stark erhöht (= Stresshormon), DHEA stark vermindert (= Anti-Stresshormon), Serotonin stark vermindert, leichte Schilddrüsen-Überfunktion. IgFI erniedrigt, Wachstumshormon und Melatonin sind ebenfalls erniedrigt, die Tumormarker in Ordnung.

Die Osteoporose-Messung (nicht mit Röntgen, sondern mit Ultraschall) ergibt 87 Prozent, d. h. eine deutliche Osteoporose. Die Bindegewebsmessung zeigt ein schlecht durchblutetes Bindegewebe. Der Antioxidantien-Status ergibt Hinweise auf erhöhten oxidativen Stress. Die Patientin wünscht nach Möglichkeit ein naturheilkundlich orientiertes Therapiekonzept.
**Therapie:** Gegen den Östrogenmangel nimmt die Patientin Isoflavon-Tabletten (Sojaextrakt = Genistein, Daidzein, Glycitin) plus Frauentropfen „Ö", gegen die trockene Vagina Vitamin-D-Garwa-Vaginalzäpfchen und gegen die Schlaflosigkeit v. a. abends Rifelbeer-Tee. Als Vorbeugung gegen Brustkrebs und Gebärmutterschleimhaut-Krebs verschreibe ich ihr gleichzeitig eine Salbe mit natürlichem Progesteron plus die Hildegard-Frauentropfen „G". Gegen die Osteoporose macht sie wöchentlich eine Ozon-Eigenblut-Therapie. Zusätzlich nimmt sie Calcium-Vitamin-D-Biphosphonat-Präparate und reibt sich mit der Hildegard-Hilarius-Salbe (morgens) und der Schwefelsalbe (abends) ein. Ab und zu Einreibungen mit Osteoporose-Tinktur. Gegen die erhöhten Cholesterinwerte nimmt sie Monacolin-Tabletten (Extrakt aus Rotem Reis); zudem werden regelmäßig Hildegard-Aderlass und Colon-Immun-Stimulations-Therapie mit Hildegard-Zusätzen angewendet. Gegen den Stress helfen die Hildegard-Stärkungs- und Nerventabletten. Hinzu kommen regelmäßig Infusionen mit Antioxidantien, Glutathion, Ascorbinsäure, B-Vitamin-Komplex etc. sowie Bindegewebs- und Lymph-Therapie.
**Verlauf:** Hitzewallungen, Schlaflosigkeit und verminderte Belastbarkeit verschwinden innerhalb von vier Wochen. Nach 1 Jahr sind die Knochenwerte auf 98 Prozent, die Bindegewebswerte auf über 100 Prozent. DHEA-, IgFI- und Melatoninwerte bessern sich. Das LDL-Cholesterin ist um knapp 50 Prozent niedriger. Die Gelenkschmerzen sind weniger geworden und die Vagina ist wie-

der besser östrogenisiert. Beim Farb-Ultraschall zeigen sich stärker durchblutete Ovarien. Auch Libido, Haut und Haarausfall haben sich erheblich gebessert.

RP. SCHWEFELSALBE

**Bitte nur nach Rücksprache mit (Fach-)Arzt/Ärztin/Heilpraktiker(in)/Apotheker(in) anwenden.**

Wortlaut der Schwefelsalbe (adaptiert mit Ruta D4):

| | |
|---|---|
| Sulfur praeciptatum (Gefällter Schwefel) | 2,5 g |
| Bolus alba (weißer Ton) | 5,5 g |
| Wermut-Tinktur | 2 g |
| [Raute] Ruta D4 | 2g |
| Basensalbe aus 10%iger Natriumbicarbonat-Lösung in Eucerin cum aqua | ad 100 g |

Die Schwefelsalbe empfiehlt sich vorbeugend und therapeutisch zur Behandlung von Gelenk- und Knochenschmerzen aller Art, wie Knie, Sprunggelenk, Schulter, Ellbogen, Wirbelsäule etc. sowie bei Muskelschmerzen, Ischiasbeschwerden und Schuppenflechte.

## Trockene Vagina

### Ursachen der trockenen Vagina (unvollständige Auswahl, Traditionelle Westliche Medizin)

- Allgemeine Schwäche und Leere
- Zu viel Hitze
- Schwache Niere und allgemeine Schwäche
- Schwache Niere und fehlende Feuchtigkeit
- Gestresste Leber und Nierenschwäche

Bei trockener Vaginalschleimhaut empfiehlt sich die Anwendung von Vaginalzäpfchen und -salben als Komposita aus östrogenotropen Hildegard-Kräutermischungen, u. a. Ringelblume, Salbei, Kreuzkraut, schwarzer Johannisbeere, Süßholz, Hopfenzapfen, Efeu, Himbeere, Brombeere, Beifuß und Arnika.

### *Hildegard-Hormon-Therapie bei Östrogen- und Progesteron-Mangel, Schwäche und Kälte*

RP. VITAMIN-D-GARWA COMPOSITUM, VAGINALSUPP. (SÜ, 2009): bei Schwäche und Kälte

**Bitte nur nach Rücksprache mit (Fach-)Arzt/Ärztin/Heilpraktiker(in)/Apotheker(in) anwenden.**

| | |
|---|---|
| Vitamin D | 12500 IE |
| Urtinktur Garwa (= Schafgarbe) | 0,15 g |
| Urtinktur Ringula (Ringelblume) | 0,15 g |
| Urtinktur Wuntwurtz (Arnika) | 0,05 g |
| Urtinktur Mörkrut (Mönchspfeffer) | 0,15 g |
| Tonerde, grün | 0,4 g |
| Olivenöl | 2 Tropfen |
| Selba-Öl (Salbei-Öl) | 2 Tropfen |
| Adeps solidus | ad 3 g Supp. |

### *Hildegard-Hormon-Therapie bei Östrogen- und Progesteron-Mangel, Fülle und Hitze*

RP. VITAMIN-D-RIFELBEER-GARWA-COMPOSITUM, VAGINAL SUPP. (SÜ, 2009): bei Fülle und Hitze

**Bitte nur nach Rücksprache mit (Fach-)Arzt/Ärztin/Heilpraktiker(in)/Apotheker(in) anwenden.**

| | |
|---|---|
| Vitamin D | 12500 IE |
| Urtinktur schwarze Rifelbeere | 0,3 g |
| Urtinktur Garwa (Schafgarbe) | 0,05 g |

| | |
|---|---|
| Urtinktur Ringula (Ringelblume) | 0,05 g |
| Urtinktur Wuntwurtz (Arnika) | 0,05 g |
| Urtinktur Mörkrut (Mönchspfeffer) | 0,05 g |
| Tonerde, grün | 0,35 g |
| Olivenöl | 2 Tropfen |
| Selba-Öl (Salbei-Öl) | 2 Tropfen |
| Adeps solidus | ad 3 g Supp. |

### Inkontinenz

Mit dem Klimakterium/in der Menopause leidet mindestens jede dritte Frau unter der sogenannten Belastungsinkontinenz (BIK), sehr oft in Verbindung mit Beckenbodenschwäche (BBS). Das bedeutet allein in Deutschland mehrere Millionen Betroffene, so dass von einer Volkskrankheit gesprochen werden kann.

Der **Beckenboden** ist eine wichtige Stütze für die inneren Organe im kleinen Becken. Kommt es zu einer Schwächung, gibt es statische und dynamische Probleme v. a. zwischen kleinem Becken, Damm und Vagina. Folge kann ein Prolaps von Blase, Vagina, Rektum oder Dünndarmschlingen sein. Besonders der Prolaps der Blase kann problematisch sein, weil der willkürliche Blasenverschluss nur mittels einer intakten Beckenbodenmuskulatur gewährleistet ist. Durch eine Senkung kann sich der Austrittswinkel der Harnröhre ändern. Die „Verschluss-Strecke" kann sich verkürzen und sich eine **BIK** entwickeln.

**Ursachen der Belastungsinkontinenz:** Die Ursachen sind vielfältig. Die BIK geht sehr oft mit allgemeiner Bindegewebsschwäche einher. Diese tritt familiär gehäuft auf. Die Symptome der BIK werden oft verstärkt durch Gewebs-Hypotrophie bzw. -Atrophie. Diese tritt im Rahmen zunehmender Stoffwechsel-Störungen auf, vor allem in Klimakterium und Menopause. Wichtige (Teil-)Ursachen sind auch schwere körperliche Arbeit, schweres Heben, rasch aufeinander folgende Geburten, Schwangerschaften mit schweren Kindern etc. Auch ungünstige Durchblutungs- und Stoffwechsel-Faktoren fördern BIK und BBS, besonders der chronisch gestörte Fett-, Zucker- und Protein-Stoffwechsel, der Diabetes Typ II, die Adipositas (Druckerhöhung). Kommt es zusätzlich zu mechanischer Überbelastung mit Überdehnung des Bindegewebes, der Sehnen, Bänder und Muskeln, so ist die BIK und BBS besonders ausgeprägt.

**Ursachen der Inkontinenz (unvollständige Auswahl, Traditionelle Westliche Medizin)**

- Allgemeine Schwäche und Leere
- Zu viel Fülle, zu viel Fülle und Hitze
- Zu viel Schleim und Feuchtigkeit
- Schwache Niere und allgemeine Schwäche
- Schwache Niere und fehlende Feuchtigkeit
- Gestresste Leber und Nierenschwäche
- Zu viel Phlegma und Schleim, Blut-Stau etc.

**Symptome:** Die Symptome der BIK hängen vom Grad ab:
Grad 1: Inkontinenz nur beim Husten, Niesen, Lachen
Grad 2: Inkontinenz nicht nur beim Husten, Niesen, Lachen, sondern auch bei abrupten Körperbewegungen, beim Aufstehen und/oder Hinsetzen, nicht im Liegen
Grad 3: Inkontinenz auch im Liegen, bei Bewegungen ohne Belastung.

**Diagnostik:** Die Diagnose der BIK wird primär anamnestisch gestellt und durch allgemeine und gynäkologische Untersuchung: Beurteilung des Beckenbodens, Pelvimetrie mittels Ultraschall-CT (Beckenboden-Status, elektronische Cystoskopie), Miktions-

protokoll (mindestens zwei Tage), Urin-Labor (Schnelltest, Kultur, Sediment), Pad-Test, Ausscheidungs-Urographie, Urethrozystoskopie und urodynamische Untersuchung. In Abhängigkeit von der Anamnese machen wir auch individuelle Labor-Analysen, u. a. auch Mineralstoffe, Vitamine und Hormone. Aus unserer Sicht können für den Bindegewebs-Stoffwechsel auch folgende Hormone von besonderer Bedeutung sein:
Östradiol, Östron, Östriol, Progesteron, Testosteron, Cortisol, DHEA, Serotonin, Homocystein, T3, T4, TSH, TBG. DHEA.
DHEA hat für Bindegewebe und Blasen-Kontroll-Funktionen eine wichtige Bedeutung. Bei Verdacht auf BIK in Verbindung mit BBS analysieren wir die Bindegewebs-Strukturen mit Kollagenoson®. Mit unserem Ultraschall-CT können wir sonographisch diverse urodynamische Parameter zur Beurteilung der Kontinenzfunktionen in Ruhe und Belastung (Vermessung des Beckenbodens in Entspannung und unter Maximalkontraktion) quantitativ ermitteln.

**Therapie der BIK:** Die Therapie der BIK hängt ab von der Schwere und Art der Erkrankung. Eine monokausale Therapie gibt es nicht. Allgemeine Maßnahmen sind Lebens- und Ernährungsumstellung, bei Übergewicht Gewichtsreduktion, Beckenboden-Training und -Gymnastik, Sport, Biofeedback-Methoden, Applikation von Inkontinenz-Hilfen, vaginale oder rektale Elektrostimulations-Therapie, Pessare, Scheidengewichte. Es gibt auch diverse medikamentöse und operative Ansätze, z. B. TVT, Implacement-Therapie oder der künstliche Schließmuskel. Wie wir in einer kleinen Praxis-Studie zeigen konnten, scheint vor allem auch die Östrogen- und Vitamin-D-Substitution wichtig zu sein (s.u.).

**Extracorporale Magnetfeld-Therapie:** Seit vielen Jahren setzen wir in unserer Praxis die extracorporale Magnetfeld-Therapie ein. Dabei handelt es sich um ein von der FDA genehmigtes Verfahren, welches von amerikanischen Urologen und Physikern entwickelt wurde, um die Beckenbodenmuskulatur zu kräftigen und zu aktivieren. Die Methode beruht auf der Erzeugung fokussierter pulsierender Magnetfelder, die therapeutisch genutzt werden. Bei der extracorporalen Magnetfeld-Therapie sitzen die Patientinnen bekleidet auf dem Sessel und spüren, wie die Beckenboden-Muskeln zum Kontrahieren veranlasst werden. Dies geht mit einem leichten Vibrieren und Klopfen einher. Es sind etwa 8 bis 12 Sitzungen zu je 25 Minuten nötig, zwei Mal pro Woche, 6 Wochen lang.

Die extracorporale Magnetfeld-Therapie ist geeignet für:
Die Behandlung und Prophylaxe der Harn- und Stuhl-Inkontinenz, Prophylaxe und Therapie von Beckenboden-Schwäche, Zellulitis, Hämorrhoiden, bei schwachem Vaginaltonus und nach Geburten.

Die meisten Patientinnen haben bereits nach 6 bis 8 Behandlungen eine deutliche Besserung, nach zwölf Therapie-Sitzungen sind vorher inaktive Beckenboden-Muskeln wieder aktiviert und einsatzfähig.

**Beckenboden-Gymnastik**

Die extracorporale Magnetfeld-Therapie schafft die Voraussetzungen, die für ein eigenes aktives Training der Beckenboden-Muskeln nötig sind. Umgekehrt macht dann ein aktives Beckenboden-Training die Therapie noch wirksamer. Somit haben die extracorporale Magnetfeld-Therapie und das Beckenboden-Training synergistische Effekte. Die gymnastischen Übungen erfolgen morgens und abends jeweils zehn Minuten lang im Sitzen und im Liegen. Standardisierte Übungen im Sitzen: a) Richtig Sitzen b) Auf Reis sitzen c) Bauch-Übung. Standardisierte Übungen im Liegen: a) Zur Decke strecken b) Entspannung c) Brücke.

**Vitamin-D-Östrogen-Vaginalzäpfchen**

Eine wichtige ergänzende Maßnahme scheint die gezielte individuelle laborkontrollierte lokale vaginale Hormon-Anwendung zu sein. Früher haben wir unsere meno- und postmenopausalen Patientinnen neben der systemischen Östrogengabe lokal mit Östriol-Vaginalzäpfchen, z. B. Ökolp[R] v. s. therapiert. Schon lange ist bekannt, dass Östriol vaginal gut resorbiert wird. Wir wenden Vitamin-D-Östrogen-Vaginalzäpfchen an, dreimal pro Woche, über sechs Wochen (folgende Rezeptur):

**Bitte nur nach Rücksprache mit (Fach-)Arzt/Ärztin/Heilpraktiker(in)/Apotheker(in) anwenden.**

Vaginal-Ovula mit Vitamin D und Estriol, z. B. „OVID E“
Rp. 0,0005 g Estriol (0,5 mg)
12500 IE Vit D
Neutralöl, Adeps solidus q.s.
XII/XXIV Ovula , ad 2 g
Die Vaginalzäpfchen werden nachts eingeführt, drei mal pro Woche.

## Hildegard-Hormon-Therapie bei Östrogen- und Progesteron-Mangel, Schwäche und Kälte

RP. VITAMIN-D-GARWA COMPOSITUM, VAGINAL SUPP. (SÜ):

bei Schwäche und Kälte

**Bitte nur nach Rücksprache mit (Fach-)Arzt/Ärztin/Heilpraktiker(in)/Apotheker(in) anwenden.**

| | |
|---|---|
| Vitamin D | 12500 IE |
| Urtinktur Garwa (= Schafgarbe) | 0,15 g |

| | |
|---|---|
| Urtinktur Ringula (Ringelblume) | 0,15 g |
| Urtinktur Wuntwurtz (Arnika) | 0,05 g |
| Urtinktur Mörkrut (Mönchspfeffer) | 0,15 g |
| Tonerde, grün | 0,4 g |
| Olivenöl | 2 Tropfen |
| Selba-Öl (Salbei-Öl) | 2 Tropfen |
| Adeps solidus | ad 3 g Supp. |

### Hildegard-Hormon-Therapie bei Östrogen- und Progesteron-Mangel, bei Fülle und Hitze

RP. VITAMIN-D-RIFELBEER-GARWA-COMPOSITUM, VAGINALSUPP. (SÜ): bei Fülle und Hitze

**Bitte nur nach Rücksprache mit (Fach-)Arzt/Ärztin/Heilpraktiker(in)/Apotheker(in) anwenden.**

| | |
|---|---|
| Vitamin D | 12500 IE |
| Urtinktur schwarze Rifelbeere | 0,3 g |
| Urtinktur Garwa (Schafgarbe) | 0,05 g |
| Urtinktur Ringula (Ringelblume) | 0,05 g |
| Urtinktur Wuntwurtz (Arnika) | 0,05 g |
| Urtinktur Mörkrut (Mönchspfeffer) | 0,05 g |
| Tonerde, grün | 0,35 g |
| Olivenöl | 2 Tropfen |
| Selba-Öl (Salbei-Öl) | 2 Tropfen |
| Adeps solidus | ad 3 g Supp. |

Nach Möglichkeit kombinieren wir die extracorporale Magnetfeld-Therapie mit anderen Verfahren: Bei Bindegewebs-Schwäche versuchen wir, den Bindegewebs-Stoffwechsel zu verbessern. Geeignete Maßnahmen können sein:
Gabe von Mineralstoffen, Vitaminen, Hormonen (natürliche Hormone), Optimierung der Ernährung, Symbioselenkung, Entsäue-

rung, Bindegewebs- und Lymph-Therapie, Akupunktur, Mesotherapie, Magnetfeld-Therapie.

### Hitzewallungen

Neben den zuvor genannten Frauentropfen „Ö" hat sich eine Reihe von Hildegard-Mitteln in meiner Praxis gegen Hitzewallungen gut bewährt.
Falls keine Gegenanzeigen bestehen und falls nicht anders verordnet, können Sie diese, am besten nach Rücksprache mit Ihrem/r Frauenarzt/-ärztin, anwenden. In der Regel empfiehlt sich eine individuelle Austestung.

#### RP. RIFELBER-TROPFEN S-Ü/98 (100 ML)

**Bitte nur nach Rücksprache mit (Fach-)Arzt/Ärztin/Heilpraktiker(in)/Apotheker(in) anwenden.**

Für die Rezeptur können Sie die jeweiligen Urtinkturen anwenden.

| | |
|---|---|
| Schwarze Johannisbeere (Blätter, Wurzeln) | 10 ml |
| Brombeere (Blätter) | 5 ml |
| Hagebutte (Früchte) | 10 ml |
| Salbei (Blätter, Blüten) | 10 ml |
| Frauenmantel (junge trockene Blätter) | 10 ml |
| Hirtentäschel (Kraut) | 10 ml |
| Schafgarbe (Kraut) | 10 ml |
| Rankender Efeu (Blätter) | 5 ml |
| Ringelblume (Blüten) | 10 ml |
| Arnika (Blüten) | 10 ml |

**Anwendung:** *Sie können ein- bis dreimal täglich 10 bis 30 Tropfen mit Wasser oder Tee verdünnt zu den Mahlzeiten einnehmen.*

**Anmerkungen zur Rezepur:**

 ***Schwarze Johannisbeere*** (Blätter, Wurzel): „de Rifelbere", „Phy-

sica“ 1-219: Gemeint sind die Blätter des „... Krautes, an dem die Rifelbeeren wachsen. ... Die Rifelbere hat eine gewisse Verwandtschaft mit dem Blut, weil sie von jener Luft wächst, die das Blut nährt, daher bringt sie auch den Monatsfluss in Gang.“ Die schwarze Johannisbeere ist eine wichtige Heilpflanze für Komposita im gynäkologischen Bereich.
***Brombeere*** (Blätter): Bei Hildegard „Brema“ (mehr warm als kalt), lat. rubus idaeus, 1-169: „... wer an Blutfluss leidet.“ Vgl. auch „Causae et Curae“ 201, 19-23. Die Brombeere ist eine wichtige Heilpflanze für Komposita im gynäkologischen Bereich.
***Hagebutten*** (Früchte): In der Volksmedizin gilt Hagebutten-Tee als Hausmittel, besonders bei Husten und anderen Erkältungen. Bei Hildegard „Burzeldorn“, „Physica“ 3-63: „... koche von der Frucht des Burzeldorns, esse oft davon, dies wird deinen Magen reinigen.“
***Hopfen*** (Frische Fruchtzapfen): „De Hoppho“ (warm, trocken, hat etwas Feuchtigkeit), „Physica“ 1-61.

### RP. RIFELBER-TEEMISCHUNG (S-Ü/98)

**Bitte nur nach Rücksprache mit (Fach-)Arzt/Ärztin/Heilpraktiker(in)/Apotheker(in) anwenden.**

| | |
|---|---|
| Schwarze Johannisbeere (Blätter, Wurzeln) | 10 g |
| Brombeere (Blätter) | 5 g |
| Hagebutten-Urtinktur (Früchte) | 10 g |
| Salbei (Blätter, Blüten) | 10 g |
| Frauenmantel | 10 g |
| Hirtentäschel | 10 g |
| Schafgarbe | 10 g |
| Rankender Efeu (Blätter) | 5 g |
| Ringelblume (Blüten) | 10 g |
| Hopfenzapfen | 10 g |
| Arnika | 10 g |

**Anwendung:** *Sie können ein- bis dreimal täglich 1 bis 3 Tassen zu den Mahlzeiten trinken.*

### RP. RIFELBER-KAPSELN AUS 100 G KRÄUTERN (S-Ü/98)

**Bitte nur nach Rücksprache mit (Fach-)Arzt/Ärztin/Heilpraktiker(in)/Apotheker(in) anwenden.**

| | |
|---|---|
| Schwarze Johannisbeere (Blätter, Wurzeln) | 10 g |
| Brombeere (Blätter) | 5 g |
| Hagebutten-Urtinktur (Früchte) | 10 g |
| Salbei (Blätter, Blüten) | 10 g |
| Frauenmantel | 10 g |
| Hirtentäschel | 10 g |
| Schafgarbe | 10 g |
| Rankender Efeu (Blätter) | 5 g |
| Ringelblume (Blüten) | 10 g |
| Arnika | 10 g |

**Anwendung:** *Sie können nach Rücksprache mit dem Arzt ein- bis dreimal täglich 1 Tablette zu den Mahlzeiten einnehmen.*

### RP. RIFELBER-ELIXIER (S-Ü/98)

**Bitte nur nach Rücksprache mit (Fach-)Arzt/Ärztin/Heilpraktiker(in)/Apotheker(in) anwenden.**

500 ml enthalten 45 Gramm Kräuter.

| | |
|---|---|
| Schwarze Johannisbeere (Blätter, Wurzeln) | 5 g |
| Brombeere (Blätter) | 2,5 g |
| Hagebutten-Urtinktur (Früchte) | 5 g |
| Salbei (Blätter, Blüten) | 5 g |
| Frauenmantel | 5 g |
| Hirtentäschel | 5 g |
| Schafgarbe | 5 g |
| Rankender Efeu (Blätter) | 2,5 g |

| | |
|---|---|
| Ringelblume (Blüten) | 5 g |
| Arnika | 5 g |
| Frischer Honig | 50 g |
| Weißwein | 500 ml |

**Zubereitung:** *Alle Kräuter mischen, Honig dazugeben und mit gutem Weißwein Abkochung herstellen. Elixier in dunklem Gefäß aufbewahren.*

**Anwendung:** *Sie können ein- bis dreimal täglich bis 1/1 Likörglas nach den Mahlzeiten trinken.*

## Kreislaufstörungen

Falls keine Gegenanzeigen bestehen, können Sie, wenn nicht anders verordnet (am besten nach Rücksprache mit dem/der Frauenarzt/-ärztin, das folgende Elixier bei Kreislaufbeschwerden und allgemeinen Schwächezuständen einnehmen.

### RP. STÄRKUNGSELIXIER (S-Ü/90)

**Bitte nur nach Rücksprache mit (Fach-)Arzt/Ärztin/Heilpraktiker(in)/Apotheker(in) anwenden.**

| | |
|---|---|
| Fenchelsamen, frisch gemahlen | 5,0 g |
| Galgant (Wurzel), pulv. | 2,5 g |
| Diptam (Kraut), pulv. | 2,5 g |
| Pfingstrose (ganze Pflanze), pulv. | 2,5 g |
| Habichtskraut, pulv. | 2,5 g |
| Frischer reiner Honig | 50,0 g |
| Weißwein | 500,0 ml |

**Zubereitung:** *Alles mischen und in Weißwein abkochen.*

**Anwendung:** *Nehmen Sie abends vor dem Schlafengehen einen Esslöffel des Elixiers ein. Zusätzlich können Sie eine Stärkungstablette einnehmen.*

**Anmerkungen zur Rezeptur:**

***Fenchel*** (Samen, frisch gemahlen, Öl): „de feniculo" (hat angenehme Wärme, ist weder von trockener noch kalter Natur), „Physica" 1-66: „... hat angenehme Wärme, ist weder von trockener noch kalter Natur. ... macht den Menschen fröhlich." Fenchel wirkt krampflösend, schleimlösend und milchbildend.

***Galgant*** (Wurzel): „de galgan" (ist ganz warm, hat keine Kälte in sich). „Physica" 1-13: „... ist heilkräftig." Galgant ist gut gegen hitziges Fieber, gegen Rücken- und Seitenschmerzen sowie gegen Herzweh (schwaches Herz).

***Diptam*** (Kraut): „de dictamno" (warm und trocken), „Physica" 1-115: „... hat die Kräfte des Feuers und des Steins in sich, weil er wie der Stein hart ist in seinen Kräften. ... wenn der Stein zu wachsen beginnt."

***Pfingstrose*** (ganze Pflanze): „de beonia" (feurig, hat gute Kraft), „Physica" 1-127. Die Pfingstrose ist eine wichtige Heilpflanze für Komposita im gynäkologischen Bereich, z. B. gegen Zwischenblutungen.

***Habichtskraut*** (Kraut): „de musore" (kalt), „Physica" 1-117: „... gegessen stärkt es das Herz und mindert die üblen Säfte."

## RP. STÄRKUNGSTABLETTEN (10 G)

**Bitte nur nach Rücksprache mit (Fach-)Arzt/Ärztin/Heilpraktiker(in)/Apotheker(in) anwenden.**

| | |
|---|---|
| Fenchel | 4,0 g |
| Galgant | 1,5 g |
| Diptamkraut | 1,5 g |
| Pfingstrose | 1,5 g |
| Habichtskraut | 1,5 g |

**Anwendung:** *Falls keine Gegenanzeigen bestehen, sollten Sie morgens zum Frühstück ergänzend zum Stärkungselixier eine Stärkungstablette im Mund zergehen lassen.*

## Depressionen

Nach statistischen Angaben der Weltgesundheitsorganisation (WHO) leiden etwa 120 bis 200 Millionen Menschen auf der Welt an Depressionen. Allein in der Bundesrepublik sind es gegenwärtig 3 Millionen. Das Beschwerdebild bei Depressionen ist sehr vielschichtig: Kopfschmerzen, Gedächtnisstörungen, Denkhemmungen, Konzentrationsstörungen, Herzjagen, Müdigkeit, Schmerzen in der Brust, Verdauungsbeschwerden, Frieren, Zittern, Beinschwäche, Entzündungen, allgemeine Niedergeschlagenheit, Schwere des Körpers, Unruhe und Angstzustände, Störungen wie Esszwang oder Appetitlosigkeit, dumpfes Gefühl im Kopf, dauerhafte Verzweiflung, Hoffnungslosigkeit, Gelenkschmerzen und grenzenlose Traurigkeit mit häufigem Weinen.

**Ursachen aus moderner Sicht:** Nach Ansicht der modernen Psychologen gibt es psychogene, somatogene und endogene Depressionen. Die psychogenen sind mit Abstand die häufigsten – hier liegen seelische Gründe für die Beschwerden vor. Bei den somatogenen Depressionen sind körperliche Ursachen, z. B. eine Krankheit, die Gründe der Depression. Die endogenen Depressionen kommen am seltensten vor. Hier spricht nach dem neuesten Stand der Wissenschaft einiges dafür, dass eine erbliche Veranlagung vorliegt. Heute gibt es nach wie vor noch keine gesicherte Erkenntnis darüber, wie und warum Depressionen entstehen. Man nimmt an, dass es sich unter anderem um ein „Ungleichgewicht der Neurotransmitter“ handelt. Neurotransmitter sind bestimmte Substanzen, die für die Weiterleitung von Informationen zu den einzelnen Gehirnzellen verantwortlich sind.

### *Ursachen und Empfehlungen nach Hildegard*

Nach Hildegard haben Depressionen ihre Ursache immer in einer „Kränkung der Seele“, die über eine Verschiebung des Säfte-

Gleichgewichtes zu einem Missverhältnis der Kräfte führt. Dadurch stimmt die Harmonie des Menschen in sich nicht mehr: Seele, Geist und Körper sind im inneren Zwiespalt. Das hat zur Folge, dass die Grünkraft des Menschen abnimmt und er krank wird. Das Wichtigste ist es, zum seelischen Gleichgewicht zurückzufinden. Nach Hildegard kann der Mensch aus sich selbst nicht zur Harmonie mit und in sich selbst und mit der Schöpfung zurückfinden, wenn ihm nicht der Schöpfer dabei hilft. Es braucht die Gnade Gottes, die der Harmoniesuchenden durch die Kraft des Gebetes verliehen werden kann. Aus moderner Sicht bedeutet dies, innere und äußere Konflikte unbedingt aufzudecken und aufzuarbeiten: Streitigkeiten müssen beseitigt werden. Man muss sich versöhnen: mit sich selbst und mit den anderen. Die Unzufriedenheit mit sich selbst muss in eine positive, aktive und lebensbejahende Zufriedenheit gewandelt werden. Neben diesen tieferen Dimensionen, die Hildegard vor allem in ihren Büchern „Scivias" und „Ordo Virtutum" beleuchtet, können auch Umweltfaktoren zu Depressionen führen: Auch eine chronische Fehlernährung kann über einen Spurenelemente- und Mineralstoffmangel das bei Depressionen vorliegende Ungleichgewicht zwischen Körper, Seele und Geist hervorrufen. Immer wieder ist beobachtet worden, dass ein Mangel an Vitaminen, Mineralien oder Spurenelementen zu Depressionen führen kann.

### *Phytotherapie bei Hildegard*

Falls keine Gegenanzeigen bestehen und wenn nicht anders verordnet, empfiehlt sich (am besten nach Rücksprache mit dem/der behandelnden Psychiater/in bzw. Psychologen/in) folgendes Hildegard-Mittel:

## RP. ANTI-DEPRESSIONSELIXIER (S-Ü/92)

**Bitte nur nach Rücksprache mit (Fach-)Arzt/Ärztin/Heilpraktiker(in)/Apotheker(in) anwenden.**

| | |
|---|---|
| Lavendel (Blüten) | 1,5 g |
| Johanniskraut (Kraut) | 1,5 g |
| Poleiminze (Kraut) | 0,5 g |
| Hopfen (Zapfen) | 1,0 g |
| Muskat (Nuss) | 0,5 g |
| Frischer reiner Honig | 50,0 g |
| Guter Weißwein | 500,0 g |

**Zubereitung:** *Alles zu einer Kräutermischung verarbeiten und zusammen mit dem Weißwein eine Abkochung herstellen. Das Elixier dunkel lagern.*

**Anwendung:** *Nehmen Sie täglich drei Esslöffel nüchtern vor den Mahlzeiten ein.*

## JOHANNISKRAUT (GANZE PFLANZE, GEREINIGTE BLÜTEN)

**Bitte nur nach Rücksprache mit (Fach-)Arzt/Ärztin/Heilpraktiker(in)/Apotheker(in) anwenden.**

Bei Hildegard „de Hartenauwe“ (kalt), „Physica“ 1–222. Johanniskraut wird als Nervenmittel, gegen klimakterische Beschwerden, vor allem bei Depressionen, aber auch gegen schmerzhafte Periode eingesetzt. Es wirkt hormonell ausgleichend.

## RP. HILDEGARD-NERVENÖL (20 G)

**Bitte nur nach Rücksprache mit (Fach-)Arzt/Ärztin/Heilpraktiker(in)/Apotheker(in) anwenden.**

| | |
|---|---|
| Fenchelsaft | 10 g |
| Olivenöl | 10 g |
| Rosenöl | 5 Tropfen |

**Zubereitung:** *Mischen Sie den Fenchelsaft mit den Ölen.*

**Anwendung:** *Individuell. Sie können sich mit dem Öl zur Stärkung der Nerven, bei Stress, Ärger, Konflikten und schadstoffbedingten Nervenfunktionsstörungen einreiben. Das Öl hilft auch gut gegen Depressionen und Melancholie.*

**• • • Aus unserer Praxis • • •**

**Krankengeschichte:** K. B., 40 Jahre, gelernte Mode-Designerin, zurzeit als freie Journalistin tätig. Sie kommt erstmals akut wegen starker Unterbauchschmerzen, die seit etwa zwei Wochen andauern, die letzten zwei Tage deutlich zunehmend. Weitere Befunde. Sie leidet seit etwa drei Jahren unter stärksten Depressionen und hat seit knapp 20 Jahren starke hormonelle Schwankungen. Bekannte Endometriose. Die Patientin ist starke Raucherin und extrem untergewichtig. Nach einem misslungenen Suizid-Versuch vor knapp zwei Jahren war sie vier Monate stationär in der Psychiatrie. Sie ist deswegen derzeit noch in ambulanter Therapie bei Psychiater und Neurologen. Frau B. nimmt Neuroleptika. Sie hat einen starken Kinderwunsch, doch lebt sie vom bisherigen langjährigen Partner (Alkoholiker) seit vier Monaten getrennt und hat nun mehrere Partner. Seit einem halben Jahr hat sie keine Periode mehr. Nun kommt sie in meine naturheilkundlich, umweltmedizinisch und psychosomatisch orientierte Frauenarztpraxis, um Psyche, Hormonsystem und Stoffwechsel ganzheitlich behandeln zu lassen.

**Diagnose:** Die Krebsvorsorge weist auf eine starke Gebärmutterhals-Entzündung (Streptokokken, Pilze, Chlamydien) hin, Zytodiagnostik: PAP II. Der 4-D-Ultraschall-CT-Befund zeigt, dass Eierstöcke und Gebärmutter klein und schlecht durchblutet sind und die Vagina-Schleimhaut trocken ist. Es besteht Verdacht auf Östrogenmangel und vorzeitigen Wechsel. Die Hormonanalyse ergibt nicht vorhandene weibliche Hormone, Mangel an Gelbkörperhormon, stark erhöhtes Prolaktin (Hormon des Hypophysen-Hinterlappens: fördert Laktation), erhöhte FSH- und LH-Werte, stark erhöhtes Cortisol sowie kaum nachweisbares DHEA. Der Befund aus dem infektiologischen Labor ist Hepatitis B, HIV negativ. Die Umweltschadstoff-Analyse zeigt eine starke Belastung mit PCP, HCB, Lindan und Lösungsmitteln. Aus der Anamnese ergibt sich, dass Frau B. früher wohl mit schadstoffhaltigen Textilien viel Kontakt hatte.

**Therapie:** Die starke Gebärmutterhals-Entzündung wird antibiotisch behandelt. Anschließend wird das Vaginalmilieu naturheilkundlich aufgebaut und stabilisiert mittels Vitamin-D-Garwa-Zäpfchen. Bei der Ursachenabklärung des erhöhten Prolaktin-Wertes ergibt sich ein behandlungsbedürftiger Hypophysen-Hinterlappen-Tumor. Da das Immunsystem geschwächt ist, erfolgt zunächst eine ambulante Immunstimulations-Kur über drei Wochen: Diese umfasst wöchentlich ein längeres psychosomatisches Gespräch, zwei bis drei Ozon-Eigenblut-Behandlungen, zwei bis drei Akupunktur-Sitzungen (mit psychisch ausgleichenden, immunstärkenden und hormonell ausgleichenden Punkt-Kombinationen) und jeweils zwei Colon-Immun-Stimulations-Therapien (C.I.S.T.) (unter Zugabe von Hildegard-Wund- und Lymph-Mischungen, Symbionten- und Enzym-Mischungen sowie Antioxidantien-Mischungen). Nach drei Wochen werden die Intervalle zwischen den Therapien verlängert, d. h. nur noch eine Therapiesitzung pro Woche (Antioxidantien-Infusion, Ozon-Eigenblut-Therapie, Akupunktur, C.I.S.T.). Gegen den starken Östrogenmangel nimmt die Patientin hochdosierte Isoflavon-Tabletten (Sojaextrakt) und Frauentropfen „Ö“ (zyklisch), gegen die trockene Vagina Vitamin-D-Garwa-Vaginalzäpfchen und gleichzeitig eine Salbe mit natürlichem Progesteron sowie die Frauentropfen „G“ (zyklisch). Die Neuroleptika-Dosis wird etwas reduziert, dafür werden zusätzlich hochdosierte B-Vitamin-Komplex- und Johanniskraut-Präparate eingesetzt sowie das Hildegard-Anti-Depressionselixier, die Hildegard-Nerven-, Stärkungs- und Lymphtabletten höher dosiert (jeweils dreimal zwei Stück).

**Verlauf:** Die Psyche stabilisiert sich. Es kommt nach drei Wochen zu einer Periodenblutung, innerhalb von 12 Wochen ist der Zyklus wieder stabil (Temperaturmessung). Die Patientin raucht nicht mehr, nimmt insgesamt 12 kg zu (in 1 Jahr). Der Hypophysen-Tumor wird um ein Drittel kleiner und die Prolaktin-Werte gehen bis in den oberen Normalbereich zurück. Die Patientin fühlt sich fitter, sie nimmt derzeit nur noch ein Drittel der Neuroleptika-Anfangsdosis. Alle Hormonwerte sind zur Zeit im Normbereich. Der Kinderwunsch ist momentan nicht aktuell. Darüber hinaus wurde eine Entgiftungstherapie mit Hildegard-Leber-, Nieren-, Lymph-, Nerven-, Stärkungsmischungen sowie regelmäßigem Aderlass begonnen. Die Entgiftung ist noch nicht abgeschlossen.

### KOMPOSITA FÜR DEN MAGEN

Die folgenden Komposita helfen gegen Appetitlosigkeit, stärken den Magen, harmonisieren die Verdauung und verbessern die Symbiose. Sie können diese bei Bedarf, wenn keine Gegenanzeigen bestehen und wenn nicht anders verordnet (am besten nach Rücksprache mit Ihrem Frauenarzt), anwenden.

#### RP. HILDEGARD-MAGEN-ELIXIER, 500 ML

**Bitte nur nach Rücksprache mit (Fach-)Arzt/Ärztin/Heilpraktiker(in)/Apotheker(in) anwenden.**

| | |
|---|---|
| Ingwer („Physica“ 1-15) | 2 g |
| Galgant (1-15) | 2 g |
| Zitwer (1-45) | 2 g |

| | |
|---|---|
| Sanikelpulver (1-45) | 2 g |
| Ackerminze (1-77) | 2 g |
| Pfefferkraut (1-38) | 2 g |
| Dauwurz (1-53) | 2 g |
| Fenchel (1-66) | 4 g |
| Krauseminze (1-78) | 2 g |
| Honig | 50 g |
| Weißwein | 500 ml |

**Zubereitung:** *Alles mischen und mit dem Wein eine Abkochung herstellen.*
**Anwendung:** *Trinken Sie nach Rücksprache mit Ihrem Arzt ein- bis zweimal täglich 1 bis 3 Esslöffel zu den Mahlzeiten.*

**Anmerkungen zur Rezeptur:**
***Ingwer:*** Bei Hildegard „ingeber", „Physica" 1-15: „... sehr warm, ausgedehnt zerfließlich ... befeuchtet (wer in seinem Körper trokken ist) ... stärkt die Augen."
***Sanikel*** (Saft): „de sanicula" (warm, rein, angenehm, gesund), „Physica" 1-45: „... heilt den kranken Magen und vertreibt Schleim."
***Ackerminze:*** „minori myntza" (mehr warm als kalt), „Physica" 1-77: „... gegen kalten Magen."
***Pfefferkraut:*** „de pfefferkraut" (warm, feucht), „Physica" 1-38: „... gegen schwaches Herz, kranken Magen, traurigen Sinn und für die Augen."
***Krauseminze:*** „de rossemyntza" (von mäßiger und scharfer Wärme), „Physica" 1-78: „... verschafft gute Verdauung ... und gibt Speisen guten Geschmack."
***Dauwurz:*** „de dauwurtz" (Equisetum arvense, Ackerschachtelhalm, warm, trocken), „Physica" 1-53: „... hat starke Kräfte ... ist rein von Natur ... reinigt Magen ... nimmt Nebel von Augen weg."

### RP. HILDEGARD-MAGEN-TABLETTEN-KOMPOSITUM, 50 STÜCK

**Bitte nur nach Rücksprache mit (Fach-)Arzt/Ärztin/Heilpraktiker(in)/Apotheker(in) anwenden.**

| | |
|---|---|
| Ingwer | 10 g |
| Galgant | 10 g |
| Zitwer | 10 g |
| Sanikelpulver | 10 g |
| Ackerminze | 10 g |
| Pfefferkraut | 10 g |
| Dauwurz | 10 g |
| Fenchel | 20 g |
| Krauseminze | 10 g |

**Zubereitung:** *Alles mischen, pulverisieren und zu Tabletten pressen.*

**Anwendung:** *Die Anwendung erfolgt individuell nach Rücksprache mit Ihrem Arzt.*

### RP. HILDEGARD-MAGENSALBE-KOMPOSITUM

**Bitte nur nach Rücksprache mit (Fach-)Arzt/Ärztin/Heilpraktiker(in)/Apotheker(in) anwenden.**

| | |
|---|---|
| Hanf | 0,25 g |
| Flohkraut | 1,0 g |
| Salbeikraut | 0,5 g |
| [Raute] Ruta D4 | 0,75 g |
| Tanne (Rinde, -blätter und -holz) | 0,5 g |
| Ölbaum (Rinde, Blätter) | 0,5 g |
| Espe (Saft aus Espenrinde und -holz) | 0,5 g |
| Einige Tropfen Rosenöl | |
| Hypoallergene Salbengrundlage | auf 25 g |

**Anwendung:** *Individuell zur Magenstärkung und -reinigung. Reiben Sie Ihre Magenregion damit ein.*

### RP. HILDEGARD-MARONI-TABLETTEN, 50 STÜCK

**Bitte nur nach Rücksprache mit (Fach-)Arzt/Ärztin/Heilpraktiker(in)/Apotheker(in) anwenden.**

Hinweis: Maroni-Tabletten und Honigwurz-Kompositum stärken den Magen und fördern die Entgiftung, Reinigung und Entschlackung.

Kompositum bestehend aus 100 Gramm Kräutern:

| | |
|---|---|
| Maronipulver | 60 g |
| Süßholz | 25 g |
| Engelsüß | 15 g |

**Zubereitung:** *Alles mischen, pulverisieren und zu Tabletten pressen.*

**Anwendung:** *Nehmen Sie ein- bis dreimal täglich 1 bis 3 Tabletten mit etwas Wasser oder Tee ein.*

**Anmerkung zur Rezeptur:** Süßholz, bei Hildegard „de liquirico", „Physica" 1-19: „... gemäßigt warm ... löscht die Wut im Gehirn. ... Bereitet klare Stimme, macht Sinn mild, erhellt Augen und erweicht den Magen zur Verdauung."

### RP. HILDEGARD-MAGEN-HONIGWURZ-KOMPOSITUM, 100 G

**Bitte nur nach Rücksprache mit (Fach-)Arzt/Ärztin/Heilpraktiker(in)/Apotheker(in) anwenden.**

| | |
|---|---|
| Maronipulver | 30,0 g |
| Süßholz | 12,5 g |
| Engelsüß | 7,5 g |
| Honig | 50,0 g |

**Zubereitung:** *Mischen und pulverisieren Sie die Kräuter, Honig zugeben.*

**Anwendung:** *Individuell. Sie können das Magen-Honigwurz-Kompositum als Brotaufstrich auf Dinkel- oder Mischbrot essen.*

### RP. HILDEGARD-ABFÜHRÖL (KOMPOSITA, 100 ML)

**Bitte nur nach Rücksprache mit (Fach-)Arzt/Ärztin/Heilpraktiker(in)/Apotheker(in) anwenden.**

Hinweis: Die Abführmittel eignen sich gut zur Entgiftung über den Gastro-Intestinal-Trakt.

| | |
|---|---|
| Bertramsaft | 1 g |
| Wegwarte (Saft) | 0,25 g |
| Große Klette (Saft) | 0,25 g |
| Fenchelsamen, pulv. | 2 g |
| Galgant, pulv. | 1 g |
| Diptam, pulv. | 0,25 g |
| Habichtskraut, pulv. | 0,25 g |
| Krauseminze (Saft) | 0,5 g |
| Lattich, pulv. | 0,5 g |
| Wermut, pulv. | 2 g |
| Olivenöl | auf 100 ml |

**Zubereitung:** *Mischen Sie die einzelnen Komponenten mit dem Öl.*

**Anwendung:** *Sie können das Abführöl pur einnehmen bzw. Salaten oder anderen Speisen zusetzen. Es dient zur Entgiftung, stärkt und harmonisiert den Darm.*

**Anmerkungen zur Rezeptur:** Wegwarte, „Physica" 1-60: „... wer keine rechte Verdauung haben kann." Lattich Physica 1-90: „... bereitet gute Verdauung."

### RP. HILDEGARD-ABFÜHRTABLETTEN (KOMPOSITUM, 50 STÜCK)

**Bitte nur nach Rücksprache mit (Fach-)Arzt/Ärztin/Heilpraktiker(in)/Apotheker(in) anwenden.**

| | |
|---|---|
| Bertramsaft | 10 g |
| Wegwarte (Saft) | 5 g |
| Große Klette (Saft) | 5 g |

| | |
|---|---|
| Fenchelsamen | 20 g |
| Galgant | 10 g |
| Diptam | 5 g |
| Habichtskraut | 5 g |
| Krauseminze (Saft) | 10 g |
| Lattich | 10 g |
| Wermut | 20 g |

**Zubereitung:** *Alles mischen, trocknen, im Mörser pulverisieren und zu Tabletten pressen.*

**Anwendung:** *Nehmen Sie zur Darmsanierung ein- bis dreimal täglich 1 bis 2 Tabletten mit Tee oder Wasser zu den Mahlzeiten ein.*

### RP. HILDEGARD-ABFÜHR-ELIXIER (KOMPOSITUM, 500 ML)

**Bitte nur nach Rücksprache mit (Fach-)Arzt/Ärztin/Heilpraktiker(in)/Apotheker(in) anwenden.**

| | |
|---|---|
| Bertramsaft | 1 g |
| Wegwarte (Saft) | 0,25 g |
| Große Klette (Saft) | 0,25 g |
| Fenchelsamen | 2 g |
| Galgant | 1 g |
| Diptam | 0,25 g |
| Habichtskraut | 0,25 g |
| Krauseminze (Saft) | 0,5 g |
| Lattich | 0,5 g |
| Wermut | 2 g |

**Zubereitung:** *Stellen Sie mit gutem Weißwein eine Abkochung her, ad 500 ml. Bei Leber-Stoffwechsel-Störungen Wein komplett abkochen lassen, damit kein Restalkohol zurückbleibt.*

**Anwendung:** *individuell, trinken Sie zur Darmsanierung, Stärkung und Harmonisierung des Darms ein- bis dreimal täglich 1 bis 3 Esslöffel zu den Mahlzeiten.*

## Osteoporose

Im Zusammenhang mit Osteoporose entstehen volkswirtschaftliche Mehrkosten in Höhe von jährlich mehreren Milliarden Euro. Ein Hauptproblem in den Wechseljahren ist die insbesondere durch den zunehmenden Östrogenmangel bedingte Osteoporose. Immer mehr Frauen (und zunehmend auch Männer) erkranken an Osteoporose. Bundesweit sind etwa 15 Millionen Menschen mehr oder weniger stark davon betroffen. Bei Menschen, die an Osteoporose leiden, kommt es als Folge der höheren Anfälligkeit zu mehr Knochenbrüchen. Doch auch die Gelenke nutzen sich schneller ab, und es treten vermehrt Schmerzen auf. Darüber hinaus bringt die eingeschränkte Beweglichkeit eine Reihe von Begleitumständen mit sich: Weniger mobil sein bedeutet für viele gleichzeitig auch Isolation. Eine Situation, die wiederum sehr häufig zu Depressionen führt. Osteoporose beschleunigt den allgemeinen Alterungsprozess.

**Prophylaxe ist besser als Therapie:** Die beste Prophylaxe gegen Osteoporose ist eine regelmäßige und ausgeglichene Bewegung. Besonders gut ist ein sogenanntes Erhaltungstraining. Dabei sollte eine Überbeanspruchung der Knochen vermieden werden. Man sollte oft, aber jeweils nur kurzzeitig an die Sonne gehen. UV-Strahlen sind notwendig für den Vitamin-D-Stoffwechsel. Sehr gut als Osteoporose-Prophylaxe eignen sich Kneipp-Verfahren, insbesondere Wechselduschen, Trockenbürsten und heißkalte Güsse. Durch Moorpackungen oder Fangoauflagen kann die Durchblutung erhöht werden. Bewährt haben sich auch Auflagen mit heißen Heusäcken mit Hildegard-Kräutern.

**Schwaches Bindegewebe und Osteoporose:** Zunächst empfiehlt sich eine Bindegewebs- und Knochen-Osteoporose-Messung mit

Ultraschall. Bindegewebsschwäche ist bereits im Frühstadium zu erkennen. Mit speziellen Therapien (Mineralien, Hormonen, Spezialinfusionen, Ozon-Therapien etc.) kann das Bindegewebe wieder deutlich verbessert werden.

**• • • Aus unserer Praxis • • •**

**Krankengeschichte:** K. W., 62 Jahre, Journalistin, übergewichtig, seit langem beruflichen Stress, seit etwa 14 Jahren Postmenopause. Sie hat seit 30 Jahren Morbus Crohn (entzündliche Darmerkrankung). Hinzu kommen chronische Migräne, Hautprobleme und Allergien, v. a. allergisches Asthma. Zustand nach Quecksilber-(Amalgam-)belastung. Es besteht ein familiäres Darm- und Brustkrebsrisiko (Onkel, Großvater Darmkrebs, Großmutter und Schwester Brustkrebs). Zudem klagt sie über ein Lenden- und Halswirbelsäulen-Syndrom und hat Bluthochdruck. Frau W. nimmt Betablocker. Es liegt eine Tendenz zum Typ-II-Diabetes (grenzwertig erhöhte Blutzuckerwerte) vor.

**Diagnose:** Bei der Krebsvorsorge zeigt sich starker Östrogenmangel im Vaginal- und Vulvabereich, Zytologie ist normal. 4-D-Ultraschall-CT: Uterus und Eierstöcke sind klein und kaum durchblutet. Hormonstatus: Östrogendefizit, Progesteron-Mangel, LH und FSH stark erhöht, Cortisol und Homocystein stark erhöht, DHEA (= Anti-Stresshormon) und Serotonin (Glücks-Hormon) sehr niedrig. Es ergibt sich eine starke Schilddrüsen-Überfunktion. IgFI, Wachstumshormon sowie Melatonin (abends) stark erniedrigt. Die Tumormarker CEA leicht erhöht. Die strahlenfreie Osteoporose-Messung ergibt eine ausgeprägte Osteoporose. Die Bindegewebsmessung zeigt ein schlecht durchblutetes Bindegewebe. Der Antioxidantien-Status weist auf stark erhöhten oxidativen Stress hin.

**Therapie:** Zur Behandlung von Morbus Crohn bei diabetischer Stoffwechsellage erfolgen jeweils zweimal 15 Colon-Immun-Stimulations-Therapien (C.I.S.T.) unter Zugabe von Hildegard-Wund- und Lymph-Mischungen, Symbionten- und Enzym-Mischungen sowie Antioxidantien-Mischungen. Gegen die Migräne wird Akupunktur angewendet und sie nimmt Hildegard-Nerven- und Lymph-Tabletten ein. Die Akupunktur wird gleichzeitig auch gegen Lenden- und Halswirbelsäulensyndrom und für Stoffwechsel-Ausgleich (Dickdarm, Leber, Milz und Bauchspeicheldrüse) sowie zum Hormon-Ausgleich durchgeführt. Gegen den starken Östrogenmangel verordne ich ihr Isoflavon-Tabletten plus Frauentropfen „Ö“ und gegen die trockene Vagina Vitamin-D-Garwa-Vaginalzäpfchen. Als Vorbeugung gegen Brustkrebs und Gebärmutterschleimhaut-Krebs bekommt sie gleichzeitig eine Salbe mit 10 % naturidentischem Progesteron und die Hildegard-Frauentropfen „G“. Gegen Osteoporose und für das Bindegewebe erfolgt wöchentlich eine Ozon-Eigenblut-Therapie sowie eine Bindegewebs- und Lymph-Therapie. Dazu wendet sie Calcium-Vitamin-D-Biphosphonat-Präparate an und die Hilarius-Salbe (morgens), die Schwefelsalbe (abends). Hin und wieder reibt sie sich mit Osteoporose-Tinktur ein. Es werden regelmäßig Infusionen mit Antioxidantien, Glutathion, Ascorbinsäure, B-Vitamin-Komplex sowie Bindegewebs- und Lymph-Therapie durchgeführt. Für Herz und Kreislauf (Bluthochdruck) macht sie eine Kur mit Alfa-Liponsäure und Coenzym Q 10.

**Verlauf:** Die Patientin nimmt in sechs Monaten insgesamt 18 kg ab. Die Morbus-Crohn-Entzündungen sind milder, die Abstände zwischen den Schüben werden länger. Die Migräne tritt nur noch gelegentlich und leicht auf. Innerhalb eines Jahres verbessern sich die Knochenwerte um 10 Prozent, die Bindegewebswerte um etwa 15 Prozent. Die Vagina ist stärker östrogenisiert. Libido und Haut sind besser. Das allergische Asthma ist deutlich leichter und tritt nur noch bei starkem Stress auf und wenn gleichzeitig das Wetter umschlägt (Klimaveränderungen). Auch Lenden- und Halswirbelsäulen-Syndrom bessert sich und der Blutdruck normalisiert sich. Die Patientin fühlt sich deutlich vitaler und fitter.

### *Therapieansätze im Sinne von Hildegard*

In der Hildegard-Heilkunde finden sich verschiedene Ansätze zur Behandlung von Osteoporose.

#### RP. BEINWELL-KUR (S-Ü/91)

**Bitte nur nach Rücksprache mit (Fach-)Arzt/Ärztin/Heilpraktiker(in)/Apotheker(in) anwenden.**

Anmerkung: Statt des Breis können Sie auch die Salbe verwenden. Zusätzlich empfiehlt sich Beinwell als Tee zu trinken.

Beinwellwurzel, pulverisiert 50 g

**Zubereitung:** *Dazu verrühren Sie zwei bis vier Esslöffel der getrockneten und pulverisierten Beinwellwurzel in einer Schüssel und geben eine kleine Menge Wasser hinzu, so dass ein Brei entsteht.*

**Anwendung:** *Machen Sie Umschläge mit dem Beinwellbrei. Dazu geben Sie den warmen Brei auf eine Binde und legen diese auf die zu behandelnde Stelle auf.*

**Anmerkung zur Rezeptur:**

***Beinwell*** (frische Wurzel, frische blühende Pflanze, Kraut): Bei Hildegard „de consolida“ (kalt), „Physica“ 1-145. Beinwell ist gut für Knochen und Gelenke: Es hilft vorbeugend und therapeutisch gegen Osteoporose sowie bei Knochenbrüchen. Zudem ist es ein wichtiges Wundheilmittel bei Blutergüssen, Eiterungen, Venenentzündungen und vor und nach Operationen.

### RP. SALBE DES HILARIUS (S-Ü/94)

**Bitte nur nach Rücksprache mit (Fach-)Arzt/Ärztin/Heilpraktiker(in)/Apotheker(in) anwenden.**

Nach Hildegards Angaben („Physica“ 3-58) ist „... diese Salbe mehr wert als Gold und Edelsteine“.

| | |
|---|---|
| Pfirsich (Blätter) | 12,5 g |
| Wegrauke (Blätter, Kraut) | 12,5 g |
| Basilienkraut (Kraut) | 25,0 g |
| Breitwegerich (frische Blätter, Kraut) | 2,5 g |
| Lorbeeröl | |
| Neutrale Salbengrundlage | 100 ml |

**Zubereitung:** *Mischen Sie die Kräuter mit Lorbeeröl und neutraler hypoallergener Salbengrundlage. Anwendung: Reiben Sie mehrmals täglich die betroffenen Stellen mit der Salbe ein. Indikationen: Die Salbe empfiehlt sich vorbeugend und therapeutisch bei Osteoporose, Arthrose, allgemeinen Gelenksbeschwerden, Verlust von Knochen- und Gelenksubstanz sowie Knochen- und Gelenkschmerzen.*

**Anmerkung zur Rezeptur:**

Hildegard nennt sie die „Salbe des Hilarius“ und schreibt: „Hast du Brustschmerzen, Schmerzen in der Seite, in den Gelenken, so nimm ***Pfirsichblätter*** (Fol. Amygdali pers.), von gleichem Gewicht Sysemera (Sisymbrium officinale, ***Wegrauke***) und den dritten Teil der Sysemera Basilia (***Basilienkraut***, Darcunculus vulg.). Nimm dann Plantaginem (***Breitwegerich***, Plantago major L.), koche alles mäßig in Wasser, seihe alles durch und wringe das Tuch aus. Dann nimm ***Lorbeeröl*** (Laurus nobilis), zweimal so viel ***Hirschschmalz*** und den dritten Teil davon altes Fett und erwärme dies alles in genanntem Wasser mäßig in einer Schüssel, lass es kalt werden. Mache so eine Salbe. Wenn du die genannten Beschwerden hast, salbe dich dort ein, wo der Schmerz ist. Und du wirst es besser haben."

***Breitwegerich*** (frische Blätter, Kraut): Bei Hildegard „de plantagine" (warm und trocken), „Physica" 1-101: „... gut für Knochen und Gelenke (wem ein Knochen durch Unfall zerbrochen wird)."

### RP. TINKTUR DES HILARIUS, S-Ü/94

**Bitte nur nach Rücksprache mit (Fach-)Arzt/Ärztin/Heilpraktiker(in)/Apotheker(in) anwenden.**

Die Salbe des Hilarius kann alternativ auch als Tinktur angewendet werden.

| | |
|---|---|
| Pfirsich | 17,5 g |
| Wegrauke | 17,5 g |
| Basilienkraut | 5,0 g |
| Wegerich | 5,0 g |
| 68-prozentiger Alkohol | auf 500 ml |

**Zubereitung:** *Mischen Sie die Heilkräuter und setzen Sie die Kräutermischung mit drei Liter 68-prozentigem Alkohol an. Lassen Sie alles 10 Tage bei 20 Grad Wärme stehen. Anschließend pressen Sie die Kräuter aus und seihen sie ab.*

**Anwendung:** *Es ist sehr wirkungsvoll, wenn Sie die ausgepressten Kräuter als Wickel auf die besonders betroffenen Bereiche auflegen. Wenn Sie mit dieser Tinktur mehrmals täglich die Gelenke einreiben, betreiben Sie die beste Osteoporose-Prophylaxe. Indikationen sind Osteoporose, Arthrose, allgemeine Gelenksbeschwerden, Verlust von Knochen- und Gelenksubstanz sowie Knochen- und Gelenkschmerzen.*

### RP. OSTEOPOROSE-UMSCHLÄGE (S-Ü/93)

**Bitte nur nach Rücksprache mit (Fach-)Arzt/Ärztin/Heilpraktiker(in)/Apotheker(in) anwenden.**

Gut bewährt haben sich auch die Umschläge des Hilarius:

| | |
|---|---|
| Pfirsich | 22,5 g |
| Wegrauke | 22,5 g |
| Basilienkraut | 7,5 g |
| Wegerich | 7,5 g |

**Zubereitung:** *Kräutermischung herstellen, im Wasser aufkochen lassen und durch ein Leinentuch abgießen.*

**Anwendung:** *Legen Sie die frisch zubereiteten Kräuterkompressen so heiß wie möglich auf die betroffenen Stellen auf.*

## Gutartige (= benigne) Brusttumoren

**Mamma-Hypertrophie**: Eine über die Norm vergrößerte Brustdrüse. Die Hypertrophie kommt ein- oder beidseitig vor. Aufgrund neuester wissenschaftlicher Untersuchungen könnten Umweltschadstoffe eine mögliche (Teil-)Ursache sein.

**Mastopathie**: Gutartige Umbaureaktion der weiblichen Brust (= Mamma), die vorwiegend peri- und postmenopausal auftritt. Die Mastopathie ist heute die häufigste gutartige Erkrankung der Brust und tritt bei etwa 40 bis 50 Prozent aller Frauen auf. Die Mastopathie Grad 3 gilt bereits als Präkanzerose. Stellt ein/e umweltmedizinisch orientierte/r Frauenarzt/-ärztin im Ultraschall Brustzysten fest, wird er/sie nicht nur die Endokrinologie abklären, sondern darüber hinaus eine ausführliche Umwelt-Anamnese machen. Ergibt sich dabei der Verdacht, dass Umweltschadstoffe eine Rolle spielen könnten, sollte eine genaue Schadstoffanalytik und gegebenenfalls eine gezielte Ausleitungs- und Entgiftungstherapie begonnen werden.

**Ursachen von gutartigen Brusttumoren (unvollständige Auswahl, Traditionelle Westliche Medizin)**

- Blut- und/oder Schleim-Stau
- Zu viel Schleim und Feuchtigkeit
- Zu wenig Energie, Blut-Schwäche
- Schwache Niere, fehlende Feuchtigkeit
- Gestresste Leber, Nierenschwäche
- Zu viel Phlegma und Schleim

## Zysten

Zysten (Brust, Ovarial, Schilddrüse, Leber, Bauchspeicheldrüse, Nieren etc.) deuten oft auf ein gestörtes Milieu und auf Umweltbelastungen hin. Dies gilt auch und vor allem für Eierstockzysten und Brustzysten.
Nicht selten stellt man im Rahmen einer ganzheitlichen Anamnese fest, dass beispielsweise Ernährung mit schadstoffhaltigen Lebensmitteln oder das Vorhandensein von Amalgamfüllungen zu Zystenbildungen beitragen kann. Daher sind die gesunde Ernährung und die Herdsanierung die ersten Schritte, um Zysten zu beseitigen.

**Ernährung:** Lebensmittel sollten so wenig wie möglich behandelt sein. Pflanzliches Eiweiß, leicht gedünstet und schonend zubereitet (nicht zu viel Rohkost), sind empfehlenswert. Vermeiden sollte man größere Mengen tierischer Eiweiße, minderwertige Fabrikmehle und Fabrikzucker, opulente Mahlzeiten, Dosenkost, Mikrowellenkost sowie Nahrungsmittel, die arm an Mineralien und Vitaminen sind. Eine minderwertige Ernährung kann auch zu chronischen Verstopfungen führen. Als indirekte Folgen davon können sich gestörte Leberfunktion, erschwerte Ausscheidung über die Nieren, Kopfschmerzen, unreine Haut, Blähungen (= Flatulenz), vermehrte Sekretion vor allem in Augen, Bronchien und Vagina etc. ergeben.

**Ursachen von Zysten**
**(unvollständige Auswahl, Traditionelle Westliche Medizin)**

- Blut- und/oder Schleim-Stau
- Zu viel Schleim und Feuchtigkeit
- Zu wenig Energie, Blut-Schwäche
- Schwache Niere, fehlende Feuchtigkeit
- Gestresste Leber, Nierenschwäche
- Zu viel Phlegma und Schleim

*Phytotherapie: In unserer Praxis haben sich u. a. Heilpflanzenmischungen mit folgender Zielsetzung bewährt:*

**Bitte nur nach Rücksprache mit (Fach-)Arzt/Ärztin/Heilpraktiker(in)/Apotheker(in) anwenden.**

- Immunmodulierende Wirkung: z. B. Lymph-Elixier, Lymphtabletten, Stärkungstabletten, Lebertabletten und Nierentabletten
- Entgiftende Wirkung: z. B. Hildegard-Leber-, Nieren-, Lymph-Reinigungs-Kur
- Hormonausgleichende Wirkung: z. B. Frauentropfen „Ö", Frauentropfen „G", Myom-Elixier, Mörkrut-Tee, Mörkrut-Tabletten, Mörkrut-Elixier und Paffum-Tropfen
- Schmerzstillende Wirkung: z. B. Salbe des Hilarius, Weinrautensalbe etc.

**Alternative Therapiemöglichkeiten:** Aus dem Bereich der klassischen Homöopathie haben sich u. a. folgende Mittel bewährt: Asteris, Bellis, Calcium Carbonicum, Calcium Jodatum, Conium, Follikolin, Lakkaninum, Phytolaka, Pulsatilla.

**• • • Aus unserer Praxis • • •**

**Krankengeschichte:** A. R., 28 Jahre, Web-Designerin, leidet an starker Mastopathie. Es besteht familiäre Mastopathie sowie ein familiär erhöhtes Brustkrebsrisiko (zwei Tanten, beide Großmütter). Ihre ältere Schwester hat ebenfalls sehr knotige Brust (zwei Gewebsproben waren gutartig, ausgeprägte Mastopathie). Die Patientin gibt an, dass die Brust besonders prämenstruell sehr stark schmerzt. Zahlreiche Therapieversuche mit diversen Pillen waren wenig erfolgreich, ebenso alle bisherigen homöopathischen Therapieversuche. Ein richtiger Hormonstatus wurde bisher nie gemacht, jedoch mehrere Mammografien, aber keine Infrarot-Radiografie Mammovision®, kein 4-D-Mamma-Ultraschall-CT, keine Hochfrequenz-Elastografie. Bei der Untersuchung (erste Zyklushälfte) tastet sich das Gewebe sehr knotig. Die Infrarot-Radiografie Mammovision® sowie der 4-D-Mamma-Ultraschall-CT zeigen beidseits mehrere stark durchblutete, sehr dichte (nicht primär krebsverdächtige) Areale, vereinbar mit einer ausgeprägten Mastopathie. Die Hormonanalyse ergibt einen relativen Östrogenüberschuss bei starkem Progesteron-Mangel und relativ erhöhten Testosteron-Werten. LH und FSH sind niedrig, Prolaktin normal. Es liegt eine Schilddrüsen-Unterfunktion und ein M. Hashimoto vor.

**Therapie:** Die Patientin reibt sich morgens mit der Hildegard-Lymphsalbe ein und abends mit natürlicher 10-prozentiger Progesteron-Salbe. Zudem nimmt sie die Hildegard-Frauentropfen „G“ und Lymph-Tabletten. Es erfolgen regelmäßiger Aderlass, Akupunktur mit hormonell ausgleichenden Punktkombinationen sowie zusätzlich eine Bindegewebs- und Lymph-Therapie.

**Verlauf:** Die starken prämenstruellen Beschwerden gehen innerhalb von zwei Zyklen beträchtlich zurück. Die Brust ist nicht mehr so knotig, und die Progesteron-Werte und Schilddrüsenwerte normalisieren sich. In der Infrarot-Radiografie Mammovision® und beim 4-D-Mamma-Ultraschall-CT hat sich der Befund normalisiert. Eine engmaschige Kontrolle der Brust ist weiter erforderlich. (Inzwischen wurde übrigens auch die Schwester nach demselben Schema behandelt: Sie ist seit rund einem 3/4 Jahr beschwerdefrei.)

### *Ausscheidungs- und Entgiftungsmittel*

Bei umweltschadstoffbedingten Mastopathien oder Mastodynien sollten zusätzlich endokrin wirksame Pflanzen mit entgiftender und ausscheidungsfördernder Wirkung gegeben werden. Dabei haben sich in meiner Praxis aus dem Bereich der Hildegard-Heilkunde folgende Komposita bewährt:
Bitte beachten: Falls keine Gegenanzeigen bestehen und wenn nicht anders verordnet, können Sie diese nach Rücksprache mit dem/der Frauenarzt/-ärztin anwenden.

#### RP. STÄRKUNGSELIXIER (S-Ü/90)

**Bitte nur nach Rücksprache mit (Fach-)Arzt/Ärztin/Heilpraktiker(in)/Apotheker(in) anwenden.**

Das Stärkungselixier (die Rezeptur finden Sie bei Wechselbeschwerden) empfiehlt sich bei allgemeinen Schwächezuständen, Kreislaufbeschwerden und leichten Schlafstörungen.
**Anwendung:** *Nehmen Sie abends vor dem Schlafengehen einen Esslöffel des Elixiers ein.*

#### RP. LYMPHELIXIER (S-Ü/91)

**Bitte nur nach Rücksprache mit (Fach-)Arzt/Ärztin/Heilpraktiker(in)/Apotheker(in) anwenden.**

Das Lymph-Elixier (die Rezeptur dazu finden Sie bei Endometriose) wird genauso wie Lymphpulver, Lymphtabletten und Lymphsalbe als Basis-Therapeutika zur Stärkung des Lymphsystems verordnet. Diese Mittel sind in der Krebs- und Immuntherapie einsetzbar, jedoch nur nach Rücksprache mit einem erfahrenen Therapeuten und nur in Ergänzung zur schulmedizinischen Therapie(!). Dabei handelt es sich um Komposita aus Hildegard-Kräutern, die sich zur Aktivierung und Unterstützung des Lymphsystems bewährt haben. Die Rezepturen finden Sie bei Endometriose.

### RP. LEBERTABLETTEN (S-Ü/91)

**Bitte nur nach Rücksprache mit (Fach-)Arzt/Ärztin/Heilpraktiker(in)/Apotheker(in) anwenden.**

Hinweis: Tabletten und Elixier stärken die Leber und fördern die Entgiftung über die Leber.

| | |
|---|---|
| Zimt | 0,4 g |
| Ysop | 0,4 g |
| Maulbeere | 0,8 g |
| Fenchel | 1,0 g |
| Hirschzunge (Farn, Kraut) | 2,0 g |
| Brunnenkresse | 0,6 g |
| Lavendel | 1,2 g |
| Süßholz | 0,4 g |
| Mariendistel | 2,0 g |
| Langer Pfeffer | 0,4 g |

**Zubereitung:** *Alle Kräuter mischen, pulverisieren und zu Tabletten pressen.*

**Anwendung:** *Individuell, je nach Anweisung des Arztes. Sie können ein- bis dreimal täglich 1 Tablette im Mund zergehen lassen.*

### RP. LEBERELIXIER 500 ML

**Bitte nur nach Rücksprache mit (Fach-)Arzt/Ärztin/Heilpraktiker(in)/Apotheker(in) anwenden.**

Das Kompositum enthält 25 Gramm Leberkräuter:

| | |
|---|---|
| Lavendel (Blüten) | 3,5 g |
| Hirschzunge (Farn, Kraut) | 5 g |
| Langer Pfeffer | 1 g |
| Ysop (Kraut) | 1 g |
| Zimt-Rinde | 1,0 g |
| Süßholz | 1 g |
| Fenchel | 2,5 g |
| Brunnenkresse | 1,5 g |
| Mariendistel | 5 g |
| Maulbeere | 2 g |
| Honig | 50 g |
| Weißwein | auf 500 ml |

**Zubereitung:** *Kochen Sie die Kräuter mit Weißwein ab (Restalkohol weniger 3 Prozent) auf 500 ml.*

**Anwendung:** *Individuell, je nach Anweisung des Arztes. Nehmen Sie zwei- bis dreimal täglich 1 Esslöffel vor dem Essen ein. Das Elixier empfiehlt sich bei geschwollenen Lymphknoten, Lymphstau und zur Unterstützung aller lymphatischen Organe.*

**Anmerkungen zur Rezeptur:**

***Lavendel*** (Blüten): „Physica" 1-25: „de spica" (warm, trocken): „... seine Wärme ist gesund, er mildert Schmerzen der Leber und Lunge, Dämpfigkeit der Brust und bereitet reinen Verstand."

***Hirschzunge:*** „de hirtzung" (warm), „Physica" 1-30: „... nützt Leber und Lunge und schmerzenden Eingeweiden."

***Langer Pfeffer:*** „Physica" 1-30, mit Hirschzunge, Zimt und Honig: „... nützt Leber und Lunge und Eingeweiden."

***Ysop:*** (Hinweis: Von Ysop erntet man das obere zarte blühende Kraut.) „de hysoppo" (trocken, gemäßigt warm), „Physica", 1-65: „... reinigt den kranken Schaum der Säfte ... wenn die Leber in-

folge Traurigkeit krank ist." Ysop ist ein hervorragendes Kompositum. Bei zu starker Libido kann man ein Kompositum aus Odermennig, Bachminze, Kubebe, Wegerich und Ysop versuchen.
***Süßholz:*** „Physica" 1-65, mit Fenchel und Zimt: „... macht die Leber querck und reinigt die Lunge. ... wer in Leber und Lunge Schmerzen hat. ... wenn die Leber infolge Traurigkeit krank ist."
***Mariendistel*** (Samen, Tinktur, Extrakt, Urtinktur): „Physica" 1-206: „... hat die Kälte in sich, die vom Tau ist, und sie ist sehr nützlich." Die Mariendistel ist eine wichtige Heilpflanze zur Leberstärkung und für Komposita zur Herzstärkung.
***Fünffingerkraut:*** „de funffblat" (sehr warm, Saft hat mäßige Feuchtigkeit), „Physica" 1-55. Fünffingerkraut ist gut gegen Fieber und eignet sich als Kompositum gegen Fieber und für die Leber.

### RP. NIERENKAPSELN (ANGABE PRO KAPSEL)

**Bitte nur nach Rücksprache mit (Fach-)Arzt/Ärztin/Heilpraktiker(in)/Apotheker(in) anwenden.**

| | |
|---|---|
| Pfaffenhütchen (Asche der Rinde) | 5 mg |
| Wermut (Kraut) | 35 mg |
| Nelken (Blüten) | 35 mg |

**Zubereitung:** *Alles mischen, pulverisieren und zu Tabletten pressen.*

**Anwendung:** *Zur Unterstützung der Nierenfunktion können Sie ein- bis dreimal täglich 1 Tablette im Mund zergehen lassen oder mit Wasser einnehmen.*

**Anmerkungen zur Rezeptur:**

***Pfaffenhut*** (Asche der Rinde): „Physica", Portmann, 3-34: „... Entwässerungsmittel, zum Unterstützen der Nieren, ... für den, der die Wassersucht hat."

***Wermut:*** Bei Hildegard: „de wermuda“ (sehr warm und kräftig), „Physica“, Portmann 1-109: „... sehr warm und kräftig ... unterdrückt, mit Honig und Wein, die Nierenschmerzen.“ Wermut ist der wichtigste Meister gegen alle Erschöpfungen.

### RP. NIEREN-ELIXIER (500 ML)

**Bitte nur nach Rücksprache mit (Fach-)Arzt/Ärztin/Heilpraktiker(in)/Apotheker(in) anwenden.**

| | |
|---|---|
| Pfaffenhütchen (Asche der Rinde) | 0,25 g |
| [Raute] (Blätter) Ruta D4 | 2,5 g |
| Wermut (Saft) | 3,5 g |
| Nelken (Blüten) | 4,0 |
| Weißwein | 500 ml |

**Zubereitung:** *Mischen Sie alles und mit Weißwein abkochen (Restalkohol < 3 Vol. % Abschließend ca. 60 Tropfen Ruta D4 dazu.*

**Anwendung:** *Individuell, je nach Anweisung des Arztes. Trinken Sie zwei- bis dreimal täglich 1 Esslöffel vor dem Essen. Das Elixier empfiehlt sich zur Unterstützung der Nieren.*

### RP. BLASEN-NIEREN-SALBE (S-Ü/93)

**Bitte nur nach Rücksprache mit (Fach-)Arzt/Ärztin/Heilpraktiker(in)/Apotheker(in) anwenden.**

Die Rezeptur hierzu finden Sie bei Zystitis.

**Anwendung:** *Reiben Sie mit der Blasen-/Nieren-Salbe nach Hildegard mehrmals täglich, vor allem abends vor dem Schlafengehen, die betroffenen Stellen ein.*

### RP. NERVENKAPSELN (KOMPOSITUM, 50 STÜCK)

**Bitte nur nach Rücksprache mit (Fach-)Arzt/Ärztin/Heilpraktiker(in)/Apotheker(in) anwenden.**

| | |
|---|---|
| Veilchen | 1 g |

| | |
|---|---|
| Galgant | 1 g |
| Süßholz | 1 g |
| Muskatnuss | 1 g |
| Zimt | 1 g |
| Nelken | 1 g |
| Flohsamen | 1 g |

**Zubereitung:** *Stellen Sie eine Pulvermischung her und verarbeiten Sie sie zu Tabletten.*

**Anwendung:** *individuell, zur Stärkung der Nerven, bei Stress, Ärger, Konflikten und bei schadstoffbedingten Nervenfunktionsstörungen.*

**Anmerkungen zur Rezeptur:**

***Veilchen:*** „de viola odorata" (zwischen warm und kalt), „Physica" 1-103: „... gut gegen Verdunkelung der Augen, gegen durch Melancholie geschädigte Lunge, Schwere im Kopf. Kompositum für Salbe gegen Krebse, die Fleisch zerfressen, und Geschwüre im Körper."

***Muskatnuss:*** Bei Hildegard: „nuce muscata", „Physica" 1-21: „... hat große Wärme, öffnet Herz, reinigt Sinn und bringt guten Verstand."

### RP. NERVENELIXIER, 500 ML

**Bitte nur nach Rücksprache mit (Fach-)Arzt/Ärztin/Heilpraktiker(in)/Apotheker(in) anwenden.**

| | |
|---|---|
| Veilchen | 1 g |
| Galgant | 1 g |
| Süßholz | 1 g |
| Muskatnuss | 1 g |
| Zimt | 1 g |
| Nelken | 1 g |
| Flohsamen | 1 g |
| Honig | 50 g |

| | |
|---|---|
| Weißwein | 500 ml |

**Zubereitung:** *Alle Heilpflanzen mischen und mit Weißwein eine Abkochung herstellen. Bei Leber-Stoffwechsel-Störungen Wein komplett abkochen lassen, damit kein Restalkohol zurückbleibt.*
**Anwendung:** *Individuell, zur Stärkung der Nerven, bei Stress, Ärger, Konflikten und bei schadstoffbedingten Nervenfunktionsstörungen. Sie können z. B. ein- bis dreimal täglich 1 bis 3 Likörgläser zu den Mahlzeiten trinken.*

### RP. NERVENKEKSE

**Bitte nur nach Rücksprache mit (Fach-)Arzt/Ärztin/Heilpraktiker(in)/Apotheker(in) anwenden.**

Hinweis Mischungsverhältnis: 7 g Kräuter auf 500 g Mehl.

| | |
|---|---|
| Veilchen | 1 g |
| Galgant | 1 g |
| Süßholz | 1 g |
| Muskatnuss | 1 g |
| Zimt | 1 g |
| Nelken | 1 g |
| Flohsamen | 1 g |
| Dinkelmehl | auf 500 g |

**Zubereitung:** *Stellen Sie eine Pulvermischung her und mischen diese mit dem Dinkelmehl. Nehmen Sie die üblichen Backzutaten und backen damit Dinkelmehl-Kekse.*
**Anwendung:** *Individuell, zur Stärkung der Nerven, bei Stress, Ärger, Konflikten und bei schadstoffbedingten Nervenfunktionsstörungen. Essen Sie bis zu dreimal täglich (100 g) von den Keksen und trinken dazu Tee oder Mineralwasser.*

## Myome

Myome sind gutartige Wucherungen der Gebärmuttermuskulatur. Generell ist bei jedem Myom mittels 4-D-Ultraschall-CT und ggf. auch mit weiterführenden diagnostischen Maßnahmen zu prüfen, ob es sich nicht um einen bösartigen (= malignen) Prozess handelt. In unserer Facharztpraxis ist die Behandlung von Myomen ein spezieller Schwerpunkt. Wöchentlich werden etwa 10 bis 15 Patientinnen wegen Myomen – wenn möglich – konservativ behandelt. Das heißt, es wird versucht, eine Operation zu vermeiden. Bei Myomen bis zu 5 cm Durchmesser verlaufen etwa zwei Drittel der Behandlungen erfolgreich.

**Beschwerden durch Myome**

Je nach Lage des Myoms bzw. der Myome treten unterschiedliche Beschwerden auf: Unterbauchschmerzen, verlängerte und verstärkte Regelblutung, Probleme und Schmerzen bei Geschlechtsverkehr und Stuhlgang, Verstopfung, geschwächtes Immunsystem, keine Ovulation etc.

**Welche Ursachen haben Myome?**

**Veranlagung, familiär:** In unserer Praxis betreuen wir einige solche Familien, wo Oma mütterlicherseits, Mutter, mehrere Tanten, mehrere Töchter und mehrere Enkeltöchter Myome haben. Hier geben wir den Enkeltöchtern vorbeugend naturheilkundliche Rezepturen gegen Myome (z. B. Myom-Elixier und Frauentropfen „G“).

**Häufige hormonelle Ursachen:** (Wir bestimmen alle wichtigen Hormone im Hormonlabor.) Sehr häufig ist ein Mangel an Progesteron (Gelbkörper-H.), DHEA (Anti-Aging-H.), Serotonin (Glücks-H.), IgFI bzw. STH (Wachstums-H.), Überschuss an Cortisol (Stress-H.), Homocystein (Herzinfarkt-Risiko-H.), Freiem Testosteron (männl. H.), relativer Überschuss an Östrogenen (weibl. H.).

**Psychischer Stress:** Ärger, Konflikte, Zeitdruck, Mobbing etc. fördern das Wachstum.

**Immundefizit:** Fördert Myome (Wir messen individuellen Immunstatus)
**Umweltmedizinische Ursachen:** Wissenschaftliche Studien zeigen, dass Giftstoffe im Körper das Wachstum von Myomen fördern. Bewiesen sind Zusammenhänge mit Quecksilber (v. a. von Amalgam in den Zähnen), Cadmium, Blei, Kupfer und Aluminium, Lösungsmittel (v. a. Xylol, Toluol, Benzol), Holzschutzmittel (v. a. HCB, PCP, Lindan, Formaldehyd). Wir machen Schadstoffanalysen und gezielte Entgiftungstherapien.

**Ursachen von Myomen**
**(unvollständige Auswahl, Traditionelle Westliche Medizin)**

- Blut- und/oder Schleim-Stau
- Blut- und Leber-Stau
- Zu viel Schleim und Feuchtigkeit
- Zu wenig Energie, Blut-Schwäche
- Schwache Niere, fehlende Feuchtigkeit
- Gestresste Leber, Nierenschwäche
- Zu viel Phlegma und Schleim

**Wie werden Myome festgestellt?**
**Tast-Untersuchung:** Im Rahmen der Krebsvorsorge können größere Myome ertastet werden.
**Vier-D-Ultraschall-CT** (strahlenfrei), Hochfrequenz-Ultraschall-Elastografie (strahlenfrei), **Farbdoppler-Ultraschall:** Mit unserem 4-D-Ultraschall-Computer-Tomogramm (schmerzfrei, strahlungsfrei) und unserem Hochfrequenz-Farbdoppler-Ultraschall können wir Größe (Länge, Breite, Höhe), Lage, Beschaffenheit (Dichte, Homogenität etc.), Oberflächenstruktur (dreidimensional), Durchblutung (Gefäßstrukturen, Anordnung und Verlauf von Venen und Arterien), Dignität (gutartig oder bösartig?) feststellen.

**Hormon-Analyse**: Wir können im Hormonlabor mögliche hormonelle Zusammenhänge abklären. Sehr häufig ist ein Mangel an Progesteron („Gelbkörper-Hormon"), DHEA („Anti-Aging-Hormon"), Serotonin („Glücks-Hormon"), IgFI bzw. STH („Wachstums-Hormon"), Überschuss an Cortisol („Stress-Hormon"), Homocystein („Herzinfarkt-Risiko-Hormon"), Freiem Testosteron („Männliches Hormon"), relativer Überschuss an Östrogenen („Weibliches Hormon") sowie ein Mangel an Vitamin D, Vitamin B12, Vitamin B6, Vitamin B3, Folsäure.
**Schadstoff-Labor**: Wir untersuchen Blut (Serum), Urin, Speichel etc. auf Schwermetalle, Lösungsmittel und Holzschutzmittel und machen individuelle Entgiftungstherapien.
**Immunstatus**: Wir messen den individuellen Immunstatus und beginnen dann mit einer gezielten Immuntherapie.
**Stress-Analyse**: Wir analysieren mit Ihnen gemeinsam, ob seelische Stressoren (Ärger, Konflikte, Zeitdruck, Mobbing) eine Rolle spielen. Seelische Harmonie kann das Myom-Wachstum verlangsamen.

**Myom-Therapie in unserer Praxis**

Bei kleineren, harmlosen Myomen, die nicht operiert werden müssen, haben sich bewährt:
**Entgiftung**, Entsäuerung
**Bio-Hormon-Therapie** (Phytotherapie, pflanzliche Rezepturen, Tees, Urtinkturen, Abkochungen etc., z. B. Myom-Elixier, Frauentropfen „G", Mörkrut-Tbl. etc.).
**Immuntherapie** Hochdosierte Vitamin-Infusionen, Ozon-Eigenblut
**Akupunktur** und **Ohr-Akupunktur** (hormonregulierend, entgiftend, z. B. Nieren-Qi-stärkend, bei Stress Leber-Yang-besänftigend, Vegetativ-Punkte etc.)

**Ernährungsumstellung**

**Lebenssumstellung** (Verhaltens-Analyse, -Beratung und Umstellung, Stress-Abbau): Sinn finden und leben, verzeihen lernen, loslassen können, Seele entgiften, Gefühle zulassen und wahrnehmen und Emotion und Intellekt harmonisieren.

### *Therapieansätze nach Hildegard*

Neben dem schulmedizinischen konservativen Konzept mit Hormontherapie haben sich in meiner Facharztpraxis eine Reihe von phytotherapeutischen Komposita aus der Hildegard-Heilkunde als hilfreich erwiesen. Hier zunächst die wichtigsten Heilpflanzen, die für progesteron-otrope Komposita gegen Myome individuell eingesetzt werden (siehe auch vorhergehender Abschnitt über Heilpflanzen).

### Hildegard-Phytotherapie bei Myomen

#### MÖNCHSPFEFFER (MÖNCHSKRAUT, BLÄTTER)

**Bitte nur nach Rücksprache mit (Fach-)Arzt/Ärztin/Heilpraktiker(in)/Apotheker(in) anwenden.**

Bei Hildegard „Mörkrut“, Vitex agnus castus 1-148: „... Das Mörkrut ist eine Erquickung des Menschen...“) Heute ist das Mönchskraut sehr gut untersucht. Man weiß um die gute krampflösende, teilweise blutstillende, Gebärmutter und Eierstöcke beruhigende Wirkung. Gemeinsam mit Ringelblume und Arnika wird es in vielen Rezepturen vor allem gegen Wechselbschwerden eingesetzt.

#### FRAUENMANTEL (JUNGE GETROCKNETE BLÄTTER DER BLÜHENDEN PFLANZE)

**Bitte nur nach Rücksprache mit (Fach-)Arzt/Ärztin/Heilpraktiker(in)/Apotheker(in) anwenden.**

Bei Hild. „Psaffo“ bzw. „Paffo“ von pallium femininum, „Physica“ 1-218. Durch wissenschaftliche Untersuchungen ist heute die blutstillende, harntreibende und entschlackende Wirkung des Frauenmantels bekannt.
Der Frauenmantel ist eine wichtige Heilpflanze für Komposita im gynäkologischen Bereich. Sehr gut bewährt haben sich Komposita mit Frauenmantel, die einen progesteron-otropen Effekt haben, wie Mörkrut-Elixier, Mörkrut-Tropfen oder Paffum-Tropfen.

### STEINSAMEN (WURZELKONZENTRAT)

**Bitte nur nach Rücksprache mit (Fach-)Arzt/Ärztin/Heilpraktiker(in)/Apotheker(in) anwenden.**
Bei Hild. „Lanaria“, Lithospermum, R1-207, R3-199: „Wer innerlich im Körper durch Geschwüre der Eingeweide Schmerzen leidet.“

### SCHAFGARBE (BLÜHENDE SPITZEN)

**Bitte nur nach Rücksprache mit (Fach-)Arzt/Ärztin/Heilpraktiker(in)/Apotheker(in) anwenden.**
Heute ist die krampflösende, blutstillende sowie Gebärmutter und Eierstöcke beruhigende Wirkung gut untersucht.

### [WEINRAUTE (BLÄTTER)]

**Bitte nur nach Rücksprache mit (Fach-)Arzt/Ärztin/Heilpraktiker(in)/Apotheker(in) anwenden.**
Bei Hildegard „Rutha“, lat. Ruta graveolens, 1-64: „... wenn ein Mensch bisweilen in den Nieren und Lenden Schmerzen hat, ... unterdrückt die unrechte Hitze des Blutes.“ „Causae et curae“: gegen Nierenschmerzen.
Falls keine Gegenanzeigen bestehen und wenn nicht anders verordnet, können Sie diese Rezepte (am besten nach Rücksprache

mit dem/der Frauenarzt/-ärztin) wie jeweils angegeben anwenden.

### Bei Progesteron-Mangel/-resistenz: Progesteron-Substitution (zweite Zyklushälfte)

**Bitte nur nach Rücksprache mit (Fach-)Arzt/Ärztin/Heilpraktiker(in)/Apotheker(in) anwenden.**

Progesteron-Substitution: Es gibt sowohl Fertigpräparate als auch Rezepturen mit naturidentischem, mikronisiertem Progesteron. Dieses Progesteron wird angeboten als orale Kapseln (50 mg bis 200 mg), vaginale Ovula, rektal anzuwendende Suppositorien, Hautsalben (3%ig bis 10%ig) und -gele.

### Progesteron-ähnliche/-fördernde Hildegard-Heilpflanzen

**Bitte nur nach Rücksprache mit (Fach-)Arzt/Ärztin/Heilpraktiker(in)/Apotheker(in) anwenden.**

Hildegard verfügt auch über zahlreiche Heilpflanzen für Komposita, die progesteron-ähnlich bzw. -fördernd wirken können. Am besten ist heute wohl der Mönchspfeffer (Mönchskraut) untersucht. Man weiß um die hervorragende progesteron-ähnliche bzw. -fördernde Wirkung des Mönchskrautes.

Darüber hinaus haben sich für Komposita im gynäkologischen Bereich mit zyklusstabilisierender und progesteron-ähnlicher bzw. -fördernder Wirkung u. a. bewährt.

**Bitte nur nach Rücksprache mit (Fach-)Arzt/Ärztin/Heilpraktiker(in)/Apotheker(in) anwenden.**

[Weinraute], [Rainfarn], Mönchspfeffer, Frauenmantel, Schwertlilie, Steinsamen, schwarze Johannisbeere, Kamille, Ysop, Zypresse.

### RP. 100 ML FRAUENTROPFEN „G“ (S-Ü/98) ENTHALTEN

**Bitte nur nach Rücksprache mit (Fach-)Arzt/Ärztin/Heilpraktiker(in)/Apotheker(in) anwenden.**

Für die Rezeptur können Sie die jeweiligen Urtinkturen anwenden:

| | |
|---|---|
| [Raute] Ruta D4 | 10 ml |
| [Rainfarn] Tanacetum D4 | 10 ml |
| Mönchspfeffer | 30 ml |
| Frauenmantel | 30 ml |
| Schwertlilie | 10 ml |
| Steinsamen | 10 ml |

**Anwendung:** *Sie können ein- bis dreimal täglich 10 bis 30 Tropfen mit Wasser oder Tee verdünnt zu den Mahlzeiten einnehmen.*

### RP. MÖRKRUT-TEE, 100 G MISCHUNG (S-Ü)

**Bitte nur nach Rücksprache mit (Fach-)Arzt/Ärztin/Heilpraktiker(in)/Apotheker(in) anwenden.**

| | |
|---|---|
| Mönchspfeffer | 25 g |
| Frauenmantel | 25 g |
| Schwertlilie | 5 g |
| Steinsamen (Wurzelkonzentrat) | 5 g |
| Schafgarbe | 20 g |
| Kamille | 20 g |

**Zubereitung:** *Bereiten Sie den Tee nach Ihrem Geschmack zu, allerdings sollte er nicht zu stark sein.*

**Anwendung:** *Trinken Sie ein- bis dreimal täglich 1 bis 3 Tassen Tee zu den Mahlzeiten.*

### RP. MYOM-ELIXIER (S-Ü/91)

**Bitte nur nach Rücksprache mit (Fach-)Arzt/Ärztin/Heilpraktiker(in)/Apotheker(in) anwenden.**

| | |
|---|---|
| Gundelrebe | 2,0 g |
| Dill | 2,0 g |
| Schafgarbe | 3,0 g |
| Zitwer | 1,0 g |
| Gewürznelken | 2,0 g |
| Sellerie | 1,0 g |
| Frischer reiner Honig | 50,0 g |
| Weißwein | 500,0 ml |

**Zubereitung:** *Kräuter mischen und in gutem Weißwein abkochen.*
**Anwendung:** *Nehmen Sie ein- bis dreimal täglich bis 1/1 Esslöffel des Elixiers nach den Mahlzeiten ein.*

### RP. PAFFUM-TROPFEN, 250 ML (S-Ü)

**Bitte nur nach Rücksprache mit (Fach-)Arzt/Ärztin/Heilpraktiker(in)/Apotheker(in) anwenden.**

Verwenden Sie von allen Heilpflanzen nur die Urtinkturen.

| | |
|---|---|
| Frauenmantel | 75 ml |
| Mönchspfeffer | 75 ml |
| Schwertlilien | 25 ml |
| Steinsamen | 25 ml |
| [Rainfarn] Tanacetum D4 | 25 ml |
| [Weinraute] Ruta D4 | 25 ml |

**Zubereitung:** *Alle Urtinkturen mischen und gut schütteln.*
**Anwendung:** *Nehmen Sie ein- bis dreimal täglich 10 bis 50 Tropfen mit Wasser oder Tee verdünnt zu den Mahlzeiten ein.*

In jedem Fall sollte auf eine ausreichende Glutathion-Zufuhr geachtet werden (am besten über hochdosierte Infusionen).

**Bitte nur nach Rücksprache mit (Fach-)Arzt/Ärztin/Heilpraktiker(in)/Apotheker(in) anwenden.**

Xeno- und Metall-Östrogene können so besser von den Rezeptoren

verdrängt werden (Schwefelbrücken), und eine Bindung der nun freien Schwermetalle an therapeutisch verabreichte Chelatbildner wird möglich. Dadurch kann eine spezielle Entgiftung mit Chelaten (z. B. DMPS, DMSA, DPTA, EDTA etc.) wirksamer werden.
**Wesentliche ganzheitliche Therapieansätze:** Durch eine gezielte Kombination aus Phytotherapeutika und Hormon-Präparaten kann bei kleineren Myomen eine Operation vermieden werden. Häufig kann die Einnahme des Myom-Elixiers das Wachstum bremsen, oder kleinere Myome bilden sich zurück.
Reduzieren Sie alles, was Sie stresst. Achten Sie auf eine konsequente, ausgewogene, schadstoffarme und mineralstoffreiche Diät. Bei verstärkter und verlängerter Menstruation können – nach Rücksprache mit dem/der Frauenarzt/-ärztin und falls keine Kontraindikationen bestehen – das Metrorrhagie-Elixier, Menometrorrhagie-Elixier bzw. individuell ausgetestete Heilkräutermischungen und -umschläge eingesetzt werden. Sehr gut bewährt haben sich ergänzend physikalische Verfahren und Kneipp-Verfahren. Nehmen Sie regelmäßig Bäder, ansteigende Kreislauffußbäder sowie Bürsten- und Luftbäder.

**Akupunktur:** Als langjähriger Gastdozent bei der Deutschen Ärztegesellschaft für Akupunktur, Autor des Lehrbuches für Frauenärzte, Geburtshelfer und Hebammen und Mitverfasser der Leitlinien für Frauenärzte hat Prof. Schulte-Uebbing seit über zwanzig Jahren sehr gute Erfolge mit der Akupunktur zur Behandlung von Myomen.

**Erfolgsaussichten:** Erfahrungen der letzten Jahre zeigen, dass sich kleinere Myome sehr häufig zurückbilden. In jedem Fall hängt der Therapieerfolg entscheidend von der Größe und Lage der Myome ab. Bei größeren Myomen, die auf eine Hormontherapie nicht ansprechen, die ggf. auf Blase und/oder Darm drücken, die schnell wachsen und möglicherweise nicht definitiv gutartig sind, ist die operative Abklärung unumgänglich.

## Gutartige (benigne) Ovarialtumoren

Nicht selten bilden sich gutartige Geschwülste an den Eierstöcken. Am häufigsten sind dabei Zysten. Darunter versteht man mit Flüssigkeit gefüllte Hohlräume im Inneren der Eierstöcke. Häufig kommen auch sogenannte Dermoidzysten vor, die anstatt mit Flüssigkeit mit Zähnen, Haaren etc. gefüllt sind.

**Ursachen:** Eine einzelne Ursache für Ovarialzysten gibt es nicht. Man diskutiert, ob künstliche Hormone mit sehr niedriger Dosierung wie zur Ausbildung von Eierstockzysten beitragen können. Ob dies unter dem Einfluss des Follikelhormons (FSH) geschieht, d. h. während der ersten Phase des Zyklus, oder unter dem Einfluss des Luteins (LH) in der zweiten Phase ist unklar. Es kann sein, dass eine Zyste zyklusabhängig größer und kleiner wird. Man spricht in diesem Fall von einer funktionellen Zyste. Eierstockzysten werden meist zufällig bei der routinemäßigen Kontrolluntersuchung festgestellt. Gelegentlich treten sie auch in Zusammenhang mit verstärktem Ausfluss, Problemen mit der Menstruation oder dem Zyklus (prämenstruelle Anzeichen) auf. Nicht selten sind sie auch mit Schmerzen im kleinen Becken verbunden.
Ein Sonderfall ist das PCO-Syndrom, das bereits bei den Zyklusstörungen behandelt wurde.
Aufgrund wissenschaftlicher Untersuchungen ist davon auszugehen, dass Lösungsmittel und Pestizide, wie DDT, HCH, polychlorierte Biphenyle (PCBs), aber auch verschiedene Schwermetalle eine große Rolle bei der Entstehung spielen können.

**Ursachen von gutartigen Ovarialtumoren**

**(unvollständige Auswahl, Traditionelle Westliche Medizin)**

- Blut- und/oder Schleim-Stau
- Blut- und Leber-Stau
- Zu viel Schleim und Feuchtigkeit
- Zu wenig Energie, Blut-Schwäche
- Schwache Niere, fehlende Feuchtigkeit
- Gestresste Leber, Nierenschwäche
- Zu viel Phlegma und Schleim

**Ganzheitliche Therapie:** In jedem Falle sollte der/die Facharzt/-ärztin konsultiert werden. Zunächst muss bei allen Ovarialzysten unbedingt ein maligner Prozess ausgeschlossen werden. Falls es sich um benigne Tumoren handelt, kann u. a. differenzialdiagnostisch unterschieden werden zwischen chronisch-entzündlichen Prozessen, Endometriose, einem frühen Stadium einer Extrauteringravidität, also einer Schwangerschaft außerhalb der Gebärmutter, etc. Wenn die Diagnose gutartiger Ovarialtumor feststeht, kann zunächst unter strenger schulmedizinischer Beobachtung eine Therapie ohne Operation versucht werden. Dabei bietet sich je nach Ursache und Art des Tumors eine ganzheitliche Phytotherapie an:

## Bei Progesteron-Mangel/-resistenz: Progesteron-Substitution (zweite Zyklushälfte)

**Bitte nur nach Rücksprache mit (Fach-)Arzt/Ärztin/Heilpraktiker(in)/Apotheker(in) anwenden.**

Progesteron-Substitution: Es gibt sowohl Fertigpräparate als auch Rezepturen mit naturidentischem, mikronisiertem Progesteron. Dieses Progesteron wird angeboten als orale Kapseln (50 mg bis 200 mg), vaginale Ovula, rektal anzuwendende Suppositorien, Hautsalben (3%ig bis 10%ig) und -gele.

### Progesteron-ähnliche/-fördernde Hildegard-Heilpflanzen

**Bitte nur nach Rücksprache mit (Fach-)Arzt/Ärztin/Heilpraktiker(in)/Apotheker(in) anwenden.**

Hildegard verfügt auch über zahlreiche Heilpflanzen für Komposita, die progesteron-ähnlich bzw. -fördernd wirken können. Am besten ist heute wohl der Mönchspfeffer (Mönchskraut) untersucht. Man weiß um die hervorragende progesteron-ähnliche bzw. -fördernde Wirkung des Mönchskrautes.

Darüber hinaus haben sich Komposita im gynäkologischen Bercioh mit zyklusstabilisierender und progesteron-ähnlicher bzw. -fördernder Wirkung u. a. bewährt.

**Bitte nur nach Rücksprache mit (Fach-)Arzt/Ärztin/Heilpraktiker(in)/Apotheker(in) anwenden.**

[Weinraute], [Rainfarn], Mönchspfeffer, Frauenmantel, Schwertlilie, Steinsamen, schwarze Johannisbeere, Kamille, Ysop, Zypresse.

## Endometriose

Unter Endometriose versteht man das Vorkommen von Endometrium, also von Gebärmutterschleimhautgewebe außerhalb der Gebärmutterhöhle (= Cavum uteri). Endometriose geht einher mit starken Unterbauchschmerzen, vor allem prä- und perimenstruell, mit Schmerzen beim Geschlechtsverkehr, Stuhlgang und häufig mit Obstipation.

Die Endometriose tritt bei 4 bis 12 Prozent aller Frauen zwischen der Pubertät und den Wechseljahren auf und ist somit eine häufige gynäkologische Erkrankung. Jedes Jahr erkranken in Deutschland etwa 40.000 Patientinnen daran. Endometriose ist zwar eine gutartige Erkrankung (das Entartungsrisiko liegt bei < 1 Prozent), breitet sich aber oft wie eine bösartige Erkrankung aus. Gebär-

mutterschleimhaut (= Endometrium) wächst an völlig untypischen Stellen im Körper.
Betroffen ist meist der untere Bauch- bzw. Beckenraum, häufig auch die Eierstöcke. Nicht selten ist die Ausbreitung auch auf die Scheidenwand und den Darm. Im Lauf des Menstruationszyklus verändert sich die ektope Gebärmutterschleimhaut wie die normale Schleimhaut hormonabhängig und führt zu teilweise schwerwiegenden, die Patientinnen häufig sehr belastenden Beschwerden. Diese treten vor allem während der Periode auf.

**Symptome:** Die klinische Bedeutung der Endometriose ist erheblich: Bei mindestens 25 Prozent der Sterilitätspatientinnen kann eine Endometriose angenommen werden. Hauptsymptome sind diffuse Schmerzen im Kleinen Becken, vor allem krampfartige Schmerzen (prämenstruell beginnend), irreguläre Blutungen (Schmierblutungen, Spottings), meist nach der Menstruation abnehmend. Die Erkrankung kann in der Vagina Schmerzen beim Verkehr (= Dyspareunie), in den Eileitern (= Tuben) und Eierstöcken (= Ovarien) Sterilität, in der Blase blutigen Urin und im Dickdarm Darmblutungen, Probleme beim Stuhlgang (= Defäkation) und Verstopfung (= Obstipation) verursachen. Es gibt verschiedene Klassifikationen. Wir verwenden üblicherweise die sogenannte ASRM-Klassifikation.

**Ursachen:** Es existieren mehrere Theorien zur Entstehung und Verbreitung der Endometriose. Die wichtigsten sind die sogenannte Zell-Metaplasie- und die Zellverschleppungs-Theorie. Bei letzterer geht man davon aus, dass Endometrium-Gewebe an einen anderen Ort gelangt, dies entweder retrograd über die Eileiter, über die Gefäße (= vaskulär), über das Lymphsystem (= lymphatisch) oder durch Operationen verschleppt wird und dann woanders Herde und Zysten bildet. Wir haben einige Daten unserer Endometriose-Patientinnen über einen Zeitraum von mehr als 15 Jahren ausgewertet.

Ursachen sind vor allem hormonelle Störungen (= Endokrine Dysregulation) mit zu vielen weiblichen Hormonen (= Östrogendominanz, zu viel Östradiol, Östron, Östriol, vor allem in der Follikelphase) bei gleichzeitigem Mangel an Gelbkörperhormon (= natürlichem Progesteron) plus der sogenannten Progesteron-Resistenz.

Nach unseren Beobachtungen geht bei der höhergradigen Endometriose der Progesteron-Mangel und die Progesteron-Resistenz oft auch mit der Schilddrüsen-Erkrankung „Morbus Hashimoto“ einher, die dadurch gekennzeichnet ist, dass sich die Schilddrüsenzellen selbst bekämpfen (Auto-Antikörper-Bildung), wodurch die Schilddrüse immer kleiner wird und immer weniger Schilddrüsenhormone gebildet werden (erniedrigtes T 4 bei gleichzeitig erhöhtem TSH, z. T. stark erhöhte Anti-TPO-Werte). Häufig wird auch zu wenig DHEA gebildet (= Anti-Stress-Hormon). Diverse endokrinologische, immunologische, infektiologische und toxikologische Mechanismen können direkt und indirekt zu Östrogendominanz bei Progesteron-Unterversorgung und -Resistenz beitragen.

**Infektiologische Aspekte:** Eine höhergradige Endometriose wird häufig durch chronische oder therapieresistente Infektionen gefördert. Diese können auch die Endometriose-Therapie-Erfolge abschwächen.

So kann beispielsweise die lokale Immunabwehr z. T. erheblich beeinträchtigt werden durch chronische therapieresistente Vaginal-Infekte (= Kolpitiden, Cervizitiden) und/oder Blasenentzündungen (= Cystitiden) etc. Beispielsweise können chronische Vaginal-Infekte mit Chlamydia trachomatis, Ureaplasma urolyticum, eventuell auch mit HPV Viren lokale Immundefekte verstärken.

**Endometriose durch Umweltgifte:** Immer mehr Studien zeigen, dass eine Reihe von Umweltgiften, vor allem sogenannte Xeno- und Metall-Östrogene, aber auch Pestizide und viele vor allem sogenannte lipophile (= sich im Fettgewebe ablagernde) Umweltschadstoffe die erwähnte Östrogendominanz fördern und/oder bewirken können. Sie reichern sich in tierischen Fetten an (über die Nahrungskette, vor allem Fleisch und Fisch) und stören primär und sekundär Eierstöcke (= Ovarien), Hirnanhangsdrüse (= Hypophyse), Hypothalamus, aber auch Schilddrüse und Nebenniere. Fett- und Kohlenhydrat-Überschuss führen über verminderten Fett-Abbau (= Lipolyse) und sogenannte Insulinresistenz zu mehr Körperfett und damit zu verstärkter Östradiol- und Östron-Bildung. Zucker werden in Fette und Fette wiederum in Östrogene umgewandelt. Die Störung des Hormon- und Immunsystems (= endokrine und immunologische Dysregulation) kann durch einseitige und schadstoffreiche Ernährung gefördert werden. So legen Schadstoffe die Basis für schwerere Erkrankungen, die mit zunehmenden Zuckerstoffwechsel-Störungen (= Kohlenhydrat-Überladung und Insulin-Resistenz) einhergehen. Diverse hormonabhängige Tumoren (Brustkrebs, Eierstock-Krebs, Gebärmutter-Krebs) und eben auch Endometriose können dadurch entstehen. Durch negativen Stress (= Dysstress) kann dieser Mechanismus noch verstärkt werden: Wir finden dann eine reduzierte DHEA-, Serotonin- und Melatonin-Synthese. Dysstress

führt zunächst zu einer erhöhten und im Laufe der Zeit dann verminderten Kortisol-Ausschüttung. Zahlreiche Umweltgifte können das Hormonsystem direkt ungünstig beeinflussen und zur Entstehung bzw. zum Fortschreiten vor allem einer höhergradigen Endometriose beitragen. Über die Rolle der sogenannten Xeno-Östrogene haben wir bereits 1990 berichtet. Wie wir in eigenen Studien feststellen konnten, gehören dazu diverse Kunststoff-Weichmacher, vor allem Phthalate und Bisphenol A, aber auch z. B. Duftstoff-Zusätze auf Moschusbasis, Pestizide, Insektizide, Holzschutzmittel (wie Pentachlorphenol, Lindan, HCH, HCB), ionisierende Strahlung und vor allem Schwermetalle. Letztere sind besonders wichtig.
Eine Reihe von giftigen Schwermetallen wirken als sogenannte „Endokrine Disruptoren“, weil sie wichtige hormonelle Stoffwechselwege beeinflussen und verändern können. Über diese Wirkung als Endokrine Disruptoren können Schwermetalle das Risiko für hormonabhängige Tumore vervielfachen (= potenzieren). Dies wurde für Brustkrebs, Eierstock-, Gebärmutter-Krebs nachgewiesen und gilt auch für die Endometriose. Die Wirkung diverser Umweltschadstoffe kann vervielfacht sein, wenn Infektionen oder Immundefizite dazukommen, auch z. B. in ursächlicher Verbindung mit Alkohol und Rauchen. Viele Umweltgifte wie Schwermetalle, Xeno-Östrogene, Pthalate, PCB etc. fördern Entzündungen, Immundefizit und somit auch Endometriose-Wachstum. Daher sollte bei der höhergradigen Endometriose immer eine individuelle Schadstoff-Anamnese (= Patientenbefragung) und -Untersuchung erfolgen. Je genauer und gezielter die Befragung (= Anamnese), desto geringer sind die Kosten für die Schadstoffanalyse.

Erfragt werden sollte(n) (Zustand nach) private(r) oder berufliche(r) Schadstoffexposition (z. B. Hausbau, -Umbau, Renovierung), Zahnmaterialien (v. a. Amalgam = Quecksilber, Silber, Kupfer, Zinn), Ernährung (z. B. Nordsee-/Ostsee-/Mittelmeer-Fisch, Fleisch, Wild, Innereien, Pilze etc.) etc.

Bei entsprechend positiver Schwermetall-Anamnese sollte ein sogenannter DMPS-Mobilisationstest durchgeführt und der Urin nach Mobilisation auf toxische Schwermetalle getestet werden. Falls erhöhte Werte vorliegen, sollte eine gezielte individuelle Entgiftung (z. B. mit DMPS, DMSA, DPTA etc., ggf. auch mit z. B. leber-, nieren- und lymphstärkender phytotherapeutischer Begleitung etc.) erfolgen.

Bei Verdacht auf toxische Zahn- oder Kieferbelastung kann ein entsprechender Speicheltest klären, ob Belastungen vorliegen. In diesem Fall sollte dann eine entsprechende Zahnsanierung mit gleichzeitiger Entgiftungstherapie erfolgen. Im Ausnahmefall können auch Gewebeproben (z. B. Zervikalsekret, operativ gewonnenes Endometriose-Gewebe etc.) zur weiteren Prüfung auf Schwermetalle ins toxikologische Labor eingesandt werden. Ergibt sich anamnestisch eine berufliche und/oder private Exposition, sind ggf. Analysen der häuslichen Umgebung und/oder des Büros/Arbeitszimmers (z. B. Proben von Boden, Decke, Inneneinrichtung, Möbeln etc.) angezeigt.

**Standardisierte Endometriose-Therapie:**
Bei ausgedehnten Endometriose-Befunden hat sich das sogenannte Drei-Stufen-Behandlungskonzept (nach K. Semm und I. Mettler) bewährt, bestehend aus Operation (Laparoskopie, ggf. Laparotomie), Schmerztherapie (ASS, SAID's etc.), ggf. Gestagenen (Lynestrenol, MPA, Megestat etc.), ggf. Testosteronderivaten (Danazol), ggf. GnRh-Analoga (Goserelin, z. B. Zoladex®, ggf. En-

antone Monatsdepot), ggf. GnRH-Analoga plus „Add-back-Hormontherapie“ (z. B. plus Lupron®), ggf. plus lokaler Hormonbehandlung (Gestagen-IUD, z. B. Mirena®).

**Zusätzliche Maßnahmen:** Eine höhergradige Endometriose therapieren wir zusätzlich mit standardisierter Vaginal-Ovula aus einer Kombination von naturidentischem hochdosiertem Progesteron, hochdosiertem Vitamin D und hochdosiertem reduziertem Glutathion (GSH). Patientinnen mit höhergradiger Endometriose weisen niedrigere Vitamin-D-Spiegel im Serum auf als ein Normalkollektiv.

Vitamin D zeigt gute hormonregulierende, immunmodulierende, antiinflammatorische und antikarzinogene Effekte. Wir haben 1986 nachgewiesen, dass die Funktionen der Östrogen- und Progesteron-Rezeptoren abhängig sind von der GST-(Glutathion-S-Transferase)-Aktivität sowie von der GSH-Konzentration.

Ein Mangel an GST und GSH kann eine Progesteron-Resistenz verursachen. Daher sind die GST und das GSH von großer Bedeutung. Sehr oft geht die Endometriose mit einem DHEA-Mangel einher. Wir haben vor kurzem darüber berichtet, dass in diesem Fall eine begleitende Therapie mit 7-keto-DHEA sehr erfolgreich sein kann.

**Optimale Ernährung:** Endometriose-Patientinnen scheinen sich signifikant schlechter zu ernähren als das Normalkollektiv. Eine gezielte Ernährungs-Analyse und ggf. –Umstellung ist sehr sinnvoll:

Zu meiden sind Genussgifte im Allgemeinen (Alkohol, Tabak – passiv und aktiv inhaliert – und Koffein). Kaffee enthält endometriosefördernde Kanzerogene (u. a. Methoxiglioxal, Katechol, Chlorogensäuren, Neo-Chlorogensäuren). Koffein kann auf östrogenabhängige Zellen mutagen wirken. So wenig Alkohol wie möglich: Dieser wirkt als Lösungsmittel und kann die Effekte von Endokrinen Disruptoren, vor allem von diversen Metall-Östrogenen potenzieren. So wenig wie möglich tierische Fette. In diesen kumulieren Schwermetalle, Pestizide, Lösungsmittel etc. Am meisten Schwermetalle enthalten rote Fleischsorten: Schweine-, Kalb-, Rindfleisch und Wild. So viel wie möglich Lebensmittel reich an pflanzlichen Phenolsäuren, Getreide, Früchte (v. a. Birnen, Äpfel, Zitrusfrüchte), Gemüse, Nüsse, Kartoffeln (enthalten Gallussäure, Chlorogensäuren). Speziell Blumenkohl kann protektiv wirken, da er das Wachstum östrogenabhängiger Zellen stark hemmt.

**Entzündungen vermeiden oder erkennen und behandeln**: Je länger Entzündungen bestehen und je schwerwiegender die systemischen Auswirkungen sind, desto größer ist das Endometriose-(Rezidiv-)Risiko. Entzündungen blockieren wichtige immunologische Mechanismen und stören den Hormon-Stoffwechsel nachhaltig. Vor allem die „Silent inflammation“ scheint als einer der Haupt-Trigger in ursächlichem Zusammenhang vor allem mit der höhergradigen Endometriose zu stehen.

Infektionsherde müssen vermieden oder gefunden und behandelt werden. Dazu gehören vor allem chronische Kolpitiden, Cervizitiden, Cystitiden etc. Diese müssen umfassend abgeklärt und adäquat behandelt werden. Oft ist eine gezielte Antibiose/Antimykose (Antibiogramm) unvermeidlich.

Beispielsweise sollte ein Chlamydien-Infekt für mindestens sieben Tage mit Doxycyclin (Periostat®) behandelt werden. Auch die zervikale HPV-(high-risk-)Infektion muss adäquat behandelt werden. Anschließend sollte eine gezielte Symbioselenkung sowie eine Rezidivprophylaxe mit hochdosiertem vaginalem Vitamin D (Vaginal-Suppositorium) erfolgen. Auch Infektionsherde außerhalb des Kleinen Beckens, welche Endometriose direkt und indirekt fördern, sollten ausgeschlossen oder gefunden und behandelt werden, z. B. Gingivitis, Dentitis, Sinusitis, Pharyngitis, Gastritis, Colitis etc.

**Immunsystem stärken**: Immundefizite können mit Inflammation und die hormoneller Dysbalance synergistisch wirken.
Bei der höhergradigen Endometriose kann eine Lymphozytendifferenzierung zeigen, ob immunologische Schwachstellen bestehen. Ein Mangel an Natürlichen Killerzellen, T-Helfer, T-Suppressorzellen oder B-Lymphozyten sowie eine Interleukin-Verschiebung sollten behandelt werden, z. B. mit hochdosierten Antioxidantien.

Bewährt haben sich hochdosierte Vitamin-C-Infusionen, ggf. plus Folsäure, Vitamin-B-Komplex, reduziertem GSH etc. Gegen lokale Immundefizite und Inflammationen helfen Vaginal-Suppositorien mit high dose Vitamin D, Natürlichem Progesteron und GSH (Reduziertem Glutathion). Der Therapieerfolg sollte dann mittels Lymphozyten-Differenzierung kontrolliert werden.

**Östrogene Effekte von Umweltgiften mindern:** Wie schon erwähnt, können einige Schwermetalle wie Östrogene wirken (vor allem Blei, Quecksilber, Cadmium, Arsen, aber auch im Überschuss vorhandenes Eisen) und Östrogen-Rezeptoren blockieren, wobei es sich hierbei meist um eine (von der GSH- und GST-Konzentration abhängige) sogenannte kompetitive Hemmung handelt. Aufgabe ist es, die weitere Zufuhr dieser Stoffe zu vermeiden und die metallöstrogene Wirkung aufzuheben.

**„Iron Overload“ vermeiden:** Eine besondere Rolle scheint überschüssiges zweiwertiges Eisen zu spielen. Es kann u. a. oxidativen Stress verursachen bzw. vermehren, Oxidasen aktivieren, die Bildung von Wasserstoffperoxid und Hydroxyl-Radikalen (= „Fenton-Reaktion“) bewirken, Methionin-, Histidin- und Tryptophanreste sowie Thiolgruppen von Cystein zerstören und somit in der Folge zu einem erhöhten Glutathion- und Vitamin-C-Verbrauch beitragen. Bei Östrogendominanz sollte eine parenterale Eisenzufuhr möglichst vermieden werden (außer bei einer ausgeprägten Anämie).

**Bei Progesteron-Mangel/-Resistenz:** Progesteronsubstitution (zweite Zyklushälfte)

**Bitte nur nach Rücksprache mit (Fach-)Arzt/Ärztin/Heilpraktiker(in)/Apotheker(in) anwenden.**

**Progesteron-Substitution:** Es gibt Präparate mit synthetischem Progesteron oder mit natürlichem (naturidentischem) Progesteron, z. B. sogenanntes mikronisiertes Progesteron (oral oder besser vaginal angewendet), Progesteron-Suppositorien (vaginal und rectal) oder Progesteron Gel.

**Ursachen der Endometriose**
**(unvollständige Auswahl, Traditionelle Westliche Medizin)**

- Blut- und/oder Schleim-Stau
- Blut- und Leber-Stau
- Zu viel Schleim und Feuchtigkeit
- Zu wenig Energie, Blut-Schwäche
- Schwache Niere, fehlende Feuchtigkeit

- Gestresste Leber, Nierenschwäche
- Zu viel Phlegma und Schleim

## Phytotherapie

### Progesteron-ähnliche/-fördernde Hildegard-Heilpflanzen

**Bitte nur nach Rücksprache mit (Fach-)Arzt/Ärztin/Heilpraktiker(in)/Apotheker(in) anwenden.**

Hildegard verfügt auch über zahlreiche Heilpflanzen für Komposita, die progesteron-ähnlich bzw. -fördernd wirken können. Am besten ist heute wohl der Mönchspfeffer (Mönchskraut) untersucht. Man weiß um die hervorragende progesteron-ähnliche bzw. -fördernde Wirkung des Mönchskrautes.

Darüber hinaus haben sich für Komposita im gynäkologischen Bereich mit zyklusstabilisierender und progesteron-ähnlicher bzw. -fördernder Wirkung u. a. bewährt.

**Bitte nur nach Rücksprache mit (Fach-)Arzt/Ärztin/Heilpraktiker(in)/Apotheker(in) anwenden.**

[Weinraute], [Rainfarn], Mönchspfeffer, Frauenmantel, Schwertlilie, Steinsamen, schwarze Johannisbeere, Kamille, Ysop, Zypresse.

#### RP. 100 ML FRAUENTROPFEN „G" (S-Ü/98) ENTHALTEN

**Bitte nur nach Rücksprache mit (Fach-)Arzt/Ärztin/Heilpraktiker(in)/Apotheker(in) anwenden.**

Für die Rezeptur können Sie die jeweiligen Urtinkturen anwenden:

| | |
|---|---|
| [Raute] Ruta D4 | 10 ml |
| [Rainfarn] Tanacetum D4 | 10 ml |
| Mönchspfeffer | 30 ml |
| Frauenmantel | 30 ml |
| Schwertlilie | 10 ml |

| | |
|---|---|
| Steinsamen | 10 ml |

**Anwendung:** *Sie können ein- bis dreimal täglich 10 bis 30 Tropfen mit Wasser oder Tee verdünnt zu den Mahlzeiten einnehmen.*

### RP. MÖRKRUT-TEE, 100 G MISCHUNG (S-Ü)

**Bitte nur nach Rücksprache mit (Fach-)Arzt/Ärztin/Heilpraktiker(in)/Apotheker(in) anwenden.**

| | |
|---|---|
| Mönchspfeffer | 25 g |
| Frauenmantel | 25 g |
| Schwertlilie | 5 g |
| Steinsamen (Wurzelkonzentrat) | 5 g |
| Schafgarbe | 20 g |
| Kamille | 20 g |

**Zubereitung:** *Bereiten Sie den Tee nach Ihrem Geschmack zu, allerdings sollte er nicht zu stark sein.*

**Anwendung:** *Trinken Sie ein- bis dreimal täglich 1 bis 3 Tassen Tee zu den Mahlzeiten.*

### RP. PAFFUM-TROPFEN, 250 ML (S-Ü)

**Bitte nur nach Rücksprache mit (Fach-)Arzt/Ärztin/Heilpraktiker(in)/Apotheker(in) anwenden.**

Verwenden Sie von allen Heilpflanzen nur die Urtinkturen.

| | |
|---|---|
| Frauenmantel | 75 ml |
| Mönchspfeffer | 75 ml |
| Schwertlilien | 25 ml |
| Steinsamen | 25 ml |
| [Rainfarn] Tanacetum D4 | 25 ml |
| [Raute] Ruta D4 | 25 ml |

**Zubereitung:** *Alle Urtinkturen mischen und gut schütteln.*

**Anwendung:** *Nehmen Sie ein- bis dreimal täglich 10 bis 50 Tropfen mit Wasser oder Tee verdünnt zu den Mahlzeiten ein.*

## Weitere Therapie-Möglichkeiten nach Hildegard

**Entgiftung und Ausleitung:** Hier haben sich der regelmäßige Aderlass und die Lymph-Reinigungs-Kur nach Hildegard (u. a. mit dem Lymph-Elixier) sehr bewährt:

### RP. LYMPH-ELIXIER (S-Ü/91)

**Bitte nur nach Rücksprache mit (Fach-)Arzt/Ärztin/Heilpraktiker(in)/Apotheker(in) anwenden.**

| | |
|---|---|
| Akelei (Kraut) | 0,5 g |
| Gundelrebe (Kraut) | 2,5 g |
| Liebstöckel (Kraut) | 2,5 g |
| Dill (Kraut) | 2,0 g |
| Schafgarbe (Kraut) | 2,5 g |
| Honig | 50 g |
| Weißwein | 500 ml |

**Zubereitung:** *Mischen Sie die Kräuter und kochen diese zusammen mit dem Weißwein ab. Bei Leberstoffwechsel-Störungen Wein komplett abkochen lassen, damit kein Restalkohol zurückbleibt. Bewahren Sie das Elixier in einem lichtgeschützten Gefäß auf.*
**Anwendung:** *Je nach Anweisung des Arztes. Sie können z. B. zwei- bis dreimal täglich 1 Esslöffel vor dem Essen einnehmen. Das Elixier empfiehlt sich bei geschwollenen Lymphknoten, Lymphstau und zur Unterstützung aller lymphatischen Organe.*

**Erläuterung der Rezeptur:**
***Akelei:*** „de agleya“ (kalt), „Physica“, Portmann, 1-132: „... wem Skropheln zu wachsen beginnen.“
***Gundelrebe*** (Kraut): Bei Hildegard „de gunderebe“ (warm und trocken), „Physica“, Portmann, 1-105: „... ein Mensch, der matt ist und dem die Vernunft entschwindet.“ Die Gundelrebe ist eine

wichtige Heilpflanze für Komposita für das Lymphsystem. („Sie hat gewisse Kräfte der Gewürze, weil ihre Grünkraft angenehm und nützlich ist.“)
***Liebstöckel:*** „de lubestuckel“ (gemäßigt warm), „Physica“, Portmann, 1-139: „... wenn ein Mensch an Drüsen am Hals Schmerzen leidet.“
***Melde:*** „de melda“ (mehr warm als kalt, aber doch etwas gemäßigt), „Physica“ 1-104: „... für gute Verdauung.“

### RP. LYMPHSALBE (KOMPOSITUM), 25 G ENTHALTEN

**Bitte nur nach Rücksprache mit (Fach-)Arzt/Ärztin/Heilpraktiker(in)/Apotheker(in) anwenden.**

| | |
|---|---|
| Haselknospen | 3 g |
| Melde | 1 g |
| Wegerichwurzeln | 1 g |
| Katzenminzeblätter | 1 g |
| Blätter des Gagelstrauchs | 2 g |
| Akelei | 1 g |
| Veilchensaft | 1 g |
| Olivenöl | 15 g |
| Eine Spur Rosenöl | |

**Anwendung:** *Individuell, gegen geschwollene Lymphdrüsen, Geschwüre und Schwellungen mit und ohne Ausschlag.*

### RP. LYMPHKAPSELN

**Bitte nur nach Rücksprache mit (Fach-)Arzt/Ärztin/Heilpraktiker(in)/Apotheker(in) anwenden.**

| | |
|---|---|
| Dill (Kraut) | 2,0 g |
| Akelei (Kraut) | 0,5 g |
| Liebstöckel (Kraut) | 2,5 g |
| Schafgarbe (Kraut) | 2,5 g |

Gundelrebe (Kraut) 2,5 g

**Zubereitung:** *Die Kräuter mischen, pulverisieren und zu Tabletten pressen.*

**Anwendung:** *Sie können dreimal täglich 1 bis 2 Tabletten im Mund zergehen lassen. Die Anwendung empfiehlt sich bei akuten oder chronischen Infekten, bei Lymphstauungen bzw. Ödemen.*

### STÄRKUNGSELIXIER (S-Ü/90)

**Bitte nur nach Rücksprache mit (Fach-)Arzt/Ärztin/Heilpraktiker(in)/Apotheker(in) anwenden.**

Sie finden die Rezeptur bei Kreislaufstörungen/Wechseljahrsbeschwerden.

**Anwendung:** *Nehmen Sie abends vor dem Schlafengehen einen Esslöffel des Elixiers ein. Das Stärkungselixier empfiehlt sich bei allgemeinen Schwächezuständen, Kreislaufbeschwerden und leichten Schlafstörungen.*

**• • • Aus unserer Praxis • • •**

**Krankengeschichte:** S. F., 27 Jahre, Sekretärin, kommt wegen Endometriose und wegen chronischen Prämenstruellen Syndroms (PMS) seit vielen Jahren zu uns. Ihr Zyklus ist unregelmäßig, die Periode sehr schmerzhaft, auch im Bereich des Darmes, der Blase und z. T. im ganzen Becken. Sie beklagt prämenstruell sehr starke Unterbauchschmerzen, Übelkeit, Kopfweh, Unwohlsein, extreme Leistungsverminderung und massive Unausgeglichenheit. Bisher sei keine Hormonanalyse durchgeführt worden. Seit dem 14. Lebensjahr verhütet sie mit verschiedenen Pillen (Mikro-Pille, Mini-Pille, Drei-Stufen-Pille), wobei das PMS nie richtig besser war. Eine Bauchspiegelung vor ca. drei Jahren hatte Endometriose zweiten Grades ergeben. Einige Endometriose-Herde waren entfernt worden. Ohne eine Hormonanalyse seien schon diverse Hormonpräparate gegeben worden, auch mit diversen synthetischen Gestagenen. Der Erfolg sei mäßig gewesen, die Nebenwirkungen z. T. massiv. Die Patientin hat alles dann selbst abgesetzt, weil sie die Nebenwirkungen nicht mehr tolerierte: Gewichtszunahme, Besenreiser, Krampfadern, Wassereinlagerungen und Depressionen. Frau S. F. will auf keinen Fall erneut Hormone nehmen und sie will auch nicht mehr operiert werden. Eine Antikonzeption ist derzeit nicht nötig.

**Diagnose:** Vagina und Muttermund sind unauffällig. Der Tastbefund ergibt einen vergrößerten Eierstock links mit Verdacht auf diverse Resistenzen vor und hinter der Gebärmutter. Die 4-D-Ultraschall-CT-Untersuchung zeigt eine über vier Zentimeter große cystisch-solide Struktur links, vereinbar mit Endometriose. Es besteht kein Verdacht auf akute Entzündung oder auf einen bösartigen Tumor. Zwischen Gebärmutter und Darm sowie zwischen Gebärmutter und Blase zeigen sich im Ultraschall ausgedehnte endometrioseverdächtige Herde: Endometriose mit Beteiligung von Darm und Blase ist sehr wahrscheinlich. Bei der Hormon-Analyse ergibt sich eine starke Östrogendominanz mit ausgeprägtem Progesteron-Mangel. Cortisol und Homocystein sind massiv erhöht, DHEA und Serotonin massiv vermindert, LH, FSH, Prolaktin normal. Es liegt ein bekannter Morbus Hashimoto vor mit Schilddrüsen-Unterfunktion und erhöhten SD-Antikörpern.

**Therapie:** Die Patientin beginnt eine ganzheitliche Endometriosetherapie: Entgiftung mit Leber-, Nieren-, Lymph-, Nerven-Tabletten. Zusätzlich nimmt sie Hildegard-Frauentropfen „G“, Mörkrut-Elixier, Mörkrut-Tropfen. Wir machen eine Kur mit hochdosiertem vaginalem Vitamin D plus Glutathion und Natürlichem Progesteron. Es erfolgen regelmäßiger Aderlass und zudem eine hormonregulierende Akupunktur. Außerdem erfolgt ein DMPS-Mobilisationstest, der massive Belastungen mit Quecksilber, Blei, Cadmium, Arsen, Kupfer, Nickel und Thallium ergibt. Es erfolgen insgesamt 20 DMPS-Infusionen, bis die Schwermetallwerte im Urin normalisiert sind.

**Verlauf:** Innerhalb eines halben Jahres normalisieren sich die Beschwerden. Die Hormonwerte bessern sich: Gute Progesteron-Werte, bessere Schilddrüsenwerte. Im 4-D-Ultraschall-CT ist bereits nach acht Wochen ein Rückgang der Endometriose-Herde nachweisbar. Die regelmäßige Einnahme der Hildegard-Mittel führt zu Beschwerdefreiheit.

Nach einem Jahr nimmt die Patientin gegen unseren Rat nichts mehr ein und beendet die Akupunktur. Ein halbes Jahr später stellen sich die Beschwerden wieder ein, fast wie früher. Frau F. kommt erneut in die Sprechstunde. Die Untersuchung zeigt: Ein Rückfall (= Rezidiv), vor allem auch im Bereich von Darm und Blase, ist aufgetreten. Stuhlgang und Wasserlassen sind prämenstruell sehr schmerzhaft.

**Fortsetzung der Therapie:** Die Therapie wird nach dem bewährten Schema wieder aufgenommen. Eine leichte Besserung zeigt sich bereits beim nächsten Zyklus, eine deutliche Besserung nach drei Zyklen. Außerdem wird wegen der Darmbeschwerden eine Colon-Immun-Stimulations-Therapie (Zusätze: Kräuter-Mischungen, u. a. Mörkrut-sowie Paffum-Kräuter und Symbionten) durchgeführt. Die Darmbeschwerden verschwinden vollständig. Derzeit kommt die Patientin alle zwei Wochen zur Akupunktur, alle drei Monate zum Aderlass und nimmt die Hildegard-Mittel weiter. Sie fühlt sich topfit.

### Zusammenfassung: Endometriose-Therapie

**Bitte nur nach Rücksprache mit (Fach-)Arzt/Ärztin/Heilpraktiker(in)/Apotheker(in) anwenden.**

Bei einer ausgedehnten Endometriose ist es wichtig, die Ursachen zu finden:

**Bei hormonellen Ursachen:** „Bio-Hormon-Therapie" (Phytotherapie, pflanzliche Rezepturen, Tees, Urtinkturen, Abkochungen etc., z. B. Endometriose-Elixier, Endometriose-Frauentropfen „G", Endometriose-Tabletten etc.

Schwermetall-Entgiftung mit Chelaten (z. B. DMSA, DMPS, PTA, EDTA etc. )

**Glutathion-Zufuhr (hochdosierte Infusionen):** Xeno- und Metall-Östrogene können so besser von den Rezeptoren verdrängt werden (Schwefelbrücken), und eine Bindung der nun freien Schwermetalle an therapeutisch verabreichte Chelatbildner wird möglich.

Zur bio-energetischen Regulation Akupunktur und Ohr-Akupunktur (hormon- und schmerzregulierend, entgiftend, z. B. Nieren-Qi-stärkend, bei Stress Leber-Yang-besänftigend, Vegetativ-Punkte etc.)

**Ernährungsumstellung**

**Lebensumstellung:** Verhaltensanalyse, -beratung und -umstellung, Stress-Abbau.

## *Bösartige gynäkologische Tumoren*

Gehen Sie regelmäßig zur Krebsvorsorge. Je früher eine Erkrankung erkannt wird, desto größer sind die Chancen auf Heilung. Eine bösartige Erkrankung bedroht, stört und zerstört die Einheit von Körper, Seele und Geist. Um diese Einheit wiederzuerlangen, ist es zunächst wichtig, dass man sich bewusst mit der Krankheit auseinandersetzt, um ihr dann ganzheitlich ohne Angst zu

begegnen. Im Rahmen der ganzheitlichen Krebsheilkunde kann und darf nicht auf die Schulmedizin verzichtet werden. Die Hildegard-Heilkunde ist lediglich als Ergänzung und Bereicherung zu sehen. Meine Praxis hat folgende onkologische Schwerpunkte. Bei der erweiterten gynäkologischen Krebsvorsorge machen wir nicht nur das Standardprogramm (PAP-Abstrich), sondern auch Spezial-Abstriche auf Bakterien, Pilze, Viren (einschließlich Chlamydien, Mycoplasmen, Ureaplasmen, HPV-high risk, low risk etc.), auf Wunsch auch 4-D-Ultraschall-CT (strahlenfrei), Hochfrequenz-Farb-Doppler, ggf. Hochfrequenz-Elastografie (strahlenfrei), individuellen Hormon- und Immunstatus, ggf. auch Anti-Aging-Labor, ggf. auch einschließlich potentieller Risiko-Parameter und Tumormarker.
Falls wir einen bösartigen Befund finden, legen wir die Therapie – ggf. auch nach Rücksprache innerhalb unseres Spezialist(inn)en-Netzwerks – gemeinsam mit der Patientin individuell fest. Wir arbeiten mit dem Tumorzentrum München und mit den Uni-Kliniken gut zusammen. Neben den notwendigen schulmedizinischen Therapieverfahren bieten wir unseren Patient(inn)en auch entsprechende integrative Verfahren:

Antioxidantien-Infusionen, Ozon-Therapie, Eigenblut-Therapie, Mistel-, Thymus-, Organopeptid-Therapie (nach zyto-immunologischer Austestung auf Wirksamkeit), Sauerstoff-HOT-Therapie, C.I.S.T. und Immun-Akupunktur.

## Krebsfördernde psychische und psychosomatische Faktoren

**Innere Verarmung:** Wir verarmen geistig und seelisch. Der Materialismus unserer Zeit führt unweigerlich zur inneren Leere. Immer mehr Menschen haben Depressionen, sind isoliert und einsam, ohne Halt, ohne Perspektive.

**Wegwerfgesellschaft:** Wegwerf-Produkte, Wegwerf-Worte (Mündliches gilt nichts mehr), Wegwerf-Beziehungen
Fehlende Vorbilder: in der Politik, in der Wissenschaft, in der Medizin
**Jugend ohne Vorbilder:** Drogenkonsum, Videokonsum, Resignation, No Future
**Gottlosigkeit:** gottlos, lieblos, hoffnungslos

## Umweltbedingte Krebserkrankungen

Wohl kaum eine Erkrankung verbreitet so viel Schrecken wie die Krebserkrankungen. Etwa 20 bis 30 Prozent aller Menschen sterben daran. Viele könnten gerettet werden, wenn die Krankheit in einem sehr frühen Stadium erkannt würde. Nach wissenschaftlichen Untersuchungen werden mehr als die Hälfte aller Krebserkrankungen durch falsche/einseitige Ernährung (mit)verursacht, mindestens ein Drittel sind durch Umweltgifte (mit)verursacht. Dazu gehören chemische Substanzen in der Luft, im Wasser, im Boden, in der Nahrung und in Medikamenten.

## Radioaktivität

Röntgenstrahlen und radioaktive Strahlen erzeugen Krebs. Je weniger Strahlung wir ausgesetzt sind, desto besser für uns.
**Was wir selbst machen können:** Wir sollten möglichst wenig fliegen, uns möglichst wenig Röntgen-Untersuchungen aussetzen, möglichst wenig radioaktive Nahrung (Pilze etc.) zu uns nehmen.
**Was unsere Politiker durchsetzen müssen:** Weltweite Abschaffung aller Kernkraftwerke und aller nuklearen Waffensysteme.

Das mit Abstand größte Risiko ist die Radioaktivität. Spätestens seit Hiroshima, Nagasaki, Tschernobyl, Harrisburg und Fukoshima etc. wissen alle, wie gefährlich die radioaktive Strahlung ist. Der

Mensch ist ein „Zauberlehrling", der die Kräfte, die er rief, nicht mehr los wird.
Der Unfall in Fukoshima hat gezeigt, dass Kernkraftwerke durch Naturkatastrophen, Erdbeben, Tsunamis etc. zu einem völlig unkalkulierbaren Risiko werden. Kommt es zur Kernschmelze, sind Trinkwasser, Luft, Fische, Tiere und Menschen verstrahlt, Seen, Flüsse und Meere verseucht. Das Land wird unbewohnbar. Das Krankheits- und Krebsrisiko ist vervielfacht. Der Zauberlehrling zerstört die Schöpfung und nimmt sich selbst die Lebensgrundlage.

Hildegard würde heute zum Gebet aufrufen: Wir müssen beten, dass Gott sich erbarmt und einige Naturwissenschaftler erleuchtet: Wir brauchen ein paar Genies, die wissen, wie wir die tickenden Zeitbomben wieder loswerden.

**Rauchen:** Ein weiteres bedeutendes Risiko ist das Zigarettenrauchen, auch das Passivrauchen. Es ist für ca. 25 bis 40 Prozent aller krebsbedingten Todesfälle verantwortlich. Gott sei Dank hat sich bei uns der Nichtraucherschutz durchsetzen können.

**Luftverschmutzung:** Zu den weiteren Risikofaktoren gehört die Luftverunreinigung durch den Rauch der Industrieschornsteine, der Müllverbrennungsanlagen, der Kraftwerke, der beheizten Wohnhäuser und der Autoabgase. Auch chemische Substanzen können zu Krebs führen, entweder durch direkten Kontakt bei der Arbeit am Arbeitsplatz oder durch indirekte Aufnahme, zum Beispiel durch die Luft, das Wasser oder durch Nahrungsmittel.

**Weitere krebsfördernde Umweltfaktoren:** Viele Umweltschadstoffe gelten aufgrund neuerer Untersuchungen als sogenannte

„krebsfördernde Faktoren“. Dazu gehören beispielsweise Farb- und Konservierungsstoffe und andere Zusätze in Lebensmitteln wie Cyklamat (Süßstoff) und Saccharin. Diese wurden in den USA wegen ihrer krebserregenden Wirkung bereits aus dem Verkehr gezogen, in Europa jedoch nicht. Weitere krebsfördernde Mittel sind Nitrite, Nitrate, Safrol und andere. Lebensmittel können auch krebserregend wirken, wenn sie falsch gelagert werden (PCB in der Schutzschicht von Milchvorratssilos), wenn sie raffiniert oder gekocht werden (z. B. Wiederverwendung von Frittieröl). Manche Forscher/innen behaupten, dass Krebserkrankungen ein besonderes psychologisches Profil eigen sei, dessen hervorstechende Züge ‚Passivität‘, Mangel an Aggressivität und Lebenswillen seien, was zur „Selbstzerstörung in der Zelle“ führe. Der amerikanische Radiologe Simonton hat unter anderem sogenannte „psychische Traumen“ systematisiert.

**Negativ-Stress:** Die moderne Psychoimmunologie geht heute davon aus, dass jeder psychische oder physische Schock einen Zustand von Stress und einen Adrenalinstoß hervorrufen kann. Dadurch kommt ein kompliziertes System von Hormonausschüttungen in Gang (Nebennieren, Hypothalamus, Hirnanhang), das auf den Angriff reagiert. Falls man nun in einem solchen Moment zu Anregungsmitteln, wie Zigaretten, Alkohol oder Drogen greift, erschöpft das System vollends. Aufgrund neuerer Erkenntnisse weiß man, dass unter Umständen ein erhöhter Hormonspiegel bösartige Prozesse beschleunigen kann, falls der Tumor über Rezeptoren verfügt, die durch solche Hormone stimuliert werden. Ein wichtiges Beispiel sind Östrogene, die das Wachstum von Brust-, Eierstock- und Gebärmutter-Krebs stimulieren können. Eine bösartige Erkrankung bedroht, stört und zerstört die Einheit von Körper, Seele und Geist. Um diese Einheit wiederzuerlangen, ist es zunächst wichtig, dass man sich bewusst mit der Krankheit auseinandersetzt, um ihr dann ganzheitlich ohne Angst zu begegnen.

**Umwelteinflüsse bei der Tumorentstehung:** Der Mensch in seiner technisch-zivilisatorischen Umwelt ist heute in verstärktem Maß Krebsgiften ausgesetzt, die über Wasser, Luft, Boden und Nahrung auf den menschlichen Organismus einwirken. Bei der Entstehung einer Krebserkrankung handelt es sich um ein komplexes Geschehen mit vielen Ursachen und mehreren Wirkungen, das mit wissenschaftlichen Kontrollversuchen in monokausaler Betrachtung nicht hinreichend erfasst und dargestellt werden kann. Bei jeder Krebserkrankung sollten aus umweltmedizinischer Sicht insbesondere folgende Faktoren untersucht werden: Umweltschadstoffe, Lebens- und Ernährungsgewohnheiten, Immunstatus, erbliche Belastung, psychische Verhaltensmuster.

Immer mehr jüngere Frauen erkranken an Brustkrebs, Eierstock- und Gebärmutter-Krebs. Krebsauslösende und krebsfördernde Faktoren sind die Schwermetalle Blei, Quecksilber (vor allem Amalgam), Kadmium, Kobalt, Nickel, Kupfer, Aluminium. Auch verschiedene Lösungsmittel (wie Xylol, Toluol, Benzol, Trichlorethylen), Pestizide, Insektizide und Holzschutzmittel (wie Lindan, DDT, Pentachlorphenol, Hexachlorbenzol) sind krebserregend.

### Hormonabhängige gynäkologische Tumoren

Moderne Studien zeigen, dass hormonabhängige gynäkologische Tumoren (Eierstock-Krebs, Gebärmutterkörper-Krebs, Brustkrebs) neben seelischen Ursachen auch andere wichtige Ursachen haben können: hormonelle Ursachen (Östrogen-Dominanz, Progesteron-Mangel, Progesteron-Resistenz). Östrogen-produzierende Stoffwechselwege müssen geblockt werden.

Keine östrogen-haltige oder -förderne Nahrung
Fette und falscher Fettstoffwechsel fördern östrogen-abhängige Tumoren (Brust-, Gebärmutter-, Eierstock-Krebs).
Zucker und falsche Zuckerstoffwechselwege haben ähnliche Effekte (Zucker wird in Fett umgewandelt).
Möglichst wenig tierische Fette. Viele pflanzliche Omega-3-Fettsäuren.

**Infektionen als Ursachen:** Entzündungs-Herde und -Prozesse (v. a. chronisch schleichende Entzündungen) schwächen das Immunsystem und können Krebs, Metastasen und Rezidive fördern. Je länger Entzündungen bestehen und je schlechter die Immunabwehr, desto größer ist das Krebs-, Metastasen- und Rezidiv-Risiko. Herde und Infektionen müssen entdeckt und schonend beseitigt werden.

**Ursache Immundefizit:** Wenn Brustkrebs wächst, ist die Immunabwehr nicht fit genug. Das Immunsystem hängt vom seelischen und körperlichen Wohlbefinden ab. Eine gezielte Psychosomatische Analyse und Immunologische Blut-Analyse kann Schwachstellen zeigen. Brustkrebs-Zellen haben gestörte Mitochondrien-Funktionen. Das Redox-Gleichgewicht ist verschoben. Individuelle Infusions-Therapien können das Immunsystem optimieren.

**Umweltgifte und „Endokrine Disruptoren“:** Entgiftung ist entscheidend, da viele Umweltgifte Brustkrebs fördern können. Gezielte Maßnahmen sind nötig, um gesunde Zellen vor krebsfördernden Stoffwechsel- und Umweltgiften zu schützen. Sogenannte „Xeno Estrogene“ und „Metall Estrogene“ blockieren normale hormonelle Regelkreise und Rezeptor-Mechanismen. Dadurch wird oft die Therapie mit Anti-Östrogen- und Aromatase-Hemmern unwirksam. Zu den Umweltgiften, die Brustkrebs und andere hormonabhängige Tumoren fördern können, gehören vor allem folgende Substanzen und Substanz-Gruppen:

Pestizide, Insektizide, Holzschutzmittel (wie Pentachlorphenol, Lindan, HCH, HCB). Kunststoff-Weichmacher (vor allem Phthalate und Bisphenol A). Schwermetalle (Blei, Kadmium, Quecksilber, Zinn, Arsen, Thallium etc.)
Metall-Östrogene können wichtige hormonelle Stoffwechselwege beeinflussen/verändern:
die Hydroxylierung u. a. von polyzyklischen Aromaten und Dioxinen (I),
die Hydroxylierung von Pflanzentoxinen, Pestiziden, Pharmaka (IIA–IIH),
die Hydroxylierung von Steroidhormonen und Xenobiotika (III),
die Steroidhormon-Biosynthese: 11-ß Hydroxylierung,
die Pregnenolon-Synthese (XI, Mitochondrien)
die 17-alfa-Hydroxylierung von Steroiden (XVII),
die Aromatisierung von Androgenen zu Östrogenen (XIX),
die 21-Hydroxylierung von C-21-Steroiden,
insbesondere von Progesteron, 17-alfa-Hydroxy-Progesteron,
und 11ß-17alfa-Dihydroxyprogesteron (XXI, Mitochondrien)

Über diese Wirkung als Endokrine Disruptoren können Schwermetalle das Risiko für hormonabhängige Tumore potenzieren. Dies wurde für Brustkrebs, Eierstock-Krebs, Gebärmutter-Krebs nachgewiesen.

### Konsequenzen für Diagnostik und Therapie

Für die Diagnostik und Therapie gibt es sogenannte Leitlinien. Die Therapie sollte auch die Entgiftung mit einschließen: Schon vor und nach Operation, zwischen Bestrahlungen und Chemotherapie-Sitzungen) sollten seelische, hormonelle, infektiologische, immunologische Defizite gefunden und richtig behandelt werden. Vor allem müssen körpereigene Entgiftungsmechanismen aktiviert und Reparaturmechanismen unterstützt werden. Dadurch kann die Entstehung von Rezidiven und Metastasen verhindert oder verzögert werden.

**Gesunde Lebensweise**

- Individuelle entgiftende oder immun-modulierende Nahrungsmittel-Ergänzungen
- Hochdosierte Antioxidantien-Infusionen
- Individuelle Entgiftung mit sog. „Chelatoren" (z. B. EDTA, DMPS, DMSA u. a.)
- Bindung krebsfördernder Schwermetalle: Dadurch wird die Therapie mit Anti-Östrogenen und Aromatase-Hemmern effektiver.
- Diverse Umweltschadstoffe können Krebs fördern, indem sie Infektionen und Immundefizite verstärken., z. B.: Alkohol, Rauchen, Schwermetalle, Xeno-Östrogene, Pthalate, PCB etc.

Daher sollte immer eine individuelle Schadstoff-Anamnese und ggf. -Untersuchung erfolgen. Je genauer und gezielter die Anamnese, desto geringer sind die Kosten für die Schadstoffanalyse.

Erfragt werden sollte(n)

- (Zustand nach) private(r) oder berufliche(r) Schadstoffexposition (z. B. Hausbau, -Umbau, Renovierung),
- Zahnmaterialien (v. a. Amalgam = Quecksilber, Silber, Kupfer, Zinn),
- Ernährung (z. B. Nordsee-/Ostsee-/Mittelmeer-Fisch, Fleisch, Wild, Innereien, Pilze etc.)

Bei entsprechend positiver Schwermetall-Anamnese sollte ein DMPS-Mobilisationstest durchgeführt und der Urin nach Mobilisation auf toxische Schwermetalle getestet werden. Falls erhöhte Werte vorliegen, sollte eine gezielte individuelle Entgiftung erfolgen:

**Bitte nur nach Rücksprache mit (Fach-)Arzt/Ärztin/Heilpraktiker(in)/Apotheker(in) anwenden.**

Entgiftung, z. B. mit Chelat-Therapie (DMPS, DMSA, DPTA etc.)
Aderlass, Schwitzkur, Hildegard-Leber-, Nieren-, Lymph-Kur etc.

Bei Verdacht auf toxische Zahn- oder Kieferbelastung kann ein entsprechender Speicheltest klären, ob Belastungen vorliegen. In diesem Fall sollte dann eine entsprechende Zahnsanierung mit gleichzeitiger Entgiftungstherapie erfolgen.

**Psychische Faktoren:** Die moderne Psycho-Immunologie geht davon aus, dass jede Art von Stress zu einer empfindlichen Störung des endokrinen Systems führen kann. Dabei kommt es zu einer Verschiebung im Regelkreislauf zwischen Nebenniere, Hypothalamus, Hypophyse, Schilddrüse und Ovarien. Im Falle einer sehr starken Störung kann es zur Erschöpfung des Immunsystems und zum ungehinderten Tumorwachstum kommen. Aufgrund neuerer Erkenntnisse der Onko-Endokrinolologie weiß man, dass ein erhöhter Hormonspiegel unter Umständen bösartige Prozesse beschleunigt, falls der Tumor über Rezeptoren verfügt, die durch solche Hormone stimuliert werden. Ein wichtiges Prinzip der Krebsprophylaxe und -therapie ist deshalb die immunstimulierende Therapie mit gezielter Entgiftung und Schadstoffausleitung.

**Ursachen bösartiger Tumoren**
**(unvollständige Auswahl, Traditionelle Westliche Medizin)**

- Allgemeine Abwehrschwäche/Leere
- Zu viel Schwarzgalle/gelbe Galle
- Zu viel Schleim/Phlegma
- Zu wenig Energie, Blut-Schwäche
- Schwache Niere und gestresste Leber

## Zur Krebsentstehung nach Hildegard

„... Wenn das Trockene und das Lauwarme, die jetzt den Schleim des Feuchten und Schaumigen bilden, ihr Maß überschreiten, so erzeugen sie im Menschen geräuschvolles Aufstoßen und Schluckauf. (...) So kann auch im Menschen Krebs entstehen und bewirken, dass ihn die ‚vermes' verzehren. Außerdem lassen sie die Körperzellen zu unförmigen Geschwüren anschwellen, so dass durch die wachsende Geschwulst ein Arm oder Bein größer wird als das andere. (...) Das tun sie so lange, bis sie von dieser Epidemie abgelassen haben. Daher kann der Mensch nicht lange leben." (C.C. 54, 21)

**Die Präkanzerose** (= vicht): „... Menschen mit mittlerem Körperbau, die weder zu fett noch zu mager sind, haben meist einen ausgeglichenen Säftehaushalt und werden nur selten von der sogenannten ‚vicht' befallen, weil die Säfte, aus denen dieses Leiden entsteht, nicht im Übermaß in ihnen vorhanden sind. (...) Menschen aber, die entweder zu dick oder zu mager sind, besitzen dagegen einen Überfluss an schlechten Säften, weil sie nicht die richtige Beschaffenheit und Ausgeglichenheit in sich haben. (...) So erheben sich zuweilen diese schlechten Säfte vom Herzen, von der Leber, der Lunge, vom Magen und den Eingeweiden, gelangen zur Schwarzgalle, erzeugen dort Gase (fumi) und einen ganz schlimmen

Schleim (toten Stoff, pessimum livor = toter Herd), etwa wie zuweilen bei einem stehenden Gewässer fauler Schlamm das Ufer überschwemmt und überwuchert. (...) Dieser Schleim gelangt dann entweder in den Magen oder an die Eingeweide oder irgendeine andere Stelle zwischen Haut und Fleisch, haftet sich an und quält dort den Menschen mit großer Schärfe, als ob er ihn beißen und anfressen würde. (...) Er hat aber noch nicht die Lebendigkeit (vitalem spiritum), um in ihn einzudringen, sondem nur eine Art scharfe Säure (acerbam amarituclinem). (...) Es sieht so ähnlich aus wie Knospen, und dieser Stoff liegt in den Körperzellen des Menschen wie eine Linse im Gewebe. (...) Manchmal zieht er sich in die Länge, ein anderes Mal rollt er sich wie eine Kugel zusammen, so ähnlich wie Eidotter, und so produziert er manchmal eine Art von Schaum, den er durch den ganzen Körper streut und so dem Menschen Schmerzen bereitet. (...) Wenn aber dieser Schaum den Magen durchschreitet, sprudelt aus ihm eine Art von ‚vermi' hervor (= virulenter Krebssprung), woraus in den Körperzellen besonders bösartige, winzige Lebewesen (pediculi) entstehen..." (C.C. 157, 19)

## Krebstherapie

Eine maligne Erkrankung bedroht, stört und zerstört die Einheit von Körper, Seele und Geist. Um diese Einheit wiederzuerlangen, ist es zunächst wichtig, dass man sich bewusst mit der Krankheit auseinandersetzt, um ihr dann ganzheitlich ohne Angst zu begegnen.

Auch der bösartigste Tumor kann besiegt werden. Es gibt genügend Beispiele dafür, dass auch sogenannte unheilbar Kranke wieder gesund geworden sind.

Eine regelmäßige Krebsvorsorge ist die beste Prophylaxe. Darüber hinaus sollten Krebsrisikofaktoren gemieden werden.

### Seelische Therapieaspekte

- Die Seele der Krebstherapie ist die Therapie der Seele (Hl.Hildegard von Bingen).
- Eine bösartige Erkrankung ist oft Ausdrucksform der verwundeten gekränkten Seele.
- In diesem Sinne muss die Therapie auf eine Heilung der Seele hinzielen.
- Es muss ganz im Vordergrund stehen, das zu erkennen, was die Krankheit mitverursacht oder mitausgelöst hat.

### Immuntherapie

Neben dem schulmedizinischen Therapiekonzept, das zwingend einzuhalten ist, sollte unbedingt auch eine entsprechende Immuntherapie erfolgen, um die Abwehr maximal zu stimulieren. In unserer Praxis wird die Behandlungsmethode je nach Befund individuell festgelegt.
Wir machen individuelle hochdosierte Immun-Infusionen, Vitamin-Infusionen, Antioxidantien-Infusionen, Sauerstoff-Ozon-Therapie, Antioxidantien-Therapie, Darmsanierung, Heilfasten, Eigenblut-, Mistel- oder Thymuskuren, Immun-Akupunktur, Immun-Phytotherapie. Wichtig ist eine Optimierung der Ernährung, Sport, Bewegung, eine individuelle Symbioselenkung und die Stärkung der Seele und Psyche.

## Ergänzende Krebstherapie nach Hildegard

Es gibt einige spezielle Rezepturen aus der Hildegard-Heilkunde, mit denen wir bei unseren Patient(inn)en unterstützend gute Erfolge erzielen:

#### RP. LYMPH-ELIXIER (S-Ü/91)

**Bitte nur nach Rücksprache mit (Fach-)Arzt/Ärztin/Heilpraktiker(in)/Apotheker(in) anwenden.**

Die Rezeptur finden Sie bei den benignen Tumoren.
Das Lymph-Elixier ist zur inneren Anwendung und stellt ein Basis-Therapeutikum der Hildegard-Krebstherapie dar. Es kann ergänzend bei folgenden Indikationen angewendet werden: Unterstützung aller lymphatischen Organe, geschwollene Lymphknoten, schmerzende Tumoren, Lymphknoten-Metastasen, Lymphstau und Lymphangitis.

### RP. STÄRKUNGSELIXIER (S-Ü/90)

**Bitte nur nach Rücksprache mit (Fach-)Arzt/Ärztin/Heilpraktiker(in)/Apotheker(in) anwenden.**
Die Rezeptur für das Stärkungselixier finden Sie bei den Wechseljahrsbeschwerden/Kreislaufstörungen.

### RP. BLUTWURZ-ELIXIER, 500 ML

**Bitte nur nach Rücksprache mit (Fach-)Arzt/Ärztin/Heilpraktiker(in)/Apotheker(in) anwenden.**

| | |
|---|---|
| Ingwerpulver | 3 g |
| Zimtpulver | 7 g |
| Salbeisaft | 5 g |
| Fenchelsaft | 6 g |
| [Rainfarnsaft] Tanacetum D4 | 4 g |
| Honig | 50 g |
| Weißwein | ad 500 ml |

TIPP: Lassen Sie bei Leberstoffwechsel-Störungen den Wein komplett abkochen, damit kein Restalkohol zurückbleibt.
**Zubereitung:** *Alles mit Wein abkochen, ergibt ca. 500 ml. Verwenden Sie bei Zuckerstoffwechsel-Störungen, insbesondere Diabetes, statt Honig Fruktose.*

| | |
|---|---|
| Weißen Pfeffer | 3 g |

*zufügen und über folgende Tee-Kräutermischung gießen/filtrieren:*

| | |
|---|---|
| Blutwurz | 10 g |
| Wasserlinse | 5 g |
| Ackersenf | 5 g |
| Kleine Klette | 4 g (= Arctium minus, nicht Galium!) |

**Anwendung:** *Diese stoffwechselausgleichende Rezeptur hilft vor allem Fett-, Eiweiß- und Zuckerstoffwechsel zu normalisieren. Sie wirkt nach Hildegard gegen die „Vicht" = kolikartiger Schmerzanfall der reichen Leute, die sich zu lange und zu üppig ernährt haben. Indikationen sind durch Fehlernährung bedingte Gicht, Fett- und Eiweißüberschuss.*

**Anmerkungen zur Rezeptur:**

***Blutwurz:*** „de birckwurtz" (mehr kalt als warm), „Physica" 1-166: „... für den Menschen, der überflüssige und giftige Säfte in sich hat".

***Wasserlinse:*** Hildegard sagt: „... Die Wasserlinse mindert die falsch-warmen und falsch-kalten Säfte (= humores iniuste calidos et iniuste frigidos), von denen die Kolik entsteht, und sie verhindert dadurch, dass die schlechten Säfte im nüchtemen Zustand auftreten oder sich nach dem Essen bilden." (C.C. 209, 22 ff.)

### RP. VEILCHENSALBE

**Bitte nur nach Rücksprache mit (Fach-)Arzt/Ärztin/Heilpraktiker(in)/Apotheker(in) anwenden.**

| | |
|---|---|
| Veilchensaft | 10,0 g |
| Olivenöl | 2,0 g |
| Rosenöl | 5 Tropfen |
| Hirschtalg oder neutrale hypoallergene Grundlage | 40,0 g |

**Zubereitung:** *Alles mischen und Salbe herstellen.*

**Anwendung:** *individuell und nur unter fachärztlicher Aufsicht.*

**Anmerkung zur Rezeptur:**

***Veilchen:*** Hildegard: „Nimm Veilchen, presse den Saft aus und siebe ihn durch ein Tuch. Wiege den dritten Teil vom Gewicht Olivenöl ab sowie ebenso viel (Ziegen-)Bockfett wie Veilchensaft, siede alles in einem neuen Topf auf und bereite daraus eine Salbe. (...) Salbe dann die Körperstelle ringsherum und auch oben darauf, wo der Krebs und andere Viren den Menschen verzehren. (...) Und sie werden sterben, wenn sie von der Salbe gekostet haben."

### WEITERE KREBSTHERAPEUTIKA

**Bitte nur nach Rücksprache mit (Fach-)Arzt/Ärztin/Heilpraktiker(in)/Apotheker(in) anwenden.**

Tollkirsche (Vorsicht, giftig! Keine Selbstbehandlung), Mistel (Ugera) und Aalgalle (Anguillan) sind weitere spezielle Krebstherapeutika.

### RP. AALGALLETROPFEN (NACH DR. G. HERTZKA U. DR. STREHLOW)

**Bitte nur nach Rücksprache mit (Fach-)Arzt/Ärztin/Heilpraktiker(in)/Apotheker(in) anwenden.**

| | |
|---|---|
| Aalgalle | 6 g |
| Weinessig | 2 ml |
| Honig | 8 g |
| Ingwer (Wurzel), pulv. | 1 g |
| Langer Pfeffer, pulv. | 2 g |
| Basilikum (Kraut), pulv. | 2,4g |
| [Geierschnabel, pulv. | 3 g] |
| [Elfenbein, pulv. | 4 g] |

Weißwein auf 1000 ml

**Zubereitung:** *Die pulverisierten Kräuter dazugeben und in Weißwein abkochen.*

**Anwendung:** *nur ergänzend zur Schulmedizin und nur unter fachärztlicher Aufsicht. Anmerkung: Die Original-Rezeptur ist u. a. mit Geierschnabel, Elfenbein und ist heute aus ökologischen Gründen nicht mehr möglich.*

## MISTEL (KRAUT, EXTRAKT)

**Bitte nur nach Rücksprache mit (Fach-)Arzt/Ärztin/Heilpraktiker(in)/Apotheker(in) anwenden.**

Die Mistel, bei den alten Römern als „ubera" bezeichnet (von uber = reichhaltig, üppig: wegen ihres üppigen Wuchses), ist neben Dinkel, Wermut, Bertram, Gundelrebe, Quendel, Eberwurz und Aalgalle ein starkes Immunstimulans und Krebsmittel bei Hildegard („de ugera" (sehr warm), „Physica" 1-137): „... Die Ugera ist sehr warm und hat eine gewisse Schärfe in sich, die so stark ist, dass sie sogar große und starke Geschwüre zerbricht." Die Mistel ist eine wichtige Heilpflanze für Komposita in der Krebstherapie. Sie wirkt blutdrucksenkend, abwehrsteigernd und hemmt das Krebszell-Wachstum. Die Mistel, die zu den entgiftenden Heilpflanzen gehört, hat sich auch in Menstruations-Teemischungen bewährt.

## RP. BLASEN-/NIEREN-SALBE (S-Ü/93)

Die Rezeptur finden Sie bei Zystitis. **Anwendung:** Reiben Sie mit der Blasen-/Nieren-Salbe nach Hildegard mehrmals täglich, vor allem abends vor dem Schlafengehen, die betroffenen Stellen ein. Indikationen sind Tumorschmerzen im kleinen Becken, aber auch in Knochen und Gelenken.

RP. BEINWELL-WERMUT-SALBE (S-Ü/91)

**Bitte nur nach Rücksprache mit (Fach-)Arzt/Ärztin/Heilpraktiker(in)/Apotheker(in) anwenden.**

| | |
|---|---|
| Beinwell (Wurzel und Kraut) | 2,5 g |
| Wermut | 2,5 g |
| Hirschtalg oder neutrale hypoallergene Grundlage mit Olivenöl | auf 20,0 g |

**Anwendung:** *Die Salbe ist sehr gut gegen Tumorschmerzen, darf aber nur ergänzend zur Schulmedizin und nur unter fachärztlicher Aufsicht angewendet werden.*

**Bitte nur nach Rücksprache mit (Fach-)Arzt/Ärztin/Heilpraktiker(in)/Apotheker(in) anwenden.**

Weitere Phytotherapeutika, die nach individueller Austestung ergänzend in der Krebstherapie eingesetzt werden können, sind u. a. Bilsenkraut, Giftlattich, Herbstzeitlose, Holunder, Huflattich, Lungenkraut, Märzveilchen, Maulbeere, Ölbaum, Quendel, Quitte, Schierling, Storax und Tannensalbe.

## Brustkrebs

Brustkrebs (= Mamma-Karzinom) ist in der westlichen Welt der häufigste bösartige Tumor bei Frauen. Allein in der Bundesrepublik erkranken jährlich ca. 30000 Patientinnen mit weiterhin steigender Tendenz. In meiner gynäkologischen Praxis nimmt Onkologie, insbesondere die ganzheitliche Therapie des Mamma-Karzinoms, einen speziellen Schwerpunkt ein. Als allgemeine Risikofaktoren für eine Brustkrebserkrankung gelten:

Erbliche Belastung, frühe Menarche, späte Menopause, Kinderlosigkeit, späte erste Schwangerschaft, Östrogendominanz, Progesteron-Mangel, -Resistenz, mangelnde Bewegung, Übergewicht, Insulinresistenz.

Moderne Untersuchungen zeigen, wie wichtig die gesunde Ernährung bei der Verhütung und Bekämpfung des Brustkrebses ist. Experimente an japanischen Emigranten nach Nordamerika zeigten eine rasche Anpassung der Erkrankungsrate an das Gastland. Genetische Faktoren können dafür nicht verantwortlich sein, eher westlicher Lebens- und Ernährungsstil. Schon in den 60er Jahren fand man heraus, dass in westlichen Ländern hohe Kalorien- und Fettzufuhr mit hoher Brustkrebsrate korreliert. Daraufhin schätzte man, dass bei einer Reduktion des Fettverzehrs um die Hälfte auch die Brustkrebsrate um die Hälfte abnehmen könnte. Möglicherweise kommt der Ernährung während der Jugend, wenn das Brustfettgewebe schnell wächst, eine größere Bedeutung zu als eine fettreiche Ernährung im Erwachsenenalter. Eine chinesische Studie an 30000 Erwachsenen ergab ein allgemein vermindertes Krebsrisiko durch eine Ergänzung der Nahrung mit einem Kombinationspräparat aus b-Karotin, Vitamin D, Vitamin E und Selen.

**Optimale Ernährung**

Zu meiden sind Genussgifte im Allgemeinen (Alkohol, Tabak – passiv und aktiv inhaliert – und Koffein). Kaffee enthält Kanzerogene (u. a. Methoxiglioxal, Katechol, Chlorogensäuren, Neo-Chlorogensäuren). Koffein kann auf östrogenabhängige Zellen mutagen wirken. So wenig Alkohol wie möglich: Dieser wirkt als Lösungsmittel und kann die Effekte von Endokrinen Disruptoren, vor allem von diversen Metall-Östrogenen potenzieren. So wenig wie möglich tierische Fette. In diesen kumulieren Schwermetalle, Pestizide, Lösungsmittel etc. Am meisten Schwermetalle enthalten rote Fleischsorten: Schweine-, Kalb-, Rindfleisch und Wild. So viel wie möglich Lebensmittel reich an pflanzlichen Phenolsäuren, Getreide, Früchte (v. a. Birnen, Äpfel, Zitrusfrüchte), Gemüse,

Nüsse, Kartoffeln (enthalten Gallussäure, Chlorogensäuren). Speziell Blumenkohl kann protektiv wirken, da er das Wachstum östrogenabhängiger Zellen stark hemmt.

**Brustkrebs-Vorsorge:** Wichtig ist die regelmäßige Selbstbeobachtung und -untersuchung der Brust. Wir empfehlen gemäß der sogenannten S-3-Leitlinien das Mammografie-Screening zwischen dem 50. und 70. Lebensjahr, alle 2 Jahre. Die Auswertung erfolgt nach BIRADS (I, II, III, IV, V) von zwei unabhängigen Ärzt(inn)en. Die Mammografie hat zur Brustkrebs-Frühdiagnose nach wie vor einen wichtigen Stellenwert. Da der Brustkrebs gerade bei jüngeren Frauen immer stärker zunimmt, sollte die erste Basis-Mammografie ggf. sogar schon mit 40 Jahren durchgeführt werden.

**Grenzen der Mammografie:** Die Röntgen-Mammografie hat nach wie vor einen wichtigen Stellenwert in der Brustkrebs-Früh-Erkennung. Sie ist jedoch leider bei weitem nicht so erfolgreich, wie viele immer noch annehmen. Neuere Studien und Auswertungen zur Nutzenbewertung der Reihenuntersuchung von Frauen liefern ernüchternde Ergebnisse: Eine Studie aus Kopenhagen zur Mammografie-Reihenuntersuchung kam zu folgendem Ergebnis: Die Sterblichkeit durch Brustkrebs ist bei den untersuchten dänischen Frauen mit Mammografie über 10 Jahre nicht niedriger als in den Gebieten ohne Mammografie. Bei den 55-bis 74-jährigen Frauen rechnete sich ein jährlicher Rückgang der Brustkrebssterblichkeit von weniger als 1 Prozent. Bei den Kontrollen wurde eine verminderte Sterblichkeit von 2 Prozent errechnet. Bei den nicht untersuchten jüngeren Frauen sank die Brustkrebssterblichkeit stärker als in der Gruppe der mittels Mammografie untersuchten Frauen. Daher vermuteten die Autoren andere Einflussfaktoren, wie z. B. verändere Risikofaktoren und/oder verbesserte Therapien als Grund für den Rückgang und nicht die Mammografie-Reihenuntersuchung. Bei den 50-bis 64-jährigen britischen Frauen war dieser Rückgang bereits vor der Einführung des Untersuchungsprogramms nachzuweisen. Folgen der „Überdiagnose": Die Zahl der Wiedereinbestellungen von Frauen ist zu hoch und ergibt meist nur mehr falschpositive Befunde, d. h. ein Brustkrebs wird diagnostiziert, wo gar keiner ist. Diese Überdiagnosen sind abhängig von der Art des Tumors und betragen zwischen 5 und 50 Prozent. Als Folge davon steigt die Zahl der vorgenommenen Brustoperationen um 30 Prozent und die Zahl der Operationen mit Brustentfernung um 20 Prozent. Die Folgetherapien (Chemo-, Strahlen- und Hormontherapien) steigen ebenfalls.

In unserer Praxis haben wir mehrere integrative strahlenfreie Methoden:

- Die sogenannte Mamma-Elastografie (strahlenfrei)
- Die 4-D-Hochfrequenz-Ultraschall-Computer-Tomografie (strahlenfrei)
- Die strahlenfreie Infrarot-Radiografie.

**Mamma-Elastografie:** Bei sehr dichtem Brustdrüsengewebe (ACR Grad 3 und Grad 4), wo der Mammografie-Befund oft nur eingeschränkt beurteilbar ist, sowie bei allen (potentiell) pathologischen Hochfrequenz-Mamma-Sonografie-Befunden, vor allem BIRADS III, IV und V, hat sich die Elastografie neben dem 4-D-Hochfrequenz-Ultraschall-CT sehr bewährt. Die Elastografie nutzt das Prinzip, dass Tumorgewebe häufig fester, derber, unelastischer oder (teilweise) inhomogener ist als gesundes Gewebe. Die Kompressions-Eigenschaften sind oft charakteristisch gegenüber dem umgebenden Gewebe verändert. Mittels der Elastografie werden sogenannte visko-elastische Eigenschaften des Gewebes sichtbar.

**4-D-Hochfrequenz-Ultraschall-Computer-Tomografie (strahlenfrei):** Mittels dieses modernen strahlenfreien Verfahrens können Organe dreidimensional dargestellt und millimeterweise schichtweise dargestellt werden. Die vierte Dimension ist zusätzlich zur dreidimensionalen Darstellung die Ist-Zeit. Auch kann dreidimensioal mittels 3-D-Farbdoppler die Durchblutung der Brustdrüse beurteilt werden. Brusttumoren haben oft eine andere Durchblutung als normales Brustdrüsengewebe.

**Infrarot-Radiografie Mammovision®:** Seit 2005 setzen wir in unserer Praxis auch die Mammovision® als komplementäre technische Mamma-Diagnostik-Methode ein. Brustveränderungen können charakteristische Änderungen des Infrarotspektrums zeigen. Wir messen bei der Methode standardisiert in 2 Schritten. Die Messung kann in Regenbogenfarben oder schwarz-weiß ausgewertet werden. Bei Patientinnen ohne erhöhtes anamnestisches Risiko führen wir die Infrarotdiagnostik zwischen dem 30. und 50. Lebensjahr alle 2 Jahre durch, ab dem 50. Lebensjahr jährlich. Bei erhöhtem anamnestischen Risiko (Mamma-Ka. in der Familie, Mastopathie höheren Grades, Z. n. hormonabhängigem Tumor etc.) jährlich. In unserer speziellen Brustkrebsrisiko-Sprechstunde führen wir nach einer gezielten Risiko-Anamnese eine individuelle Risikoanalyse mit ausführlicher Beratung durch. Ein besonders hohes Mamma-Karzinom-Risiko haben Patientinnen mit den sogenannten BRCA-1- oder BRCA-2-Gen-Mutationen sowie mit Mamma-Karzinom in der Familie (Mutter, Schwester, Tante, Großmutter). Bei der Beurteilung der Mammovision® sind v. a. wichtig die Symmetrie, die Temperatur und die Gefäßmuster. Beurteilt und beschrieben werden sog. Hitze- bzw. Wärmemuster, u. a. die Größe, Morphologie, Struktur und Verteilung von Hitze- bzw. Wärmearealen, jeweils vor und nach Abkühlung. Im Frühstadium von bösartigen Brusttumoren kann es zu einer Zunahme der Gefäßintensität, zu neuen pathologischen Gefäßmustern, leichteren Strukturinhomogenitäten, leichteren Asymmetrien, kleineren persistierenden Wärmearealen kommen. Im fortgeschritteneren Stadium zu heißen Arealen mit atypischen Strukturen, unveränderten heißen Signalen (= hot signs), starken inhomogenen Gefäßstrukturen (= hot spots), sog. heißen Spikulierungen (= hot spikes), heißen Spinnen (= hot spiders) etc. Die integrativen strahlenfreien Methoden Mamma-Elastografie, 4-D-Hochfrequenz-Ultraschall-Computer-Tomografie, Infrarot-Radiografie und das Mammovision® können mehr diagnostische Sicherheit bringen.

### Umweltgifte verursachen Brustkrebs

Aus umweltmedizinischer Sicht sollte bei allen Risikopatientinnen neben einem endokrinologischen Screening auch ein Umwelt-Schadstoff-Screening durchgeführt werden. Es ist inzwischen durch große umweltmedizinische Studien nachgewiesen, dass entsprechende Schadstoffe Brustkrebs fördern können. Dass insbesondere immer mehr junge Frauen an Brustkrebs erkranken, liegt auch daran, dass wir alle täglich mit vielen Schadstoffen belastet werden. Luft, Boden und Wasser enthalten Schadstoffe: Über die Nahrung nehmen wir Hormon-, Nerven- und Immungifte auf. Überall können uns Pestizide, Lösungsmittel, Weichmacher, Dioxine, Furane, Cyclische Aromaten begegnen. Und dies alles sind Umweltgifte, die Frauenkrankheiten verursachen können.

Für die Therapie von Brustkrebs gibt es Leitlinien, die jede/r onkologisch tätige Arzt/Ärztin kennt und befolgt. Die vier großen

Säulen sind Operation, Bestrahlung, Chemotherapie und (Anti-) Hormontherapie.

**Wann reicht die Brustkrebs-Therapie nach Leitlinien aus?**
Es gibt Gott sei Dank viele Befunde, wo die Therapie gemäß Leitlinien sehr erfolgreich ist: Befunde mit „guter Prognose“, Befunde „im Früh-Stadium“ (pT1 pN0).
**Befunde im Frühstadium:** Dank besserer Aufklärung (über Risiken, Prävention), effektiverer Brustkrebs-Vorsorge (v. a. Mammografie-Screening) und verbesserter Zusammenarbeit zwischen Onkolog(inn)en in Klinik und Praxis gibt es immer mehr Befunde im Früh-Stadium, wo die Therapie nach Leitlinien meist ausreicht.
**Befunde mit „schlechterer Prognose“:** Leider gibt es viele „Befunde mit schlechterer Prognose“ (sog. Tumoren pT > 2 cm, G 2, G 3, HER 2 neu Überexpression, Gefäßinvasion, N 1, N 2, N 3 etc.). Sie bilden sehr früh Mikrometastasen, zerstören die Mitochondrien gesunder Zellen, blockieren Hormon-Rezeptor-Mechanismen, wachsen besonders schnell im Entzündungs-Milieu, schwächen das Immunsystem.

Die „standardmäßige“ Therapie gemäß Leitlinien bringt hier leider oft nur kurze bzw. scheinbare „Remissionen“. Patient(inn)en und Onkolog(inn)en sind frustriert. Die moderne „Brustkrebs-Stammzell-Forschung“ und die „Mitochondriale Onkologie“ liefern Erklärungen dafür, warum die Prognose solcher Befunde schlecht ist, insbesondere dann, wenn nur eine Therapie gemäß Leitlinien durchgeführt wird.

## Ganzheitliche Therapie-Ansätze

**Behandlung der Ursachen:** Für Brustkrebs gibt es keine monokausale Therapie, aber eine Ursachen-orientierte Therapie. Brustkrebs hat 1. genetische, 2. seelische, 3. hormonelle, 4. infektiologische, 5. immunologische und 6. toxische Ursachen. Beispielsweise erfordert ein höheres genetisches Risiko eine deutlich intensivere Vor- und Nachsorge.

**Seelische Faktoren:** „Die Seele der Therapie ist die Therapie der Seele“ (Hl. Hildegard von Bingen). Alles, was (schwer) kränkt, macht (schwer) krank: Seelische Gifte meiden, Stress reduzieren“, „Loslassen “ kann krebserregenden sog. „oxidativen Stress“ vermindern. Der Weg ist das Ziel: Möglichst lange „sinn-voll“ leben.

**Hormonelle Faktoren:** Eine ganz entscheidende Rolle spielen die Hormone. Östrogen-produzierende Stoffwechselwege müssen geblockt werden. Keine östrogen-haltige oder –förderne Nahrung. Fette und falscher Fettstoffwechsel fördern östrogen-abhängige Tumoren (Brust-, Gebärmutter-, Eierstock-Krebs). Zucker und falsche Zuckerstoffwechselwege haben ähnliche Effekte (Zucker wird in Fett umgewandelt). Möglichst wenig tierische Fette. Viele pflanzliche Omega-3-Fettsäuren.

**Entzündungen als (Teil-)Ursachen:** Entzündungs-Herde und -Prozesse (v. a. chronisch schleichende Entzündungen) schwächen das Immunsystem und können Krebs, Metastasen und Rezidive fördern. Je länger Entzündungen bestehen und je schlechter die Immunabwehr, desto größer ist das Krebs-, Metastasen- und Rezidiv-Risiko. Herde und Infektionen müssen entdeckt und schonend beseitigt werden.

**Immundefizit als (Teil-)Ursache:** Wenn Brustkrebs wächst, ist die Immunabwehr nicht fit genug. Das Immun-System hängt vom seelischen und körperlichen Wohlbefinden ab. Eine gezielte Psychosomatische Analyse und Immunologische Blut-Analyse kann Schwachstellen zeigen. Brustkrebs-Zellen haben gestörte Mitochondrien-Funktionen. Das Redox-Gleichgewicht ist verschoben. Individuelle Infusions-Therapien können das Immunsystem optimieren.

**Giftstoffe als (Teil-)Ursache:** Entgiftung ist entscheidend, da viele Umweltgifte Brustkrebs fördern können. Gezielte Maßnahmen sind nötig, um gesunde Zellen vor krebsfördernden Stoffwechsel- und Umweltgiften zu schützen. Sogenannte „Xeno Estrogene" und „Metall Estrogene" blockieren normale hormonelle Regelkreise und Rezeptor-Mechanismen. Dadurch wird oft die Therapie mit Anti-Östrogen- und Aromatase-Hemmern unwirksam. Körpereigene Entgiftungsmechanismen können aktiviert und Reparaturmechanismen unterstützt werden. Dadurch kann die Entstehung von Rezidiven und Metastasen verhindert oder verzögert werden. Gesunde Lebensweise, individuelle entgiftende oder immun-modulierende Nahrungsmittel-Ergänzungen, High-Dose-Antioxidantien-Infusionen und die individuelle Entgiftung mit sog. „Chelatoren" (wie z. B. EDTA, DMPS, DMSA u. a.) können krebsfördernde Schwermetalle binden, eliminieren und somit u. a. die Therapie mit Antiöstrogenen und Aromatase-Hemmern effektiver machen.

**Zusammenfassung:** Die bestehenden Leitlinien sind unverzichtbar. Dank guter Aufklärung (über Risiken, Prävention), effektiverer Brustkrebs-Vorsorge (v. a. Mammografie-Screening) und nicht zuletzt wegen der guten Zusammenarbeit zwischen Onkolog(inn)en in Klinik und Praxis gibt es immer mehr Befunde im Früh-Stadium.

Hier kann die Therapie nach Leitlinien ausreichend sein. Leider gibt es aber auch Befunde „mit schlechter Prognose“. Das Rezidiv- und Metastasen-Risiko ist sehr hoch. Die Resultate der Therapie nach Leitlinien sind schlecht. Hier ist es sehr sinnvoll, bereits zum Zeitpunkt der Primärtherapie (vor und nach Operation, zwischen Bestrahlungen und Chemotherapie-Sitzungen) ggf. vorhandene seelische, endokrinologische, infektiologische, immunologische Defizite auszuschließen oder richtig zu behandeln. Mit den oben gezeigten, zusätzlichen integrativen Maßnahmen kann in der Nachsorge die Lebensqualität deutlich verbessert und ggf. das sogenannte „rezidivfreie Intervall“ (Zeitspanne bis zum Auftreten eines Rezidives) z. T. deutlich verlängert werden.

**Immunsystem stärken:** Immundefizite können Entzündungen und hormonelles Ungleichgewicht fördern. Eine spezielle Immun-Analyse, z. B. in Form einer sogenannten Lymphozytendifferenzierung kann zeigen, ob ggf. immunologische Schwachstellen bestehen. Ein Mangel an Natürlichen Killerzellen, T-Helfer, T-Suppressorzellen oder B-Lymphozyten sowie eine Interleukin-Verschiebung sollten behandelt werden, z. B. mit hochdosierten Antioxidantien. Bewährt haben sich Vitamin-C-Infusionen (Hochdosis), ggf. plus Folsäure, Vitamin-B-Komplex, reduziertem GSH etc. Gegen lokale Immundefizite und Inflammationen im gynäkologischen Bereich (Vagina, Uterus) können ggf. Vaginalzäpfchen mit high dose Vitamin D und GSH (Reduziertem Glutathion) helfen. Der Erfolg einer Immuntherapie zeigt sich bei der Kontroll-Lymphozyten-Differenzierung u. a. an einer Normalisierung der T- und B-Lymphozyten sowie der Interleukin-Zellen. Insbesondere kommt es bei der richtigen Therapie zu einer raschen Normalisierung der T-Helfer-, T-Suppressor-Zellen sowie der NK-Zellen (= Natürliche Killerzellen, wichtig für die Krebsabwehr).

**Den Körper entgiften:** Wie schon erwähnt, können einige Schwermetalle wie Östrogene wirken (vor allem Blei, Quecksilber, Cadmium, Arsen, aber auch im Überschuss vorhandenes Eisen) und Östrogen-Rezeptoren blockieren, wobei es sich hierbei meist um eine (von der GSH- und GST-Konzentration abhängige) kompetitive Hemmung handelt. Aufgabe ist es, die weitere Zufuhr dieser Stoffe zu vermeiden und die metallöstrogene Wirkung aufzuheben.

**„Iron Overload" vermeiden:** Eine besondere Rolle scheint überschüssiges zweiwertiges Eisen zu spielen. Es kann u. a. oxidativen Stress verursachen bzw. vermehren, Oxidasen aktivieren, die Bildung von Wasserstoffperoxid und Hydroxyl-Radikalen (= „Fenton-Reaktion") bewirken, Methionin-, Histidin- und Tryptophanreste sowie Thiolgruppen von Cystein zerstören und somit in der Folge zu einem erhöhten Glutathion- und Vitamin-C-Verbrauch beitragen. Hier sind hochdosierte Vitamin-C-Infusionen und Antioxidantien-Infusionen sinnvoll.

Bei Östrogendominanz sollte – außer bei einer ausgeprägten Anämie – nach Möglichkeit keine Eisenzufuhr erfolgen.

Prävention von Brustkrebs bei Frauen mit erhöhtem genetischem oder familiärem Risiko:

Hormone messen, v. a. Östrogene und Gestagene (s.u.).
Regelmäßig Mamma-Infrarot-Radiografie (Mammovision®)und 4-D-Ultraschall-CT (strahlenfrei) und ggf. Mamma-Elastografie.
Regelmäßig Immunstatus messen, bei Immundefiziten ggf. Immuntherapie, regelmäßig entgiften, Chelat-Therapie, Stress reduzieren, Ernährung schadstoffarm. Tierische Fette stark redu-

zieren, Alkohol und Zucker stark einschränken.
Hormon-Analyse bei Brustkrebs-Risiko-Patientinnen
Östrogenmaxima (Östradiol, Östron zu Zyklusmitte = 14. Zyklustag von 28 Zyklustagen)
Verhältnis zwischen Progesteron, Hydroxyprogesteron, Östron, Östradiol etc. in der Mitte der zweiten Zyklushälfte (ca. 20. Zyklustag von 28 Zyklustagen)
hormonelle Brustkrebs-Prävention (individuell)
Östrogendominanz vermeiden, Schwermetalle ausleiten, Chelat-Therapie.
Progesteron-Mangel vermeiden, Progesteron laborkontrolliert substituieren.

**Ggf. zur Vorbeugung bei Progesteron-Mangel/-resistenz: Progesteronsubstitution (zweite Zyklushälfte)**

**Bitte nur nach Rücksprache mit (Fach-)Arzt/Ärztin/Heilpraktiker(in)/Apotheker(in) anwenden.**

Progesteron-Substitution: Es gibt sowohl Fertigpräparate als auch Rezepturen mit naturidentischem, mikronisiertem Progesteron. Dieses Progesteron wird angeboten als orale Kapseln (50 mg bis 200 mg), vaginale Ovula, rektal anzuwendende Suppositorien, Hautsalben (3%ig bis 10%ig) und -gele.

**Progesteron-ähnliche/-fördernde Hildegard-Heilpflanzen**

**Bitte nur nach Rücksprache mit (Fach-)Arzt/Ärztin/Heilpraktiker(in)/Apotheker(in) anwenden.**

Hildegard verfügt auch über zahlreiche Heilpflanzen für Komposita, die progesteron-ähnlich bzw. -fördernd wirken können. Am besten ist heute wohl der Mönchspfeffer (Mönchskraut) untersucht. Man weiß um die hervorragende progesteron-ähnliche bzw. -fördernde Wirkung des Mönchskrautes.

Darüber hinaus haben sich für Komposita im gynäkologischen Bereich mit zyklusstabilisierender und progesteron-ähnlicher bzw. -fördernder Wirkung u. a. bewährt.

**Bitte nur nach Rücksprache mit (Fach-)Arzt/Ärztin/Heilpraktiker(in)/Apotheker(in) anwenden.**

[Weinraute], [Rainfarn], Mönchspfeffer, Frauenmantel, Schwertlilie, Steinsamen, schwarze Johannisbeere, Kamille, Ysop, Zypresse.

### RP. FRAUENTROPFEN „G“ (S-Ü/98)

**Bitte nur nach Rücksprache mit (Fach-)Arzt/Ärztin/Heilpraktiker(in)/Apotheker(in) anwenden.**

Für die Rezeptur können Sie die jeweiligen Urtinkturen anwenden:

| | |
|---|---|
| [Raute] Ruta D4 | 10 ml |
| [Rainfarn] Tanacetum D4 | 10 ml |
| Mönchspfeffer | 30 ml |
| Frauenmantel | 30 ml |
| Schwertlilie | 10 ml |
| Steinsamen | 10 ml |

**Anwendung:** *Sie können ein- bis dreimal täglich 10 bis 30 Tropfen mit Wasser oder Tee verdünnt zu den Mahlzeiten einnehmen.*

### RP. MÖRKRUT-TEE, 100 G MISCHUNG (S-Ü)

**Bitte nur nach Rücksprache mit (Fach-)Arzt/Ärztin/Heilpraktiker(in)/Apotheker(in) anwenden.**

| | |
|---|---|
| Mönchspfeffer | 25 g |
| Frauenmantel | 25 g |
| Schwertlilie | 5 g |
| Steinsamen (Wurzelkonzentrat) | 5 g |
| Schafgarbe | 20 g |
| Kamille | 20 g |

**Zubereitung:** *Bereiten Sie den Tee nach Ihrem Geschmack zu, allerdings sollte er nicht zu stark sein.*
**Anwendung:** *Trinken Sie ein- bis dreimal täglich 1 bis 3 Tassen Tee zu den Mahlzeiten.*

### RP: PAFFUM-TROPFEN, 250 ML (S-Ü)

**Bitte nur nach Rücksprache mit (Fach-)Arzt/Ärztin/Heilpraktiker(in)/Apotheker(in) anwenden.**

Verwenden Sie von allen Heilpflanzen nur die Urtinkturen.

| | |
|---|---|
| Frauenmantel | 75 ml |
| Mönchspfeffer | 75 ml |
| Schwertlilien | 25 ml |
| Steinsamen | 25 ml |
| [Rainfarn] Tanacetum D4 | 25 ml |
| [Raute] Ruta D4 | 25 ml |

**Zubereitung:** *Alle Urtinkturen mischen und gut schütteln.*
**Anwendung:** *Nehmen Sie ein- bis dreimal täglich 10 bis 50 Tropfen mit Wasser oder Tee verdünnt zu den Mahlzeiten ein.*

In jedem Fall sollte auf eine ausreichende Glutathion-Zufuhr geachtet werden (am besten über hochdosierte Infusionen). Xeno- und Metall-Östrogene können so besser von den Rezeptoren verdrängt werden (Schwefelbrücken), und eine Bindung der nun freien Schwermetalle an therapeutisch verabreichte Chelatbildner wird möglich. Dadurch kann eine spezielle Entgiftung mit Chelaten (z. B. DMPS, DMSA, DPTA, EDTA etc. ) wirksamer werden.

**• • • Aus unserer Praxis • • •**

**Krankengeschichte:** C. L., 55 Jahre, Lektorin in großem juristischem Verlag, kommt erstmals in unsere Praxis zur Routine-Krebsvorsorge. Die letzte Vorsorge war vor ca. 4 Jahren woanders noch in Ordnung. Die letzte Regel war vor etwa acht Jahren, familiär liegen keine Krebsrisiken vor. Frau L. hat beruflich sehr viel Stress und Ärger (Mobbing).

**Untersuchungsbefund:** Vulva und Vagina sind sehr trocken, der Muttermund ist optisch in Ordnung. Der Abstrich ergibt einen Normalbefund (PAP II). Bei der Abtastung der Brust ist kein Knoten tastbar. Die Basis-Mammografie war in einer radiologischen Praxis vor einem halben Jahr unauffällig gewesen. Die Patientin erhält auf Wunsch eine Infrarot-Thermografie (Mammovision®) und ein 4-D-Mamma-Ultraschall-CT. Hier zeigt sich rechts oben außen ein ca. 1,5 Zentimeter großes auffälliges Areal. Im Ultraschall-CT ein echoarmes, stark durchblutetes Areal, das Kriterien der Bösartigkeit aufweist. Dieser Herd ist nicht tastbar. In unserer Mamma-Hochfrequenz-Elastografie ergibt sich ein hochsuspekter Befund. Ein Operationstermin wird vereinbart.

**Therapie:** Vor der Operation (bei abnehmendem Mond) beginnen wir eine immunstimulierende Therapie mit Antioxidantien-Infusionen und Ozon-Eigenblut-Behandlung. Die Patientin nimmt Hildegard-Lymph-, Wund- und Stärkungstabletten ein und geht in körperlich gutem Zustand zur OP. Es wird brusterhaltend operiert: Neben dem 1,5 cm großen Brustkrebs werden in der Achselhöhle liegende Lymphknoten entfernt. Bei der Gewebeprobenuntersuchung wird ein schnell wachsender Krebstyp festgestellt, die axillaren Lymphknoten sind tumorfrei und die Hormonrezeptoren negativ.

**Weiterbehandlung:** Nach der Entlassung aus der Klinik erfolgt bis zur Nachbestrahlung erneut eine intensive Immuntherapie mit

Ozon-Eigenblut-Behandlungen und Antioxidantien-Infusionen. Des Weiteren wird Akupunktur durchgeführt, um Psyche, Lymph- und Immunsystem zu stärken. Die Patientin erhält einen Hildegard-Therapieplan für den Zeitraum der Bestrahlung und nimmt dann u. a. Lymph-, Stärkungs-, Nerven-, Leber- und Nieren-Mischungen ein.
Die Bestrahlung erfolgt ambulant im benachbarten Klinikum. Die Immun-Infusionen führen wir weiterhin durch. Alle zwei Wochen findet zudem ein langes psychosomatisch-onkologisches Gespräch statt. Dabei wird über Kränkungen, Konflikte, Ärger, Kummer und viele psychosomatische Krebs-(Teil-)ursachen gesprochen. Die Patientin macht eine Familienaufstellung. Konflikte werden bearbeitet und gelöst. Ergebnis: Die vorgenannte Immuntherapie einschließlich psychosomatischer Therapie wird fortgesetzt. Außerdem verordne ich der Patientin Hildegard-Medizin: Sie reibt sich regelmäßig mit Veilchen-Salbe ein, nimmt Lymph-Elixier, Leber-, Stärkungs- und Nerven-Tabletten und unterzieht sich regelmäßigem Aderlass nach Hildegard. Zusätzlich erhält sie weiterhin regelmäßig Antioxidantien (Alfa-Liponsäure, Multi-Enzym-Komplex, Coenzym Q 10 in hoher Dosis). Der Patientin geht es wieder sehr gut. Zur Vorbeugung und auch Therapie von Verbrennungen, Verbrühungen, Bestrahlungen und auch bei Ekzemen kann die Wundsalbe helfen.

### RP. WUNDSALBE (S-Ü/94), 50 G SALBE ENTHALTEN

**Bitte nur nach Rücksprache mit (Fach-)Arzt/Ärztin/Heilpraktiker(in)/Apotheker(in) anwenden.**

| | |
|---|---|
| Leinsamen | 8 g |
| Schafgarbe | 2,5 g |
| Sanikel | 2,5 g |

| | |
|---|---|
| Veilchen | 2,5 g |
| Vogelmiere | 1,0 g |
| Kerbel | 1,0 g |
| Johanniskraut | 2,5 g |
| Dexpanthenol | 0,5 g |
| Vitamin E | 0,5 g |
| Rosenöl | 5 Tropfen |
| Salbengrundlage | 50 g |

**Zubereitung:** *Mischen Sie alle Heilkräuter, Vitamine und das Öl mit der Salbengrundlage.*

**Anwendung:** *Die Salbe trägt zur schnellen Heilung von verbrannter Haut bei und ist daher besonders gut nach Bestrahlungen anzuwenden. Sie hilft auch bei Ekzemen. Reiben Sie die betroffenen Stellen nach Rücksprache mit Ihrem Arzt ein. TIPP: Sie können die Salbe auch zur Vorbeugung gegen Sonnenbrand oder zur Linderung von Sonnenbrand benutzen.*

**Anmerkungen zur Rezeptur:**

***Vogelmiere*** (Sternmiere): bei Hildegard „de syme" (kalt), lat. Stellaria media, „Physica" 1-157: „Wenn Maden oder Würmer einen Menschen auffressen." Vogelmiere eignet sich gut für Komposita zur Wundheilung. Sie hat eine desinfizierende, schmerzlindernde und wundheilende Wirkung. Neben den wirksamen Saponinen hat die Vogelmiere ebenfalls einen hohen Gehalt an Kalium.

***Kerbel*** (Wurzel, Blätter): Bei Hildegard „de kirbele" (trocken, mehr warm als kalt), „Physica" 1-70. Kerbel ist sehr brauchbar bei Heilzwecken zur äußeren Anwendung. Er heilt Bruchwunden der Eingeweide.

### RP. WUNDTABLETTEN (S-Ü/94)

**Bitte nur nach Rücksprache mit (Fach-)Arzt/Ärztin/Heilpraktiker(in)/Apotheker(in) anwenden.**

| | |
|---|---|
| Schafgarbe | 3 g |
| Veilchen | 1 g |
| Johanniskraut | 2 g |
| Vogelmiere | 1 g |
| Sanikel | 2 g |
| Kerbel | 1 g |

**Zubereitung:** *Die Kräuter mischen, pulverisieren und zu Tabletten* pressen. **Anwendung:** *Individuell. Nehmen Sie bei Bedarf ein- bis dreimal täglich 1 bis 3 Tabletten mit Tee oder Wasser. Die Tabletten helfen bei Wunden aller Art, z. B. nach Verletzungen, bei Brüchen sowie vor und nach Operationen.*

### RP. WUNDKRÄUTER-TEE (S-Ü/94)

**Bitte nur nach Rücksprache mit (Fach-)Arzt/Ärztin/Heilpraktiker(in)/Apotheker(in) anwenden.**

| | |
|---|---|
| Schafgarbe | 30 g |
| Veilchen | 10 g |
| Johanniskraut | 20 g |
| Vogelmiere | 10 g |
| Sanikel | 20 g |
| Kerbel | 10 g |

**Anwendung:** *Individuell, als Tee oder für Umschläge, nach Absprache mit Ihrem Arzt. Die Kräutermischung hilft bei Wunden aller Art.*

### WUNDKRÄUTER-ELIXIER (S-Ü/94)

**Bitte nur nach Rücksprache mit (Fach-)Arzt/Ärztin/Heilpraktiker(in)/Apotheker(in) anwenden.**

| | |
|---|---|
| Schafgarbe | 7,5 g |
| Veilchen | 2,5 g |
| Johanniskraut | 5 g |
| Vogelmiere | 2,5 g |
| Sanikel | 5 g |
| Kerbel | 2,5 g |
| Honig | 50 g |
| Weißwein | auf 500 ml |

**Zubereitung:** *Kräutermischung herstellen und in Weißwein abkochen. Bewahren Sie das Elixier an einem dunklen Ort auf.*

**Anwendung:** *Individuell nach Rücksprache mit Ihrem Arzt.*

# 3

# DIE 5 SÄULEN DER HILDEGARD-MEDIZIN

Die Hildegard-Therapie – ein ganzheitliches Therapieverfahren für ein langes gesundes und aktives Leben – steht auf den folgenden fünf Säulen:

1. **Die Seele nähren**
2. **Sich gesund ernähren**
3. **Die Abwehr stärken**
4. **Sich regelmäßig entgiften**
5. **AGE BREAKING (lange sinn-voll leben)**

## *1. Säule: Die Seele nähren*

*(siehe auch Säule 5 „AGE BREAKING")*

Psychosomatische Therapiekonzepte: Die heilige Hildegard gibt nicht nur eine zusammenhängende Beschreibung von Gesundheit und gesundem Leben, sondern darüber hinaus auch Hinweise auf Krankheitsentstehung, Krankheitsverhütung und Therapie. Auf dieser Grundlage wäre es vielleicht möglich, ein Bild davon aufzuzeichnen, was ein gesunder Mensch machen und was er nicht machen soll, um seine Gesundheit zu bewahren. Die folgenden Verhaltensweisen sind nach unserer Ansicht geeignet, um seelische Dimensionen zu stabilisieren:

### Harmonisierung der Seele

- Sich bewusst Zeit nehmen: zum Nachdenken, Meditieren und Beten; für Gespräche mit Freund(inn)en und guten Bekannten; für Begegnungen mit Tiefgang.

- Positiv denken: sich über jeden Tag freuen, an dem man gesund ist – dem Schöpfer dafür danken.
- Sich die Seele „reinhalten“: destruktive und negative Gedanken bewusst meiden; sich die Zeit zu schade werden lassen für destruktive und negative Menschen und Angelegenheiten; Medien und Fernsehen nicht unkritisch konsumieren.
- Sich trotz vieler Enttäuschungen und Rückschläge den Glauben an das Gute bewahren.
- Ordnung in die eigenen Gedanken bringen, Affekte zähmen, sich die eigenen Gefühle bewusst machen.
- Den Schlaf durch Wachsamkeit am Tag pflegen.
- Maßvoll, aber bewusst leben: auf höchsten Bequemlichkeitsstandard verzichten, Luxus einschränken, dennoch das Leben genießen.
- Sich freuen an den schönen Dingen des Lebens: an der Natur, an der Harmonie der Schöpfung.
- Den Lebensrhythmus ordnen, ohne sich total zu verplanen, Raum lassen für Spontanität.
- Sich gesund ernähren und für eine geregelte Funktion der Ausscheidungs- und Entgiftungsorgane sorgen.

### Das Gebet als Kraftquelle

Nach Hildegard kann Gesundheit nur täglich neu errungen werden, wenn Gott es will.

Die Einheit von Körper, Seele und Geist ist nur in Einklang und Harmonie mit der Schöpfung und dem Schöpfer möglich. Ziel der Therapie ist es in der Hildegard-Heilkunde, das Gleichgewicht zwischen Körper, Seele und Geist zu erhalten bzw. wiederherzustellen. Dies geht nach Hildegard nur durch die Harmonie mit der Schöpfung und mit Gott.

Hildegard schreibt: „... Diese Heilmittel sind von Gott gewiesen und werden den Menschen entweder gesund machen oder er muss sterben, oder Gott will nicht, dass er gesund wird." (C.C. 165, 21) Hildegard betrachtet das tägliche Gebet als eine Hauptenergiequelle, die diese lebensnotwendige Verbindung zu Schöpfung und Schöpfer schafft und erhält.

### Seelische Heilmittel aus dem Verständnis der Hildegard-Heilkunde

Wenn du Gott suchst, hast du ihn schon gefunden.
Hast du Gott verloren, hast du alles verloren.
Gott liebt dich so, wie du bist.
Nehme du dich auch so an, wie du bist.
Du bist einzigartig. Vergleiche dich nie mit anderen.
Es hat einen Sinn, dass es dich gibt, dass du hier und heute bist.
Lebe bewusst. Nutze die Zeit so intensiv, als ob heute dein letzter Tag wäre.
Jeder Augenblick ist einmalig. Vergangen ist vergangen. Plane das Morgen, aber lebe heute.
Liebe deinen Nächsten wie dich selbst.
Was du nicht willst, das man dir tu, das füg auch nicht dir selber zu.
Verbringe jeden Tag einige Zeit allein.
Die beste Beziehung ist die, in der jeder Partner den anderen mehr liebt als braucht.
Nicht zu bekommen, was du unbedingt willst, kann ein großer Glücksfall für dich sein.
Messe deinen Erfolg daran, was du dafür aufgeben musstest.
Frage dich, ob das, was du gerade machst, gut ist: für dich, für Mitmenschen und Schöpfung.
Wenn du erkennst, dass du Fehler gemacht hast, versuche sie wiedergutzumachen.
Beginne, wenn du etwas ändern willst, jetzt.

# 2. Säule: Sich gesund ernähren

## Wichtige Prinzipien der Hildegard-Medizin

Die Hildegard-Medizin hat einen sehr bedeutenden Anteil an der Traditionellen Westlichen Medizin.

Körperliche Krankheiten haben seelische Ursachen.
Der Mensch ist wichtiger Teil der Schöpfung.
Der Mensch ist auch durch die Elemente ein bedeutender Teil des Kosmos.
Die Religion ist ein tragendes Element.
Krankheiten sind Folge von Disharmonie der Säfte und Elemente.
Krankheiten entstehen, wenn der Einklang mit dem Schöpfer und der Schöpfung fehlt.

Hildegard hat einige Kriterien, die bei der Entstehung, Behandlung und Vermeidung von Krankheiten eine große Rolle spielen:

Die Leibseelische Konstitution, die Mond-Typisierung und die vier Säfte: Blut, Phlegma, gelbe Galle und schwarze Galle.

In diesem Buch werden traditionelle und moderne Entgiftungsverfahren behandelt:

**Entgiftungsverfahren:**
Aderlass, Schröpfen, Brennkegel, Fasten, Schwitzen (Sport, Sauna), Ölziehen, Trinkkuren, Begleitende Phytotherapie, Darmsanierung, Colon-Hydro-Therapie, Colon-Immun-Stimulations-Therapie (C.I.S.T.) etc.

**Differenzierung von Krankheiten:**

Krankheiten werden bei Hildegard nach diversen Kriterien eingeteilt:

Differenzierung von Krankheiten nach Hildegard:

- Krankheiten mit (überwiegend) inneren Ursachen/äußeren Ursachen
- Krankheiten mit Schwäche-/Leere- oder Fülle-Zustand
- Krankheiten durch zu viel Kälte/durch zu viel Hitz
- Krankheiten durch zu wenig Feuchtigkeit/zu viel Feuchtigkeit

**Kombinierte Krankheiten:**

Meist handelt es sich um Krankheiten, die mehrere kombinierte Ursachen haben, z. B. Feuchtigkeits-Überschuss oder Feuchtigkeits-Mangel, kombiniert mit Schwäche, Leere, Fülle, Kälte oder Hitze etc.

Anamnese (Patientenbefragung/Selbstbefragung):

- Habe ich eine innere Krankheit oder äußere Krankheit?
- Habe ich eine Schwäche-/Leere- oder Fülle-Krankheit?
- Habe ich zu viel Hitze oder zu viel Kälte?
- Habe ich zu wenig oder zu viel Feuchtigkeit?
- Habe ich zu wenig oder zu viel Schleim?
- Brauche ich etwas Warmes, Kaltes, Trockenes, Feuchtes?

Umweltkrankheiten sind vorwiegend/eher durch äußere krankmachende Faktoren verursacht, wie z. B. Wind, Wetter, Kälte, Hitze, Feuchtigkeit, Nässe, Schleim, Trockenheit. Weitere äußere Ursachen sind v. a. Lebensgewohnheiten, Tätigkeiten, Ernährung, Bewegung etc.

Schwäche-/Leere-Krankheit -Selbstbefragung:

Ist meine Krankheit eher chronisch? Leide ich unter Müdigkeit, Leistungsverminderung? Bin ich eher blass? Sind meine Bewegungen schwächlich? Fühle ich mich allgemein schlapp und schwach? Ist meine Atmung eher oberflächlich? Wird mein Schmerz durch Druck besser?
Schwitze ich spontan? Ist mein Zungenkörper blass mit einem geringen Belag? Ist mein Puls eher dünn und schwach zu tasten?

Hildegard-Medizin bei Schwäche-/Leere-Krankheit:
Ernähren Sie sich von Lebensmitteln, die Ihre Leere beseitigen (d. h. Energie zuführen). Sie brauchen nahrhafte Lebensmittel, die mehr Energie zuführen als ableiten. Sie brauchen Original-Rezepturen und -Komposita (Tees, Tinkturen, Elixiere), die Energie zuführen. Meiden Sie Rezepturen, die nicht nähren. Nutzlose Nahrung ist für Sie Küchengift.

Fülle-Krankheit – Selbstbefragung:
Habe ich eine Fülle-Krankheit? Ist meine Krankheit eher akut? Sind meine Bewegungen eher kräftig und stark? Nehmen meine Schmerzen durch Berührung zu? Ist meine Stimme eher laut und klingend? Ist mein Atem rasselnd und schwer? Hat meine Zunge einen dicken Belag?

Hildegard-Medizin bei Fülle-Krankheit:
Ernähren Sie sich von Lebensmitteln, die Ihre Fülle beseitigen (d. h. Energie ableiten). Sie brauchen neutrale, nicht zu fette, füllende Lebensmittel, die mehr Energie ableiten als zuführen. Sie brauchen Original-Rezepturen und -Komposita (Tees, Tinkturen, Elixiere), die Ihre Fülle beseitigen. Meiden Sie fette, nahrhafte Nahrung (diese nährt die Fülle). Meiden Sie Rezepturen, die zu

sehr nähren und verschleimen. Fette und verschleimende Nahrung ist für Sie Küchengift.

Kälte-Krankheit – Selbstbefragung:
Sind meine Extremitäten kalt? Habe ich oft Fieber ohne Schweiß? Habe ich eine Abneigung gegenüber Kälte? Bessern sich meine Beschwerden (z. B. Schmerzen) durch Wärme? Ist mein Zungenkörper geschwollen und blass und hat einen feuchten, weißen Belag?

Hildegard-Medizin bei Kälte-Krankheit:
Ernähren Sie sich von Lebensmitteln, die Ihre Kälte beseitigen. Sie brauchen Lebensmittel, die mehr wärmen als kühlen. Sie brauchen Original-Rezepturen und -Komposita (Tees, Tinkturen, Elixiere), die wärmen. Kühlende, kalte verschleimende Nahrung ist für Sie Küchengift. Meiden Sie Rezepturen, die zu sehr kühlen.

Hitze-Krankheit – Selbstbefragung
Habe ich ein gerötetes Gesicht? Habe ich viel Durst? Habe ich ein allgemeines Hitzegefühl? Habe ich hohes Fieber? Bin ich übernervös, hektisch, agitiert? Habe ich stärkeres Verlangen nach kalten Getränken?

Hildegard-Medizin bei Hitze-Krankheit:
Ernähren Sie sich von Lebensmitteln, die Ihre Hitze ableiten. Sie brauchen Lebensmittel, die mehr kühlen als wärmen. Sie brauchen Original-Rezepturen und -Komposita (Tees, Tinkturen, Elixiere), die kühlen. Warme, heiße Nahrung ist für Sie Küchengift. Meiden Sie Rezepturen, die zu sehr wärmen.

Fülle und Hitze – Selbstbefragung:
Habe ich primäre Hitze, Fülle mit Mangel an Befeuchtung? Tendenz zur Fülle (Übergewicht)? Bluthochdruck? Fieber (auch hohes Fieber)? Rotes Gesicht, rote Augen, geröteter Rachen? Schweiß? Trockener Mund und trockene Kehle?

Hildegard-Medizin bei Fülle und Hitze:
Ernähren Sie sich von Lebensmitteln, die mehr kühlen als wärmen und mehr Energie ableiten als zuführen. Sie brauchen Original-Rezepturen und -Komposita (Tees, Tinkturen, Elixiere), die vorwiegend kühlen und die Fülle entleeren (= Energie ableiten). Meiden Sie bitte warme, heiße und fette Lebensmittel. Diese sind für Sie Küchengifte (z. B. Dinkel = warm, fett, kräftig). Besser ist Roggen. Meiden Sie Rezepturen, die zu sehr wärmen und nähren.

Leere und Hitze – Selbstbefragung:
Reaktive Hitze, Leere mit Mangel an Befeuchtung? Leichtes Nachmittagsfieber, nur Wangen gerötet; Gesicht blass? Nachtschweiß? Trockener Mund? Trockene Kehle (weniger ausgeprägt)? Schlaflosigkeit? Unruhe?

Hildegard-Medizin bei Leere und Hitze:
Ernähren Sie sich von Lebensmitteln, die Ihre Leere beseitigen (d. h. Energie zuführen) und Hitze ableiten. Sie brauchen nahrhafte Lebensmittel, die mehr kühlen als wärmen und mehr Energie zuführen als ableiten. Sie brauchen Original-Rezepturen und -Komposita (Tees, Tinkturen, Elixiere), die kühlen und Energie zuführen. Meiden Sie bitte warme, heiße Lebensmittel. Meiden Sie Nahrung, die von Hildegard als „nutzlos" bezeichnet wird (diese hat keinen Nährwert). Warme, heiße und nutzlose Nahrung ist für

Sie Küchengift. Meiden Sie Rezepturen, die zu sehr wärmen und nicht nähren.

Fülle und Kälte – Selbstbefragung:
Tendenz zur Fülle (Übergewicht)? Fröstle ich oft? Habe ich oft kalte Gliedmaßen? Produziere ich reichlich weiße Spucke? Habe ich weiche, breiige Stühle? Viel hellen Urin?

Hildegard-Medizin bei Fülle und Kälte:
Ernähren Sie sich von Lebensmitteln, die Ihre Fülle beseitigen (d. h. Energie ableiten) und die Kälte beseitigen. Sie brauchen neutrale, nicht zu fette, füllende Lebensmittel, die mehr wärmen als kühlen und mehr Energie ableiten als zuführen. Sie brauchen Original-Rezepturen und -Komposita (Tees, Tinkturen, Elixiere), die gleichzeitig wärmen und die Fülle beseitigen. Meiden Sie bitte kalte Lebensmittel. Meiden Sie Nahrung, die von Hildegard als fett oder nahrhaft bezeichnet wird (diese nährt die Fülle). Kühlende, kalte verschleimende und fette Nahrung ist für Sie Küchengift. Meiden Sie Rezepturen, die zu sehr kühlen, nähren und verschleimen.

Leere- und Kälte – Selbstbefragung:
Fröstle ich oft? Habe ich oft kalte Gliedmaßen? Weiße Spucke? Breiige Stühle (weniger ausgeprägt)? Bin ich oft antriebslos? Ist meine Zunge blass, mit einem unauffälligen Belag? Ist mein Puls tief, schwach, langsam?

Hildegard-Medizin bei Leere und Kälte:
Ernähren Sie sich von Lebensmitteln, die Ihre Leere und Ihre Kälte beseitigen. Sie brauchen nahrhafte Lebensmittel, die mehr wärmen als kühlen und mehr Energie zuführen als ableiten. Sie

brauchen Original-Rezepturen und -Komposita (Tees, Tinkturen, Elixiere), die vorwiegend wärmen und Leere beseitigen (= Energie zuführen). Meiden Sie bitte kalte Lebensmittel. Meiden Sie Nahrung, die von Hildegard als nutzlos bezeichnet wird (diese nährt die Leere). Kühlende, kalte verschleimende und nutzlose Nahrung ist für Sie Küchengift. Meiden Sie Rezepturen, die zu sehr kühlen, leeren und verschleimen.

**Die Ernährung der Seele**

Für Hildegard fängt die gesunde Ernährung damit an, dass man der Seele die richtige Nahrung gibt. Mit der richtigen seelischen Nahrung sind nach Hildegard die meisten Erkrankungen vermeidbar. Die richtige Ernährung der Seele bringt uns in Einklang mit uns selbst, mit den Mitgeschöpfen und mit unserem Schöpfer:

Wiederherstellung des Gleichgewichts der Kräfte, Stärkung der 35 Tugenden, Bekämpfung der 35 Laster schafft Ausgleich der vier Elemente, der vier Säfte und der vier Temperamente (Bücher „Scivias", „Ordo virtutum", „Liber divinorum operum").

Wir können bei Hildegard nicht nur lesen, dass die menschlichen Gedanken im Herzen entstehen. Sie schreibt auch, dass vor allem die Seele des Menschen im Herzen ist, und von dort aus regelt sie die menschlichen Gedanken. Diese Seele gehört eben zur Vollständigkeit des Menschen. Das regelmäßige persönliche Gebet und die regelmäßige Heilige Messe einschließlich Eucharistie und Segen sind genauso wie die regelmäßige Gewissenserforschung mit Reue, Buße und Vergebung durch den Schöpfer die wesentlichen Grundlagen der Hildegard-Therapie.

**Das Gebet:** Persönliches Gebet, regelmäßig, plus gemeinsames Gebet: Heilige Messe, Eucharistie, Segen, Beichte, Schuld-Bekenntnis, Vergebung.
Schwerpunkte nach Hildegard, um seelische Dimensionen zu stabilisieren:

**Sich bewusst Zeit nehmen:** Zum Nachdenken, fürs Gebet, zum Meditieren. Für Freunde/Freundinnen und gute Bekannte. Für Begegnungen mit Tiefgang. Positiv denken: Sich täglich freuen, täglich dem Schöpfer danken. Sich die Seele „rein halten". Destruktives und Negatives bewusst meiden, Medien kritisch konsumieren. Sich trotz vieler Enttäuschungen den Glauben an das Gute bewahren. Ordnung in die eigenen Gedanken bringen, Affekte zähmen. Sich die eigenen Gefühle bewusst machen. Den Schlaf durch Wachsamkeit am Tag pflegen. Maßvoll und bewusst leben: Verzichten, Luxus einschränken, dennoch das Leben genießen. Sich freuen an den schönen Dingen des Lebens: An der Natur, an der Harmonie der Schöpfung. Den Lebensrhythmus ordnen, ohne sich total zu verplanen. Raum lassen für Spontanität. Sich gesund ernähren und für eine geregelte Funktion der Ausscheidungs- und Entgiftungsorgane sorgen.

## Entgiftung und Ausleitung

In der Praxis lernen die Patient(inn)en, wie sie ihren Körper entgiften können. Dazu gehört nach Hildegard zunächst die „seelische Entgiftung": Man muss sich von giftigen Wesens- und Charakterzügen befreien. Dazu gehört vor allem, dass man sich die Seele „rein hält": Dass man destruktive und negative Gedanken bewusst meidet und sich die Zeit zu schade werden lässt für destruktive und negative Menschen und Angelegenheiten. Dazu gehört vor allem, dass man nicht die Medien und vor allem das Fernsehen unkritisch konsumiert. Ein Hauptziel der Entgiftung ist, dass man wieder Ordnung in die Elemente und in die Säfte bringt. Hildegard beschreibt dies so: „... Wenn die Elemente im Menschen geordnet wirken, erhalten sie ihn ebenso und machen ihn gesund. Wenn sie aber in ihm nicht harmonieren, machen sie ihn krank und bringen ihn um. Wenn die Verbindungen der Säfte, die von der Wärme, der Feuchtigkeit, vom Blut und vom Fleisch stammen und im Menschen vorhanden sind, in Ruhe und in der richtigen Mischung in ihm wirken, bringen sie Gesundheit mit sich. Wenn sie ihn aber gleichzeitig und ungeordnet treffen und im Übermaß über ihn herfallen, machen sie ihn schwach und bringen ihn um ..."

### Grundsätze der Hildegard-Ernährung

Es gibt kalte und warme Speisen.
Es gibt trockene und feuchte Speisen.
Es gibt Energie zuführende („fette, kräftige") Speisen und Energie entziehende („nicht kräftigende", „nutzlose") Speisen.
Es gibt auch alle Zwischenformen, z. B. temperaturneutral (= warm und kalt), feuchtigkeitsneutral (gemäßigt feucht und trokken), energieneutral (weder fett noch mager).
Es gibt Speisen, die für alle gut und nützlich sind.
Es gibt Speisen, die für Gesunde gut und nützlich sind, nicht aber für Kranke.
Es gibt Speisen, die nicht nützlich sind, dem Gesunden nicht schaden, aber dem Kranken.
Es gibt Speisen, die Gesunden und Kranken schaden.

### *„Küchengifte"*

Den Begriff „Küchengifte" in Verbindung mit der Hildegard-Heilkunde hat ursprünglich der Arzt Gottfried Hertzka geprägt. Hertzka ist gemeinsam mit Pater Dr. Dr. Berkmüller einer der Pioniere der modernen Hildegard-Heilkunde. Küchengifte sind Nahrungsmittel, die einem nicht gut tun. Sie sollten nach Hildegard gemieden werden.

Küchengifte werden nach den vorgenannten Eigenschaften klassifiziert, wobei man absolute Küchengifte möglichst gar nicht essen sollte und relative Küchengifte nur ab und zu und dann mäßig.

Warme und v. a. heiße Speisen sind relative Küchengifte für gesunde mit zu viel Hitze und absolute Küchengifte für Kranke mit zu viel Hitze.

Kalte Speisen sind relative Küchengifte für gesunde mit zu viel Kälte und absolute Küchengifte für Kranke mit zu viel Kälte.

Trockene Speisen sind relative Küchengifte für Gesunde mit zu viel Trockenheit bzw. absolute Küchengifte für Kranke mit zu viel Trockenheit (= zu wenig Feuchtigkeit).

Feuchte Speisen sind relative Küchengifte für gesunde mit zu viel Feuchtigkeit und absolute Küchengifte für Kranke mit zu viel Feuchtigkeit.

Energie zuführende Speisen sind relative Küchengifte für gesunde mit zu viel Energie bzw. absolute Küchengifte für Kranke mit zu viel Energie (= Fülle).

Energie entziehende Speisen sind relative Küchengifte für gesunde mit zu wenig Energie und absolute Küchengifte für Kranke mit zu wenig Energie (= Leere).

### Die Ernährung dem Zustand anpassen

Bei den meisten Menschen, gesund oder krank, ergibt eine Analyse meist ein Überwiegen von Kälte oder Wärme, Feuchtigkeit oder Trockenheit, Fülle oder Leere, d. h. es liegt eine Mischform vor. Sie brauchen daher eine ausgewogene, an den jeweiligen Zustand angepasste Ernährung. Diese sollte dann überwiegend warm oder kalt, trocken oder feucht, Energie vermindernd oder

Energie zuführend sein. Hier ist eine kleine Auswahl verschiedener Nahrungsmittel, um die jeweiligen Eigenschaften aufzuzeigen:

### *Getreide*

Weizen: warm, vollkommen. Ideal für Menschen mit Kälte. Relatives Küchengift für Menschen mit Hitze.
Roggen: warm, kälter als Weizen.
Hafer: warm und scharf. Ideal für Menschen mit Kälte und Leere. Küchengift für Menschen mit Hitze.
Dinkel: warm, fett, kräftig. Ideal für Menschen mit Kälte, Schwäche, Leere. Küchengift für Menschen mit Fülle und Hitze.
Leinsamen: warm. Ideal für Menschen mit Kälte.
Gerste: sehr kalt. Hat wenig Kräfte. Ideal für Menschen mit Fülle und Hitze. Küchengift für Menschen mit Kälte und Leere.

### *Gemüse und Hülsenfrüchte*

Bohnen, Sellerie, Rettich, Kichererbsen: warm.
Fenchel: warm und feucht. Ideal für Menschen mit Kälte und Trockenheit, bedingt für Menschen mit Wärme und Trockenheit. Küchengift für Menschen mit Hitze und Feuchtigkeit.
Lauch: warm, unnütz. Allgemeines Küchengift. Nicht geeignet für Kranke und nur bedingt geeignet für Gesunde (z. B. gebeizt).
Gurken: kalt und feucht. Gut für Menschen mit Hitze und Trockenheit. Küchengift für Menschen mit Kälte und Feuchtigkeit.
Erbsen: kalt und schleimig. Gut für Menschen mit Hitze, Hitze und Trockenheit. Küchengift für Menschen mit Kälte, Kälte und Schleim.
Linsen: kalt, nicht nährend. Ideal für Menschen mit Hitze und Fülle. Küchengift für Menschen mit Kälte und Leere.
Hirse: kalt und etwas warm. Gut für Menschen mit Hitze, Hitze und Fülle.

Kürbis und Kohl: kalt und trocken. Gut für Menschen mit Hitze, Feuchtigkeit. Bedingt für Menschen mit Wärme. Küchengift für Menschen mit Kälte und Trockenheit.

### *Obst*

Brombeeren, Kirschen: warm und neutral. Küchengift für Kranke.
Erdbeeren: warm, verschleimend. Küchengift für Allergiker. Küchengift für Kranke. Verschleimt den Gesunden, schadet dem Kranken, vor allem bei Hitze, Hitze und Schleim.
Äpfel: warm und feucht. Ideal für Menschen mit Kälte und Trockenheit. Küchengift für Menschen mit Hitze, Wärme und Feuchtigkeit.
Nüsse und Kornelkirschen: warm und süß. Ideal für Menschen mit Kälte, Schwäche und Leere. Küchengift für Menschen mit Hitze.
Pflaumen: kalt und trocken. Küchengift für Gesunde mit Kälte und Trockenheit. Küchengift für Kranke.
Mandeln, Datteln: sehr warm, feucht. Gekocht sehr nahrhaft. Küchengift für Menschen mit Hitze, Wärme und Feuchtigkeit.
Kastanien: sehr warm und kräftig. Ideal für Menschen mit Kälte, Leere, Schwäche. Küchengift für Menschen mit Fülle und Hitze.
Feigen und Zitronen: mehr warm als kalt.
Quitten, Johannisbeeren: kalt. Ideal für Menschen mit Hitze.
Birnen: sehr kalt. Für Gesunde mit Hitze. Nicht für Kranke. Küchengift für Menschen mit Kälte.
Heidelbeeren: sehr kalt, Energie entziehend. Ideal für Menschen mit Hitze und Fülle. Küchengift für Menschen mit Kälte, Schwäche, Leere.
Pfirsiche: kalt, verschleimend. Mäßig erlaubt für gesunde mit Hitze, Hitze und Leere. Küchengift für Kranke, vor allem mit Kälte und Schleim.

### *Fleisch und Geflügel*

Rind: kalt. Küchengift für Menschen mit Kälte.
Schaf: kalt, wärmer als Rind.
Gans und Ente: warm. Küchengift für Kranke.
Huhn: kalt. Für Gesunde und Kranke mit Hitze. Küchengift für Menschen mit Kälte.
Hirsch und Ziege: warm und gesund.
Schwein: warm, hitzig, verschleimend. Küchengift für Kranke. Nichts für Allergiker. Küchengift für Menschen mit Hitze und Fülle, Hitze und Schleim.

### *Fisch*

Wels und Hecht: gut für Gesunde und Kranke.
Bachforelle und Barsch: Für Gesunde gut.
Aal: Küchengift für Allergiker. Nichts für Kranke.
Scholle: warm, Energie entziehend. Heilmittel für Menschen mit Kälte und Fülle. Küchengift für Menschen mit Hitze und Leere.
Lachs: mehr kalt als warm. Gut für Gesunde und Kranke.
Hering: kalt, verschleimend. Küchengift für Allergiker. Nichts für Menschen mit Kälte und Schleim.

### *Sonstiges*

Honig und Butter: warm, fett. Küchengift für Menschen mit Hitze und Fülle.
Milch: warm, verschleimend. Nichts für Allergiker.
Salz: warm, feucht.
Eier: mehr kalt als warm, fett. Küchengift für Allergiker und für Menschen mit Fülle.

Die folgende Tabelle gibt eine Übersicht über Nahrungsmittel, die nach Hildegard eher problematisch sind. Nach Dr. Hertzka gehören dazu vor allem die Nachtschattengewächse (z. B. auch Kartoffeln und Tomaten):

Ackersenf „... bereitet kranke Säfte ..."
Birne „... bereitet schlechte Säfte ..."
Blumenkohl siehe Kohl
Ei, roh „... bereitet Schleim und Fäulnis im Magen durch das Feuer wird Fäulnis ausgekocht ..."
Erdbeere „... bereitet Schleim im Menschen ..."
Gartenkresse „... vermehrt üble Säfte ..."
Kartoffel (war damals unbekannt, kam aus Amerika, ist ein Nachtschattengewächs)
Kohl „... vermehrt üble Säfte ..."
Lauch „... verkehrt, roh gegessen, die Säfte ins Gegenteil ..."
Malve „... bereitet dicke und giftige Säfte ..."
Mikrowellenkost (kannte Hildegard noch nicht, ist aber minderwertige, bestrahlte Nahrung)
Paprika (war damals unbekannt, ist aber ein Nachtschattengewächs)
Pfeffer „... bereitet üble Säfte ..."
Rohkost „... bereitet dem Kranken üble Säfte, schadet dem Gesunden eher als sie ihm nützt ..." (Anmerkung: Kann zu chronischen Pilz-Infekten beitragen)
Pfirsich „... vermehrt üble Säfte ..."
Pflaume siehe Zwetschge
Rosenkohl siehe Kohl
Stutgras „... bereitet kranke Säfte ..."
Tomate (war damals unbekannt, kam aus Amerika, ist aber ein Nachtschattengewächs)

Weißkohl siehe Kohl
Zwetschge „... bereitet dem Kranken üble Säfte, schadet dem Gesunden eher, als sie ihm nützt ...“

**Nahrungsvorbereitung:** Hildegard gibt einige Hinweise, wann und in welchem Verhältnis wir unsere Mahlzeiten einnehmen sollen. Manches erscheint zunächst ungewöhnlich, ist aber bei genauerer Analyse logisch und bemerkenswert:

Die erste Mahlzeit soll man so spät wie möglich essen: Das Frühstück ist mittags am bekömmlichsten. Man soll nie unregelmäßig und hastig essen.
Durch zu hastiges Essen wird man leichter krank. Rohe, halbgekochte, wie auch außergewöhnlich fette, saftlose oder trockene Speisen werden schlechter verdaut. Vor kalten Mahlzeiten (Obst, Kräuter) soll man warme Speisen essen (in geringeren Mengen). Nach dem Abendessen soll man einen Spaziergang machen.

**Moderne „Küchengifte“ im Sinne von Hildegard:**
Minderwertige Fabrikzucker (Cola, Limonade, Schokolade, Süßigkeiten), minderwertige Auszugsmehle (Brot, Semmeln, Gebäck aus Fertigbackmischungen), Auszugsöle, Fabrikfette, minderwertige Reis- und Nudelsorten, chemische Küchenzutaten: Gelatine, Fertigsoßen, Ketchup, Konserviertes, sogenanntes „Fast food“, Genussgifte: Nikotin, Koffein, Alkohol, Bestrahltes: Holland-Gemüse, Mikrowellen-Kost , Pestizid-Belastetes: gespritzes Obst und Gemüse, Medikamenten-Belastetes: Schweine-, Kalb-, Rindfleisch mit Östrogenen, Thyreostatika, Anxiolytika etc., mit Inhumanität Belastetes: Truthähne und Hühner aus modernen Zuchtfabriken etc.

## 3. Säule: Die Abwehr stärken – Immuntherapie

Neben den immunologischen Standard-Therapien gibt es eine Reihe individuell anzupassende komplementäre Immuntherapien. Diese können auch mit anderen Therapieverfahren, wie Entgiftungs- und Darmsanierungsverfahren etc. kombiniert werden.

Dazu gehören u. a. individuelle
Immun-Infusionen; Antioxidantien-Infusionen
Ozon-Therapie; Sauerstoff-Therapie
Colon-Immun-Stimulations-Therapie (C.I.S.T.)
Immun-Akupunktur
Immun-Elektro-Akupunktur, z. B. nach Voll (EAV)
Immun-Orthomolekular-Therapie; Immun-Phytotherapie
Mistel-, Thymus-Therapie (v. a. Onkolog. Immuntherapie)
Organopeptid-Therapie (v. a. Onkolog. Immuntherapie)
Regenerierende Zelltherapie (v. a. Onkolog. Immuntherapie)
Therapie mit Dendritischen Zellen (v. a. Onkolog. Immuntherapie) etc.

Krankheit und Immunschwäche kann auch als ein Prozess gesehen werden, bei dem die Einheit von Körper, Seele und Geist zunehmend bedroht, gestört und schließlich zerstört wird. Die moderne Psycho-Immunologie geht heute davon aus, dass jede Art von Stress zu einer empfindlichen Störung des endokrinen Systems führen kann. Dabei kommt es zu einer Verschiebung im Regelkreislauf zwischen Nebenniere, Hypothalamus, Hypophyse, Schilddrüse und Ovarien, wobei diese Verschiebung noch durch

Umweltgifte und Schadstoffe in der Nahrung, insbesondere Nikotin und Alkohol, verstärkt werden kann. Im Falle einer sehr starken Störung kann es zur Erschöpfung des Immunsystems und zum vorzeitigen beschleunigten Alterungsprozess kommen. Das seelische und körperliche Immunsystem muss regelmäßig gestärkt werden.

**Ozon-Therapie:** Die „große Ozon-Eigenblut-Therapie" gehört zu den effektivsten Immuntherapien. In mehreren Schritten wird das Blut optimal mit einem medizinischen Ozon-Sauerstoff-Gemisch angereichert. Die Atmung der Zellen kann deutlich verbessert und dadurch die Abwehr maximal stimuliert werden. Anwendungsgebiete:
Die Ozon-Therapie ist ein hervorragendes Verfahren zur Verbesserung der Durchblutung, Steigerung der Merkfähigkeit, Stärkung der Abwehrkräfte (bei Immundefiziten, Krebs), Therapie und Prävention von Infekten, ausgleichend bei zu viel Anspannung und Stress, zur Harmonisierung des Hormonsystems, für Gelenke, gegen Arthrose, Rheuma und Osteoporose.

**Darmsanierung:** Gut bewährt haben sich in meiner Praxis ebenfalls Darminfusionen, die sogenannten Colon-Immun-Stimulations-Therapie oder kurz C.I.S.T. Diese Immuntherapie, die direkt über den Darm erfolgt, wirkt wie eine Kneipp-Kur von innen. Wichtig ist, dass stets nur mit hygienisch sauberen Einwegmaterialien gearbeitet wird. Bei Darminfusionen können folgende Mittel eingesetzt werden:

- Kräuter-Extrakte (z. B. Hildegard-Rezepturen)
- Immunstimulantien (z. B. Mistel, Thymus, Faktor AF2), Antioxidantien, Vitamine, Mineralstoffe und Spurenelemente
- Aminosäuren, Proteine oder Hormone

- pH-neutrale Symbionten-Mischungen, gegebenenfalls Antipilz- oder Antiparasiten-Mischungen, Autovaccinen etc.

**Colon-Immun-Stimulations-Therapie (C.I.S.T.):** Mit der Colon-Immun-Stimulations-Therapie können in vielen Fällen positive Effekte erzielt werden. So kommt es dadurch zu einer Steigerung der Abwehr.
Immun-Mischungen stärken das Lymphsystem, und 80 Prozent der Lymphe befinden sich im Darm. Spezial-Immun-Mischungen sind bei Krebs und Immunschwäche sehr hilfreich. Bei Übergewicht unterstützen Spezial-, Schlankheits- oder Enzym-Mischungen das Abnehmen. Auch werden mittels Entgiftungsmischungen oder stoffwechsel-regulierender Mischungen Entgiftungen und Entschlackungen vorgenommen.
Auf diese Weise erfolgt die Schadstoffausleitung bei Amalgam, Schwermetallen oder Holzschutzmitteln etc. Zudem können Colon-Immun-Stimulations-Therapien auch zur Hormonregulation bei Zyklusstörungen, Wechselbeschwerden und Hitzewallungen beitragen. Und sie unterstützen auch die psychische Stabilisierung (z. B. bei Depressionen). Sie stärken die Gelenke (Osteoporose, Rheuma, Arthrose, Gelenkschmerzen) und verbessern außerdem die Durchblutung. Darmsanierung bei Übergewicht:
Übergewicht ist heute ein weit verbreitetes Übel. Sehr effektiv ist die Darmsanierung nach gezielter Verdauungsanalyse, ggf. kombiniert mit Heilfasten, Enzymtherapie, Symbioselenkung und Darminfusionen.

**Magnetfeld-Therapie:** Die Magnetfeld-Therapie wird vorwiegend in Schmerz- und Reha-Zentren erfolgreich durchgeführt. Hier wird ein homogenes, gepulstes und getaktetes Magnetfeld eingesetzt. Besonders bewährt hat sie sich zur ergänzenden Immuntherapie,

zur Förderung der Durchblutung und Wundheilung. Gute Erfolge zeigen sich auch bei hormonellen Störungen, nach Operationen gegen Verwachsungsschmerzen und gegen Scherzen im Bereich der Lendenwirbelsäule und angrenzender Körperteile (Lumbago), Ischias, Osteoporose, Kopfschmerz, Migräne. Des Weiteren wird sie gegen Hüft-, Knie- und Ellbogen-Schmerzen, bei Arthrose und Rheuma, aber auch bei HWS-(Halswirbelsäule), LWS-(Lendenwirbelsäule) und BWS-(Brustwirbelsäule)Syndrom angewendet.
Besonders effektiv kann die Magnetfeld-Therapie sein, wenn sie gleichzeitig mit Akupunktur und einer Sauerstoff-Ozon-Therapie kombiniert wird.

**Traditionelle Chinesische Akupunktur (TCA):** Die Anwendung der traditionellen Chinesische Akupunktur hat sich schwerpunktmäßig bei einer Reihe von Beschwerden und Erkrankungen bewährt.
Akupunktur trägt zur Hormon-Regulation bei Zyklusstörungen und Zyklusschmerzen, bei Wechselbeschwerden, Myomen und Endometriose sowie Sterilität bzw. Kinderwunsch bei. Als Schmerztherapie kann sie bei hormonabhängiger Migräne, Kopfschmerzen, Pelvipathien, Ischias sowie bei Wirbelsäulen- und Hüftschmerzen helfen.
Während der Schwangerschaft ist sie bei Emesis (Übelkeit, Erbrechen), bei Schmerzen und Ödemen (Wassereinlagerungen) sehr hilfreich, wird aber auch bei der Geburtsvorbereitung und zur Raucherentwöhnung angewendet. Außerdem dient sie als Regulationstherapie für die Psyche (zur Stress- und Konfliktbewältigung, bei Depressionen und Wechselbeschwerden), fördert aber auch die Regulierung von Stoffwechsel und Verdauung. Zudem ist sie gut für Knochen, Muskeln, Herz, Kreislauf, Durchblutung und Venen. Als Immuntherapie wirkt die Chinesische Akupunktur

unterstützend zur Schulmedizin bei Immundefiziten, Krebs und Abwehrschwäche. Und als Entgiftungstherapie unterstützt sie die natürlichen Entgiftungsfunktionen.
Akupunktur. Als langjähriger Gastdozent bei der Deutschen Ärztegesellschaft für Akupunktur, Autor des Akupunktur-Lehrbuches für Frauenärzte, Geburtshelfer und Hebammen, Mitverfasser der Akupunktur-Leitlinien für Frauenärzte hat Prof. Schulte-Uebbing seit über zwanzig Jahren sehr gute Erfolge mit der gynäkologischen und geburtshilflichen Akupunktur:
Bei uns hat sich die Akupunktur hervorragend bewährt zur Behandlung von Zyklusstörungen, hormonelle Störungen, hormonabhängige Migräne, Kinderwunsch, Perioden-Schmerzen, Wechselbeschwerden: Schwitzen, Hitze, Depressionen. Osteoporose, Knochen- und Gelenkschmerzen, Bindegewebsschwäche, Zellulose, Venenschwäche, Myome, Endometriose, Verwachsungs-Schmerzen (nach Operationen, Entzündungen), Entstörung von Narben.

**Osteoporose-Therapie:** Wie bereits erwähnt, nimmt die Zahl der Osteoporose-Kranken immer mehr zu. Seit Jahren habe ich deshalb eine eigene Osteoporose-Sprechstunde mit naturheilkundlichem Schwerpunkt eingerichtet. Ein guter Knochenbau hängt mitunter von mehreren Faktoren ab. Vitamin D muss vorhanden sein, damit Calcium in die Knochen eingebaut werden kann. Fluorid vermehrt die trabekuläre Knochenmasse, kann aber die corticale (äußere) Knochenmasse vermindern. Daher empiehlt sich eine Fluoridtherapie nur bei schwerer Osteoporose der Wirbelkörper, nicht aber zur Prophylaxe und nicht länger als 5 Jahre. Kalzitonin kann ev. Patientinnen helfen, bei denen eine Östrogentherapie kontraindiziert, also nicht anwendbar, ist. Wichtig ist dabei eine ausreichende Calciumsubstitution. Calcium ist für den

Knochenstoffwechsel lebensnotwendig. Eine Dosis von 800 mg/Tag ist ausreichend, bei starker Osteoporose erhöht sich die Dosis auf 1 500 mg/Tag. Und zuletzt sollte eine ausgewogene Bilanz von Östrogenen, Nebennierenrinden- und Schilddrüsenhormonen vorhanden sein.
Osteoporose-Messung und Bindegewebs-Messung (strahlenfrei): Wir messen die Knochendichte und die Bindegewebs-Struktur mit Ultraschall (strahlenfrei). Es gibt verschiedene Schwächegrade. Bindegewebsschwäche kann mit Ultraschall bereits im Frühstadium erkannt werden. Hierbei erfolgt eine Vermessung der Feinstrukturen im Weichgewebe. So können die Kollagen- und Elastin-Strukturen im Bindegewebe indirekt beurteilt werden.

Wofür brauchen wir Kollagen und Elastin? Kollagen und Elastin sind zum Aufbau unseres Bindegewebes und zur Bildung unseres Hüll- und Stützgewebes notwendig. Sie sorgen für die Elastizität von Zellen und Organen und ermöglichen die Vitalität von Haut, Knochen, Knorpel, Gefässwänden, Sehnen und Bändern.

Bei Osteoporose gibt es u. a. folgende Therapieansätze. Man versucht zunächst, die individuelle Ursache zu finden.
Häufig müssen Lebensweise, Ernährung und Stoffwechsel umgestellt bzw. verbessert werden. Das kann beispielsweise durch ein Optimieren der Hormone, wenn möglich naturheilkundlich, durch natürliches Progesteron, Östrogen oder natürliches DHEA geschehen. Oder man führt eine Bindegewebs- und Lymph-Therapie durch. Falls die Durchblutung gefördert werden muss, ist eine Ozon-Eigenblut-Therapie sehr hilfreich. Eventuell erfolgt auch eine Entgiftung (Chelat-Therapie, Colon-Entgiftung, Aderlass) oder die Anwendung einer Niacin-, Citrin- oder Piccolinat-Kur. Oft ist auch die Substitution von Vitaminen, Spurenelemen-

ten, Mineralstoffen, Aminosäuren etc. und/oder ein Ausgleich des Zucker-, Eiweiß-, Fettstoffwechsels etc. erforderlich.

**Bindegewebs- und Lymph-Therapie (B.L.T.)**: Liegt eine Bindegewebsschwäche im Frühstadium vor, so können vorbeugende Maßnahmen ergriffen werden. Sind bereits erste Anzeichen für Erschlaffungstendenzen der Fasermatrix nachweisbar, wird vorzeitiger Bindegewebs- und Knochenalterung vorgebeugt. Später drohende Falten, Senkungen oder Osteoporose werden durch gezielte Gabe von Mineralstoffen, Kräutern, Spurenelementen, Hormonen oder durchblutungsfördernden Therapien (Ozon-Infusionen mit Antioxidantien etc.) verhindert. Bei Bindegewebsschwäche hat sich in unserer Praxis die Bindegewebs- und Lymph-Therapie (B.L.T.) sehr gut bewährt.
Die Bindegewebs- und Lymph-Therapie (B.L.T.) ist hervorragend zur Behandlung von Lymph-Stau, Ödemen, Bindegewebs- und Venenschwäche, Zellulitis, Wassereinlagerungen, schweren Beinen und Gelenkschmerzen.
Die Wirkungsweise dieses Verfahrens ist relativ einfach: Es wird für eine Regulation und Stärkung des Bindegewebes gesorgt. Zudem wird die Motorik der Lymphgefäße gesteigert und es kommt zur Stimulation des Lymphgefäß-Netzes. Auf diese Weise wird der Flüssigkeitsaustausch zwischen Zellen gefördert und eine Verjüngung des Bindegewebes bewirkt. Die Behandlungsdauer des Verfahrens variiert folgendermaßen: Bei einer allgemeinen Bindegewebs- und Lymph-Stimulation sollte die Patientin zu den ersten 10 Behandlungen nach Möglichkeit zweimal wöchentlich kommen, anschließend einmal wöchentlich. Zu einer Zellulitis-Reduktion sind mindestens 15 Behandlungen erforderlich, wobei die Patientin zu Beginn zweimal wöchentlich behandelt werden sollte. Ab dem Zeitpunkt sichtbarer Veränderungen

reicht dann einmal wöchentlich (etwa ab der 8. Behandlung). Nachbehandlungen zur Aufrechterhaltung des Resultats empfehlen sich einmal im Monat. Für eine erfolgreiche Bindegewebs-Straffung sind mindestens 20 Behandlungen notwendig, die zu Beginn zweimal pro Woche erfolgen sollten. Ab dem Moment sichtbarer Veränderungen reicht einmal wöchentlich (ca. ab der 10. bis 12. Behandlung). Nachbehandlung zur Aufrechterhaltung des Resultats empfehlen sich einmal im Monat.
Die Verfahren zur Bindegewebs- und Lymph-Stimulation, Zellulitis-Reduktion bzw. Bindegewebs-Straffung können erfolgreich mit anderen Maßnahmen kombiniert werden. Dazu gehören spezielle Infusionen, Ozon-Eigenblut-Therapie, Diät, Phytotherapie, natürliche Hormontherapie, die Gabe von Mineralstoffen und Spurenelementen sowie Akupunktur zur Harmonisierung des Stoffwechsels.

## *4. Säule : Sich regelmäßig entgiften*

Heute weiß man aus einer Reihe von Studien, dass viele Umweltgifte Frauenkrankheiten verursachen. Insbesondere bei folgenden Erkrankungen ist ein Zusammenhang nachgewiesen oder zumindest sehr wahrscheinlich: Zyklusstörungen, Prämenstruelles Syndrom (PMS), Dysmenorrhö, vorzeitiger Wechsel, Ovarialzysten, Endometriose, Myome in der Gebärmutter, Mastopathie, Brustkrebs, Immunschwäche und vorzeitiger Alterungsprozess etc.

**Umweltmedizinische Zusammenhänge:** Die Reihe der Umweltgifte, denen wir tagtäglich ausgesetzt sind, ist relativ lang. Eine besondere Gefahrenquelle stellen Farben, Lacke und Kleber dar. Hochgiftige Holzschutzmittel und Lösungsmittel dämpfen aus Möbeln aus, häufig aus Bauernschränken, Bettgestellen, Regalen, Büromöbeln, Wänden, Decken und Parkettböden. Auch Verbundmaterialien (sie können Schwermetalle enthalten) und Isolationsmaterialien können schädlich sein. Über die Nahrung nehmen wir Hormon-, Nerven- und Immungifte auf wie Pestizide, Lösungsmittel, Weichmacher, Dioxine, Furane, cyclische Aromaten etc. Und selbst die Arbeit am Computer, Rechner und Drucker birgt Risiken, hervorgerufen durch Flammschutzmittel. Zusammenfassend ist daher festzuhalten, dass die folgenden Schad- und Giftstoffe unbedingt zu meiden sind: Denn sie alle können den Zyklus stören, Frauenkrankheiten auslösen und Krebs verursachen:

- Drogen, Medikamente
- Genussgifte (Alkohol, Koffein, Nikotin, auch in Form von Passivrauchen)
- Auto- und Industrieabgase
- Lösungsmittel (z. B. in Farben, Lacken, Klebern, Isolationsmaterialien)
- Schwermetalle wie Quecksilber, Kadmium, Blei, Arsen
- Pestizide und Holzschutzmittel, vor allem HCB, PCP, Lindan, DDT
- Weichmacher
- Strahlen in Form von Radioaktivität, UV-Strahlung, Mikrowellen

**Negative Effekte von Holzschutzmitteln:** Umfangreiche Untersuchungen gibt es beispielsweise für das Holzschutzmittel Pentachlorphenol (PCP). PCP stört und blockiert Hormon- und Immunsystem, verändert das Erbgut und verursacht Krebs, vor allem Brustkrebs. Bei jungen Frauen verhindert es den Kinderwunsch, bewirkt vermehrt Abgänge (= Aborte) und Komplikationen bei Geburten. Häufig ist es die Ursache von Myomen, Endometriose, Eierstockzysten etc. Zu den hormonellen Effekten von Holzschutzmitteln zählen insbesondere Störungen und Blockaden der Nebenniere (Cortisol, DHEA), Störungen der weiblichen Hormone (wie Östradiol, Östriol, Östron), der Gelbkörper-Hormone (hier vor allem Progesteron) und der männlichen Hormone. Auch kann es zu gestörten Hormonen der Hirnanhangsdrüse kommen.

Ein weiteres Gift, von dem wir wissen, dass es starken Einfluss auf das Hormonsystem nimmt, ist Quecksilber (Hg). Selbst gering erhöhte Hg-Serum-Konzentrationen können die Störung hormoneller Regelkreise zur Folge haben, wie Mangel an Hormonen (z. B. Gelbkörper, Testosteron, Schilddrüsen-Stimulationshormon, DHEA, Wachstumshormon, Melatonin). Bei höheren Hg-Serum-Konzentrationen kann es sogar zur kompletten Blockade endokriner Regelkreise kommen. Das können Fehlfunktionen von Hypophyse und Nebennierenrinde sein, hormonelle Blockaden der Kollagen- und Elastin-Synthese (wichtig für elastisches Bindegewebe, gute Gelenke, Sehnen, Muskeln etc. ), nervlich-hormonelle Ausfälle oder psychische Veränderungen wie Sinnentleerung, Persönlichkeitsentfremdung, Isolation und erhöhte Selbstmordgefährdung.

**Risikofaktor Amalgam:** Mehrere Studien ergaben, dass die Konzentration von Quecksilber in endokrinen Organen mit der Anzahl der Amalgamfüllungen korreliert. So steigt die Quecksilber-Konzentration in Eierstöcken (und auch in Hoden), Brustdrüse, Schilddrüse, Hirnanhangsdrüse, Gehirn etc. mit der Anzahl quecksilberhaltiger Zahnlegierungen und mit dem Alter der Legierungen. Das heißt, je länger man Legierungen hat, desto mehr Quecksilber geht in den Körper. Zudem waren im Gehirn von Zahnärzten bis zu hundertfache Quecksilber-Konzentrationen nachweisbar. In den Hirnanhangsdrüsen von Zahnärzten und Zahnarzt-Helferinnen waren gar bis zu tausendfache Quecksilber-Konzentration nachweisbar. Quecksilber stört vor allem auch das Immunsystem: Doch Quecksilber schädigt vor allem auch das Immunsystem. So kann eine chronische Quecksilber-Belastung selbst bei gering erhöhten Hg-Serum-Konzentrationen zahlreiche immunologische Defizite auslösen. Diese wiederum können zur Folge haben, dass sich der hormonelle und immunologische Alterungsprozess beschleunigt: Man ist anfällig für Infekte, leidet unter Müdigkeit, Leistungstief und Schlafstörungen. Zudem besteht eine verminderte Abwehr gegenüber Radikalbildung, Oxidation und der Entstehung bösartiger Geschwülste (= Onkogenese).

**Warum muss entgiftet werden?** Es ist eine traurige Tatsache, dass heute regelmäßig entgiftet werden muss. Doch wir werden täglich in zunehmendem Maße mit Schadstoffen belastet. Und all diese Umweltgifte können Krankheiten verursachen:

- Jede(r) Dritte hat Allergien wie Heuschnupfen, Asthma etc.
- Allergien beschleunigen erheblich den Alterungsprozess.
- Umweltgifte führen zu Unverträglichkeiten und Nahrungsmittel-Allergien: Entgiftung hilft schnell.
- Ungleichgewicht im Magen-Darm-Trakt (chronische Dysbiose).
- Chronische Blockade des Immunsystems im Darm: Pilze und Parasiten belasten den Darm schwer.
- Fett-, Eiweiß-, Zuckerstoffwechsel sind gestört.
- Durch die Giftstoffe im Körper verschiebt sich der pH-Wert, Enzyme fehlen: Die Folge sind Gewichtszunahme (zum Teil sogar trotz gesunder Ernährung), Völlegefühl und Unwohlsein.

- Schwere Stoffwechselkrankheiten sind die Folge, die Hormone spielen verrückt.
- Der Alterungsprozess wird erheblich beschleunigt, und Krebs kann leichter entstehen.

**Entgiftungstherapien:** In unserer Praxis werden Umweltgifte im Körper gezielt festgestellt und entgiftet. Dabei erreiche ich mit einer Reihe von Entgiftungsverfahren bei meinen Patientinnen gute Erfolge.

- Entgiftung mit Kräutern (Tees, Tinkturen etc.)
- Colon-Therapie (Darmentgiftung)
- Fastenkuren mit Darmentgiftung und Symbioselenkung
- Schröpfen
- Physikalische Therapien (Schwitzkur, Sauna, Dampfbad etc.)
- Anti-Pilz-Kuren
- Chelat-Therapie
- Paraffin-Antidot-Entgiftung
- Schwermetall-Entgiftung, Amalgam-Entgiftung
- Aderlass (nach Hildegard, Kneipp, TCM, Ayurveda-Medizin etc.)
- Sauerstoff-Ozon-Entgiftungskur
- Entgiftungsakupunktur

**Chelat-Therapie:** Die Chelat-Therapie wird seit Jahrzehnten zur Schwermetall-Entgiftung (Blei, Quecksilber, Kadmium und Aluminium) angewandt. In der Umweltmedizin, vor allem in der angewandten Toxikologie, aber auch in der modernen Anti-Aging-Praxis kommt der Chelat-Therapie wachsende Bedeutung zu. Einer der wichtigsten Chelatbildner ist das EDTA (Ethylen-Diamin-Tetra-Essigsäure). EDTA kann die Regeneration von Zellen fördern, indem es das Auftreten freier Radikaler vermindert. In Verbindung mit der Chelat-Therapie wurden folgende Effekte beobachtet: verbesserte Durchblutung und verbesserte Elastizität der Gefäße, sogar der Aorta bei Aorten-Verengung, Erfolge bei Gerinnungsstörung, Erfolge bei koronarer Herzkrankheit sowie bei Herzinsuffizienz. Des Weiteren kam es zur Senkung des LDL-Cholesterin-Wertes, zur Verbesserung der Gehirndurchblutung und der Merkfähigkeit und zu Erfolgen bei chronischen Depressionen. Durch die Chelat-Therapie kann die zunehmende Gefäßverkalkung (Arteriosklerose) vermindert werden. Bluthochdruck (Hypertonie), Herzinfarkte und Schlaganfälle (Apoplex) können verhindert werden. Sind die Blutgefäße jung und elastisch, bleiben Körper und Geist länger jung: Die Zellen bekommen mehr Sauerstoff, Herz und Kreislauf bleiben länger jung. Das Gehirn funktioniert besser, der Organismus entgiftet besser. In Organen und Gewebe lagern sich weniger Gift- und Schlackenstoffe ab. Die Knochen bleiben länger stabil, die Gelenke bleiben länger elastisch. Das Bindegewebe bleibt länger straff etc.

**Heilfasten:** Bei unseren Patient(inn)en setzen wir das Heilfasten als eines der wichtigsten Entgiftungsverfahren ein. In der umweltmedizinisch und naturheilkundlich orientierten Facharztpraxis kann Heilfasten, insbesondere auch unter Anti-Aging-Aspekten – ergänzt durch moderne und traditionelle Therapie-Konzepte –, durchgeführt werden. Dabei handelt es sich um ein altes Entgiftungs- und Verjüngungsverfahren. Besonders die christlichen und buddhistischen Klöster haben sich mit dem Heilfasten intensiv befasst. So beschreibt auch Hildegard im Buch „Liber vitae meritorum“ das Benediktinische Heilfasten. Hier kann man nachlesen, wann, wie und bei wem das Heilfasten notwendig und sinnvoll ist. Heilfasten ist besonders wichtig bei Übergewicht. Denn Übergewicht reduziert die Lebenserwartung und ist sehr oft die Ursache für hormonelle Störungen.

**Effekte des Heilfastens:** Die Fettdepots werden durch Heilfasten entleert. Unverwertetes Cholesterin und Phospholipide werden nach und nach mobilisiert und verbrannt. Das bei Übergewicht verschobene Gleichgewicht zwischen Fettaufbau (= Lipogenese) und Fettabbau (= Lipolyse) wird wiederhergestellt. Auch das Gleichgewicht zwischen Zuckeraufbau (= Glucogenese) und Zuckerabbau (= Glucolyse) wird wiederhergestellt. Zudem kann ein stark gestörtes hormonelles Gleichgewicht wiederhergestellt werden.

**Therapeutische Begleitung:** In unserer Praxis werden Patientinnen seit vielen Jahren beim Heilfasten therapeutisch begleitet. Der Organismus entschlackt und entgiftet während des Heilfastens sehr stark. Bei Umverteilungsprozessen von Gift-, Schad- und Schlackenstoffen können starke Belastungen auf den Körper einstürmen. Deshalb ist es besonders wichtig, begleitend Immun-, Nervensystem und Organe wie Leber, Bauchspeicheldrüse und Niere zu stärken. Das von uns angebotene Programm beinhaltet u. a. eine Umstellung der Lebensgewohnheiten, einen individuellen Ernährungsplan sowie individuelle Nahrungsmittel-Ergänzungen (aus der Ortho-Molekular-Medizin). Fastenbegleitend kann eine Darmsanierung, Darm-Immuntherapie, Enzym-Therapie oder Symbioselenkung (nach gezielter Verdauungsanalyse) durchgeführt werden. Individuell kann es auch zum Einsatz naturheilkundlicher Lipasehemmer, Diuretika oder Abführrezepturen etc. kommen.

**Physikalische Therapie/Schwitzbäder:** In den nordischen Ländern erfreuen sich Schwitzbäder zur Regeneration und Verjüngung seit Jahrhunderten großer Beliebtheit. Hildegard schreibt: „... besonders für dicke und fette Leute ist solch ein Bad geeignet, dagegen sollen magere Leute nicht mit glühenden Steinen bereitete Schwitzbäder nehmen. Das gesündeste Schwitzbad ist, wenn es mit Ziegelsteinen vorbereitet ist. Sind diese nicht vorhanden, kann man auch Sandsteine nehmen, aber niemals darf man Kieselsteine verwenden."

**Ölziehen:** Zur regelmäßigen Entgiftung sollten alle Patientinnen täglich Ölziehen. Dabei handelt es sich um ein althergebrachtes Verfahren, das vom russischen Forscher Professor Karach beschrieben wurde. Am besten eignet sich dafür HILD-I-SAN-Zahnöl, eine immunstimulierende und schonend entgiftende Spezialmischung. Diese besteht aus dreifach ungesättigten Fettsäuren (welche u. a. den PGE 2-Antagonisten PGE 1 begünstigen) mit Wundkräutern, Vitamin B, K, E und reduziertem Glutathion. Bewährt hat sich auch die tägliche Einnahme einer von uns speziell für unsere Umweltpatienten zusammengestellten Mischung aus „EPA" (= Eikosa Pentenone Acid aus Alaska-Fischöl) und „GLA" (= Gamma Linolen Acid), Verhältnis 4:l, mit Wundkräutern, Vitamin B, K, E und reduziertem Glutathion.

**Aderlass nach Hildegard:** „Der Aderlass war schon immer ein altbewährtes Verfahren zur Immunstimulation und Entgiftung. Medizinhistorisch beschrieben ist er bereits vor etwa dreitausend Jahren in der arabischen, ägyptischen und altjüdischen Medizin, vor zweitausendfünfhundert Jahren auch in der chinesischen Medizin sowie bei den alten Griechen und den alten Römern ... Wenn die Gefäße des Menschen voll Blut sind, müssen sie durch einen Einschnitt vom schädlichen Scheim und Verdauungssaft gereinigt werden ... die Fäulnis- und Verdauungsstoffe fließen gleichzeitig mit dem Blut heraus ... das, was nunmehr herausfließt, hat verschiedene Farben, weil es aus Fäulnis und Blut besteht ... Wenn Fäulnis und Blut herausgeflossen sind, kommt reines Blut heraus, und dann muss man mit dem Aderlass aufhören ... Wer einen Aderlass bei einem körperlich gesunden und kräftigen Menschen vornimmt, soll bei ihm nur so viel Blut entnehmen, wie ein kräftiger, durstiger Mann in einem Zug in Form von Wasser trinken kann. Wenn aber jemand körperlich schwach ist, dann soll man der Ader nur so viel Blut entnehmen, wie ein Ei von normaler Größe fassen kann ... Denn ein übermäßiger Aderlass schwächt den Körper, wie auch ein übermäßig starker Regenguss, der auf die Erde fällt, sie schädigt ... Ein richtig bemessener Aderlass beseitigt schädliche Säfte und heilt den Körper. So bewässert auch ein Regen die Erde, wenn er gemächlich und mäßig auf sie herabfällt, und befähigt sie, Früchte hervorzubringen ..."

**Was passiert während des Aderlasses?** Der Vorgang des Aderlasses: „... Das erste, das aus der Ader herauskommt, ist das Blut, und darin fließen gleichzeitig giftige und krankheitbringende Säfte mit aus ... Wenn dann die herausfließende Flüssigkeit die richtige Röte und damit die andere Farbe annimmt, stehen Blut und Säfte im gleichen Verhältnis zueinander ... Wenn dann noch mehr Blut herauskommt, folgen die guten und schädlichen Säfte gleichzeitig mit dem übrigen Blut nach ... Dann muss man mit dem Aderlass aufhören, weil sonst die schleimigen Säfte im Restblut überhandnehmen und die Schwarzgalle und andere Krankheiten in dem Menschen erregen, wenn dann noch mehr Blut abgezapft wird ... Denn die Blutarmut kann ihnen keinen Widerstand entgegensetzen ... Wie der Hunger die Körperkräfte schwächt, so macht auch ein übermäßiger Aderlass den Körper schwach ... Dagegen verleiht ein mäßiger Aderlass dem Körper Gesundheit, so wie ein mäßiges Essen und Trinken den Körper wieder aufrichtet ..."
**Aderlass-Menge:** ... Einem gesunden, kräftigen Menschen kann man vierteljährlich so viel Blut entziehen, wie ein kräftiger, durs-

tiger Mann auf einen Zug Wasser trinken kann ... (= ca. 100 bis 150 ml) ... einem körperlich Schwachen jährlich oder halbjährlich so viel, wie ein Ei von gewöhnlicher Größe fassen kann ... (= ca. 30 bis 50 ml)

**Aderlass-Zeitpunkt:** ... Der Aderlass soll stets nüchtern, bei körperlich Schwachen nach einer kleinen Stärkung, bei abnehmendem Mond durchgeführt werden, und zwar in den ersten sechs Tagen nach Vollmond. Bei zunehmendem Mond durchgeführt schadet der Aderlass.

**Aderlass-Alter:** „... Ab dem 20. bis 30. Lebensjahr viertel- bis halbjährlich pro Aderlass ca. 30 bis 50 ml. Ab dem 30. bis 50. Lebensjahr vierteljährlich pro Aderlass 50 bis 100 ml. Ab dem 50. bis 80. Lebensjahr vierteljährlich pro Aderlass 100 bis 150 ml. Ab dem 80. Lebensjahr ist der Aderlass für den Mann schädlich. Bei Frauen kann er bis zum 100. Lebensjahr durchgeführt werden ..."

Je nach Beschwerdebild wird die geeignete Ader gewählt. Zur Ader gelassen wird an einer der drei Hauptvenen in der Armbeuge, nämlich entweder an der „Kopfader", der „Mittelader" oder der „Leberader". „... Man muss wissen, dass in der Kopfader mehr Flüssigkeiten als in der Mittelader oder in der Leberader fließen, weil an der Kopfader auch mehr Gefäße hängen, die Flüssigkeiten führen, als an der Mittelader oder der Leberader. Daher ist es auch vorteilhafter, öfter der Kopfader als anderen Adern Blut zu entnehmen ... Wer nämlich viel Phlegma im Kopf oder in der Brust hat oder wem der Kopf dröhnt, so dass dadurch sein Hörvermögen erheblich gestört ist, soll der Kopfader Blut entnehmen, sich jedoch vorsehen, dass er dort nicht viel Blut entnimmt. Denn sonst verschlechtern sich dadurch die Augen ..."

**Nach dem Aderlass:** „... Nach einem Aderlass soll man verschiedene Speisen, gebratene und solche, die verschiedene Säfte enthalten, rohes Obst und rohes Gemüse nicht essen, weil diese dann in den Gefäßen eher den Schleim als das Blut vermehren ... Auch starken Wein soll man nicht trinken, weil er das Blut in Erregung versetzen und den Menschen betäubt ... Ein angemessenes Essen, nämlich ein oder zwei Gerichte, soll man essen, so dass man richtig satt wird, und man soll einen lieblichen, reinen Wein trinken ... Das soll man zwei Tage lang tun, weil sich das verdünnte Blut noch im Zustand der Erregung befindet. Aber am dritten Tag hat das Blut wieder seine volle Kraft zurückgewonnen und verteilt sich wieder auf sein Gefäßsystem ... Käse soll man nach einem Aderlass meiden, weil er dem Blut Schleim zuführt und kein richtiges, reines Blut bildet, sondern es mit krankhaftem Fett anreichert ... Wenn also einer viel Blut und blutgefüllte Adern hat, und sein Blut nicht durch Aderlass oder Schröpfen reinigt, dessen Blut wird ziemlich wachsartig und schwach werden, und so wird ein solcher Mensch erkranken ...“

Der Aderlass bringt den Stoffwechsel in Ordnung, reguliert den Zucker-, Fett-Eiweiß-Stoffwechsel, wirkt allgemein ausleitend etc.

**Bei folgenden gynäkologischen Erkrankungen hat sich der Aderlass u. a. bewährt:**

Zyklusstörungen, Kinderwunsch (auch: schlechte Spermienqualität), Dysmenorrhö, Myome, Endometriose, Klimakterische Beschwerden, Brustkrebs-Vorbeugung, Verwachsungsschmerzen etc.

Nach Hildegard ist der regelmäßige Aderlass ein wichtiger Bestandteil zur aktiven Erhaltung der Gesundheit. Dies gilt insbesondere bei blutreichen Leuten, dort ist er unbedingt notwendig. Die Menge an Blut, die man bei gesunden Leuten dabei ausfließen lässt, darf so viel betragen, wie der Betreffende auf einen

Zug Wasser trinken kann. Bei schwachen Leuten wird diese Menge eingeschränkt und soll nur gleich der Menge eines Eies betragen. Beim Aderlass muss man genau darauf achten, dass das Blut zum richtigen Zeitpunkt aus der richtigen Vene ausfließt. Nach Möglichkeit soll der Aderlass wegen der besonderen Zusammensetzung der Säfte bei Vollmond bzw. bei abnehmendem Mond (bis sechs Tage nach Vollmond) durchgeführt werden. Nach speziellen Kriterien, die Hildegard genau beschrieben hat, unter anderem eine beobachtbare ganz spezielle Farb- und Konsistenzänderung des Blutes, kann die Menge individuell festgelegt werden. Gerade in der heutigen Zeit, in der wir mit so vielen Umweltgiften belastet sind, ist nicht nur die Blutreinigung und -entgiftung durch den Aderlass wichtiger denn je. Doch auch und gerade die Auswertung des Blutes nach Hildegard gibt Hinweise auf den körperlichen und seelischen Zustand des Menschen und auf die eventuelle Notwendigkeit weiterer therapeutischer Maßnahmen. Nach alter Klostertradition ist die Auswertung des Aderlasses ein wichtiges Kriterium für die richtigen therapeutischen Maßnahmen.

# 5. Säule: „AGE BREAKING“ (lange sinn-voll leben)

In den reichen Ländern werden die Menschen immer älter. Alle träumen von ewiger Jugend. Auch wir. Keiner will „alt aussehen“. Am liebsten würden wir alle die Zeiger unserer Lebens-Uhr anhalten oder sogar ein bisschen zurückdrehen. Gesundheit hat bei uns Hochkonjunktur. Wir wollen körperlich fit und gesund bleiben bis ins hohe Alter. AGE BREAKING geht einen Schritt weiter: AGE BREAKING ist die Kunst, nicht nur länger gesund, sondern länger gesund und sinn-voll zu leben.

„Forever Young“ ist ein Wunschtraum, den wir alle immer wieder träumen. Das ist ganz natürlich, solange wir uns bewusst sind, dass es sich um einen Traum handelt. Wenn wir aber diesen Traum um jeden Preis in die Realität umsetzen wollen, machen wir uns unter Umständen etwas vor. Daraus kann eine krankhafte Flucht vor der Realität werden. Dies kann folgende Ursache(n) haben: Angst vor Alter und Tod, Mangel an Urvertrauen („Gott-Vertrauen“?). Wer nur an sich selbst glaubt, muss zunehmend von sich enttäuscht werden, wenn Seele, Körper und Geist unaufhaltsam verfallen. Wenn wir um jeden Preis jung und gesund bleiben wollen, weil wir unsere Ängste vor Krankheit, Verfall und Tod verdrängen, kämpfen wir einen Kampf, den wir verlieren: Dadurch ist Enttäuschung und Frust vorprogrammiert. AGE BREAKING integriert diese Dimensionen, wobei vor allem die Spiritualität nicht zu kurz kommten sollte. Sich die Seele gesund erhalten, geht nicht ohne Spiritualität. Wer die Sinnfrage nicht stellt, wird zwar vielleicht alt – doch wozu?

Mittels einer AGE BREAKING ANALYSE können wir seelische, psychische und körperliche Aging-Faktoren feststellen, die den individuellen Alterungsprozess bestimmen. Anschließend können wir ein individuelles „AGE BREAKING-Konzept“ erarbeiten und durchführen. AGE BREAKING hilft, möglichst lange fit zu bleiben, altersbedingte Störungen frühzeitig zu entdecken, vorzeitig zu behandeln und, wenn möglich, auch rückgängig zu machen: „Hilfe zur Selbsthilfe“, um möglichst lange effektiv leben zu können.
AGE BREAKING-Sprechstunde (www.age-breaking.de):
Zu den wesentlichen Punkten gehören Lebensberatung, psychosomatische Medizin, Hilfen zur gesunden Ernährung und das Zusammenstellen individueller Nahrungsmittel-Ergänzungskonzepte. Individuell erfolgen Hormon-, Stressrisiko-, Mineralstoff- oder Giftstoff-Check und die dazugehörigen Beratungen bzw. im Anschluss daran die erforderlichen Therapien.

### AGE BREAKING-Analyse

(www.age-breaking.de)

- Ausführliche ganzheitliche Anamnese und Beratung
- Ganzkörper-Untersuchung, gynäkologische Untersuchung
- Krebsvorsorge plus (einschließlich Dünnschicht-Zytologie, 4-D-Ultraschall-CT (strahlenfrei), Farbdoppler-Ultraschall, Infrarot-Radiografie (= strahlenfreie Brustkrebs-Vorsorge)
- Computeranalyse zur Bestimmung des biologischen Alters und Bestimmung von Muskel-, Fett- und Wassergehalt
- Osteoporose-Analyse (Ultraschall-Knochendichtemessung plus Osteoporose-Laboruntersuchung)
- Bindegewebsmessung (Ultraschall-Messung plus Laboruntersuchung)
- Analyse des Anti-Aging-Hormonstatus, Mineralstoff-Analyse, Giftstoff-Analyse

- Speziallabor zur Bestimmung von oxidativem Stress und Immunstatus
- Bestimmung von „Tumormarkern“ (Früherkennung von Tumorzellen im Blut)
- Gen-Check zur Feststellung und Prophylaxe von Risikoerkrankungen

**Wie alt können wir werden?** Seit Jahrtausenden befassen sich Philosoph(inn)en, Theolog(inn)en, Naturwissenschaftler(innen), Ärzte und Ärztinnen, Schriftsteller(innen) und Laien mit der Frage, wie alt wir werden können. Inzwischen gibt es eine Reihe von Studien, die belegen, dass unsere Moleküle, Zellen, Organe, Organsysteme in Abhängigkeit von bestimmten „Aging-Faktoren“ mit einer sogenannten „spezies- und populations-spezifischen Halbwertszeit“ altern. Diese Halbwertszeit liegt beim Menschen etwa zwischen 35 und 60 Jahren und steckt den biologischen Rahmen des Alterns ab. Das heißt für den heutigen Menschen in Mitteleuropa, dass er je nach Lebensbedingungen eine maximale Lebenszeit von etwa 70 bis 120 Jahre Lebenszeit hat.

**Woran sterben wir?** Während früher diverse Infektionskrankheiten die häufigsten Todesursachen waren, sind es heute v. a. Herz- und Kreislauferkrankungen: Erkrankungen in Verbindung mit Verengungen der Herzkranzgefäße („Koronare Herzkrankheit“, KHK), Folgekrankheiten nach Herzinfarkt oder akuten Herz-Kreislauf-Komplikationen („Cardio-Vaskuläre Insulte“, CVI).
Risiken für die Koronare Herzkrankheit (KHK) und für das plötzliche Auftreten von Cardio-vaskulären Insulten (CVI) sind v. a.: Genetische Risiken, Bluthochdruck (Hypertonie), Erhöhte Blutfette (Hyper-Cholesterinaemie), Rauchen (Nikotinabusus), Alkohol-Missbrauch (Alkoholabusus), Übergewicht (Adipositas), Zucker-

krankheit (Diabetes Mellitus), Bewegungsmangel, Pille (Orale Antikonzeptiva) etc.
Faktoren, die den Alterungsprozess, das sogenannte Aging, beschleunigen, werden als sogenannte Aging-Faktoren bezeichnet. Dabei unterscheidet man zwischen externen und internen Faktoren. Wichtige externe Aging-Faktoren sind u. a.: genetische Faktoren, kosmische und terrestrische Einflüsse, Strahlung, v. a. Radioaktivität. Wichtige interne Aging-Faktoren sind u. a.: Stress, v. a. Konflikte, Verluste, Ängste, gestörtes Immun- und Hormonsystem, Vitamin-, Mineralstoff-, Spurenelementemangel, verminderte Entgiftungskapazität.

## Was bedeutet AGING (= Alterungsprozess)?

**Sinnesorgane:** Der Geruchssinn wird mit zunehmendem Alter weniger sensibel. Das Gehör nimmt ab. Mit 40 Jahren hört man noch hohe Frequenzen oberhalb 20000 Hz. Ab 60 Jahren hört man nur noch niedrigere Frequenzen besser. Bereits ab dem 40. Lebensjahr lässt die Sehkraft nach, mit 50 fällt das Lesen schwerer, mit 60 Jahren wird das Sehen bei Nacht deutlich schlechter. Viele über 65 erkranken am Glaukom. Mit dem Alter nimmt auch der Geschmackssinn kontinuierlich ab: ein/e 70-Jährige/r kann nur noch ein Viertel von dem geschmacklich unterscheiden, wozu ein/e 30-Jährige/r in der Lage ist.
**Herz und Kreislauf:** Mit dem Alter verschleißen auch die Gefäße. Jede/r Zweite stirbt an Herzinfarkt. Ursache ist die Arteriosklerose, der zunehmende Alterungsprozess der Gefäße, der meist durch Bluthochdruck, erhöhte Cholesterinwerte, Nikotinabusus, einseitige Ernährung, Vitamin-, Mineralstoff- und Spurenelementemangel sowie zu wenig Bewegung verursacht wird.

**Sehnen, Muskeln und Gelenke:** Mit zunehmendem Alter steigt der Fettanteil in Muskeln, Sehnen und Gelenken. Die Muskelmasse geht zurück, es kommt zu erhöhtem Gelenkverschleiß, die Elastizität der Sehnen nimmt ab. Besonders dramatisch ist der Gelenkverschleiß bei mangelnder Bewegung und Übergewicht. Der Fettanteil erhöht sich vor allem bei Stoffwechselkrankheiten wie Diabetes mellitus, Arthrose, Gicht, Hypertonie und im Zustand nach Herzinfarkt. Auch die Knochen sind einem Alterungsprozess unterworfen. Etwa ab dem 45sten bis 55sten Lebensjahr beginnt die Osteoporose. Bedingt durch einen zunehmenden Östrogenmangel kommt es zu einer Entmineralisierung, die Knochen werden porös, die Stabilität sinkt ab.

**Gehirnfunktionen:** Mit zunehmendem Alter sinkt die Gehirnfunktion: Täglich sterben bis zu 100.000 Gehirnzellen ab. Konzentrationsfähigkeit, Merkfähigkeit und Gedächtnis verringern sich etwa ab dem 50sten Lebensjahr in deutlichem Maße. Somit wird es zunehmend wichtiger, das Gedächtnis gezielt zu trainieren.

**Hormone als Aging-Faktoren:** Viele Untersuchungen zeigen, dass es mit zunehmendem Alter zu hormonellen Verschiebungen kommt. „Aging-Hormone" wie z. B. Cortisol und Homocystein nehmen zu, während sogenannte „Anti-Aging-Hormone" abnehmen. Wichtige „Anti-Aging-Hormone" sind u. a.: DHEA, Melatonin, STH („Wachstumshormon"), Estradiol, Progesteron, Testosteron, Pregnenolon, etc. Wissenschaftlich nachgewiesene oder postulierte Folgen des Hormonmangels: Vorzeitige Alterung, verminderte Vitalität, erhöhter Verschleiß, reduzierte Flexibilität, geistiger Abbau. Auf zellulärer Ebene kommt es zu folgenden Prozessen: Zunahme freier Radikaler, verstärkte Bildung von Ozon, Entstehung von Wasserstoffperoxid. Dieser Prozess wird beschleunigt durch folgende äußere Einflüsse: Erhöhte UV-Strahlung, Einwirken von Schwefeldioxid, erhöhte Radioaktivität. Es kommt zu einer Kette von Oxidationsprozessen mit verstärkter Phagozytose. Der Stoffwechsel reagiert u. a. folgendermaßen: Erhöhte Denaturation von Proteinen und Fetten, Schädigung der Proteine im Zellkern, Steigendes Risiko für Genveränderungen, beschleunigter hormoneller Alterungsprozess, Absinken der endokrinen Kapazität, Deorganisation, Desynchronisation, gestörte Reparaturaktivität, verminderte Homöostase, verminderte Gen-Aktivitäten. Eine Hauptaufgabe der Anti-Aging-Medizin ist es somit, Schutzfaktoren (Anti-Aging-Faktoren) zu ermitteln und einzusetzen. In jedem Fall sollte in der Anti-Aging-Sprechstunde eine sogenannte individuelle „Aging Analyse“ durchgeführt werden.

**Hirnleistungsstörungen:** Jeder zehnte der über 65-Jährigen leidet an kognitiven Störungen bis hin zur Demenz. Die Prävalenz dementieller Syndrome liegt im Alter von 65 bis 70 Jahren bei 2 bis 6 Prozent, bei den über 85-Jährigen bei 20 bis 30 Prozent. Die Gesamtkostenentwicklung für die Versorgung der Patient(inn)en mit Hirnleistungsstörungen im Alter mit/ohne Therapie in Deutschland ist enorm. Es sind schätzungsweise bis zu 55 Milliarden Euro. Somit hat die Anti-Aging-Medizin nicht nur individuellen Wert, sondern v. a. auch eine große finanz- und volkswirtschaftliche Bedeutung. Auch aus diesen Gründen gibt es jetzt eine Reihe von Studien, die sich mit vorbeugenden Methoden befassen, die verhindern sollen, dass es zu vorzeitigen Hirnleistungsstörungen kommt. Bei Hirnleistungsstörungen, die mit Durchblutungsstörungen, Arteriosklerose, KHK und CVI einhergehen, ergaben großangelegte Studien, dass es Schutzfaktoren (Anti-Aging-Faktoren) gegen KHK und CVI gibt, unter anderem: Stress reduzieren, Rauchen aufhören, Übergewicht reduzieren, mehr gesunde Bewegung, gesundheitsbewusste Ernährung, Einnahme von Vitaminen, Antioxidantien etc. Bei den Antioxidantien hat sich v. a. die Einnahme von Vitamin C (1 Gramm pro Tag und mehr), Vitamin D (2000 bis 3000 IE pro Tag) und Vitamin E als herzinfarkt-vorbeugend erwiesen. Auch die vorbeugende Einnahme von Salicylaten (200 Milligramm pro Tag und mehr) scheint Herz und Gefäße zu schützen. In einer sehr großen Multi-Center-Studie (sogenannte „Hope-Studie“, 267 Zentren) konnte schon 1999 gezeigt werden, dass die vorbeugende Einnahme von sogenannten „ACE-Hemmern“ (Spezielle Herz-Medikamente) das Herzinfarktrisiko signifikant reduzieren konnte.

**Fette als Aging-Faktoren**: In Mitteleuropa sind etwa die Hälfte der über 50-Jährigen übergewichtig. Die Adipositas betrifft nicht nur Bauch, Hüfte und Schenkel, sondern vor allem auch Blutgefäße und innere Organe. Hauptursachen für die Zunahme der Adipositas sind zunehmend sitzende Tätigkeiten, generelle Bequemlichkeit und Unbeweglichkeit in der Freizeit. Mehr als die Hälfte der Bevölkerung verbringen 80 Prozent der Abende vor dem Fernseher. Hinzu kommt zunehmender Alkoholgenuss, Nikotinabusus und ungesunde, einseitige, fettreiche Ernährung. Der/Die Durchschnittsbürger/in nimmt täglich ca. 200 Gramm Fett zu sich. Durch eine Reihe von schwerwiegenden Stoffwechsel-Verschiebungen und Folgekrankheiten ist Adipositas bei uns eine Haupt-Aging-Ursache:

**Bluthochdruck, Herzinfarkt, Schlaganfall**: Bei jedem/r zweiten Adipösen kommt es zu Hypertonie. Jede/r dritte Übergewichtige entwickelt einen Diabetes mellitus. Jede vierte Frau mit Übergewicht erkrankt an Gallensteinen. Nahezu jede/r Übergewichtige bekommt mit der Zeit Gelenkveränderungen, orthopädische Probleme, schmerzhafte Arthrose und Gicht. Das Herzinfarktrisiko steigt sprunghaft an. Auch das Krebsrisiko ist erhöht. Bei zunehmender Adipositas kommt es zu einem beschleunigten Zell-Alterungsprozess mit Vitamin-, Mineralstoff- und Spurenelementemangel, insbesondere Mangel an Vitamin B 6, B12, Vitamin C,

Vitamin D, Vitamin E, Eisen, Magnesium, Mangan, Jod, Zink, Selen etc. Ein Hauptteil der Lipide ist in Fettdepots gebunden, ein geringerer Teil kursiert im Organismus als an Albumin gebundene Fettsäuren oder als Lipoproteine. Von den in Fettdepots gespeicherten Lipiden sind die Triglyceride die wesentlichste Energiereserve des Körpers. Eine Hauptaufgabe der Anti-Aging-Medizin ist es, durch gezielte Substitution von fettmobilisierenden Hormonen (u. a. Trijodthyronin, STH, DHEAS) die Fettspeicher zu vermindern (siehe auch Abschnitt „Endokrinologisches Anti-Aging"). Ein Ziel der Anti-Aging-Medizin ist die Adipositas-Therapie und insbesondere -Prophylaxe. Dazu gehören u. a. die Analyse der individuellen Gründe für Adipositas. Wichtig ist die Untersuchung möglicher psychosomatischer Zusammenhänge. Entscheidend ist dann die richtige Ernährung, v. a. auch die Zufuhr der richtigen Anti-Aging-Fette. Flankierend bedeutsam ist die Optimierung des Hormon-, Mineralstoff- und Spurenelementhaushaltes. Ein ganz wichtiges Ziel ist auch die positive Beeinflussung des „Sattheits-Zentrums" im ZNS. Schon lange ist aus der Physiologie und Pathophysiologie die Existenz eines Fress-Zentrums und eines Sattheits-Zentrums im ZNS bekannt. Störungen im lateral gelegenen Fress-Zentrum führen zu Appetitverlust, solche im ventromedialen Sattheits-Zentrum zu unersättlichem Heißhunger. Ziel der Anti-Aging-Medizin ist die positive Beeinflussung des „Sattheits-Zentrums" im ZNS. Dies geschieht u. a. über: Psychotherapie, Ernährungsberatung, Anleitung zu Sport und Fitness, Optimierung von Hormonen, Mineralstoffen, Spurenelementen, Aminosäuren, Vitaminen etc.

**Seelisch-psychische Aspekte**: Hildegard sagt: „Die Seele der Therapie ist die Therapie der Seele. Und die Seele ist unsterblich." In diesem Sinne könnte man sagen: „Die Seele des Anti-Aging ist das Anti-Aging der Seele." Anti-Aging-Medizin ist aus ganzheitlicher Sicht vor allem auch eine psychosomatisch-philosophisch-religiöse Medizin. Denn hinter offiziellen Fragen nach den Mechanismen des Altwerdens und Sterbens verbergen sich Fragen, die viel tiefer gehen: Was ist der Sinn unseres Lebens? Warum leben wir? Warum sterben wir? Was kommt dann? Was geschieht mit unserer Seele?

### AGE BREAKING-Konzept

(www.age-breaking.de)

Das Ergebnis der durchgeführten Analyse zeigt auf, welche Maßnahmen individuell zu ergreifen sind, um einer vorzeitigen Alterung oder möglichen Erkrankungen vorzubeugen. Nachfolgend eine Auswahl der Therapieformen:

- Hormonersatztherapie: Nach der Analyse des Hormonstatus erfolgt der Ersatz fehlender Hormone, wenn möglich naturheilkundlich.
- Vitalisierungskuren (Immun-Infusionen, Sauerstoff-Ozon-Therapie, Immun-Akupunktur)
- Behandlung mit Antioxidantien und Vitaminen nach ausführlicher, individueller Analyse der Laborwerte.
- Entgiftungskuren (Fastenkuren, Chelat-Therapie, Symbioselenkung, Darmsanierung) und Anti-Pilz-Kuren
- Schlankheitskuren, natürliche Gewichtsreduktionstherapie einschließlich Ernährungsberatung
- Ästhetische Operationen wie Faltenentfernung, Faltenunterspritzung oder ästhetische Lasertherapie
- Gesprächstherapie (Hilfen zur Stressvermeidung), Psychotherapie

## AGE BREAKING ist auch spirituelles Leben

In der christlich-abendländischen Tradition gibt es den lateinischen Begriff „Viriditas" (= Grünkraft), der bei Hildegard so definiert ist: Viriditas ist die gesamte Lebensenergie in Körper, Seele und Geist, Grünkraft in belebter und unbelebter Umwelt, kosmische Energie (Mikro- und Makrokosmos), die gesamte Schöpfung, Gottes Kraft.

Viriditas ist auch die Kraft, die permanent zur Zellvermehrung und -regeneration beiträgt, nach Hildegard die gesamte Lebensenergie, die von Gott kommt. Aging ist der zunehmende Verlust an Viriditas, die mit dem Altern stärker werdende Lebensschwäche. Gleichzeitig sollte nach Hildegard die „Re-Ligio", die „Rück-Bindung" zu Schöpfung und Schöpfer an Kraft gewinnen. Ist dies nicht der Fall, so können – einhergehend mit einem Verlust an Urvertrauen – zunehmend Ängste und Depressionen kommen. Hildegard sagt:

Wenn der Glaube „vertrocknet", dürstet die Seele nach der Viriditas. Der Mensch verliert seine von Gott gegebenen Kräfte und Fähigkeiten, vor allem auch die Kreativität.

Die Seele spielt beim AGE BREAKING im Sinne von Hildegard von Bingen die Hauptrolle. Wir können Seele nicht definieren. Das Wesen der Seele ist verborgen; sie ist nicht greifbar, sie ist geistiger Natur. Die Seele manifestiert sich aber in Gefühlen, Intelligenz, Willenskraft etc. Von Hildegard haben wir zahlreiche sprechende Bilder von der Seele erhalten. Sie sagt:

„Die Seele ist die grünende Lebenskraft im Körper. Alle Impulse für unseren Körper kommen von der Seele. Sie ist die Herrin, das Fleisch ist die Magd. Denn dadurch, dass die Seele ihrem Leib das Leben mitteilt, hat sie ihn in der Gewalt, und der Leib gibt sich im Empfangen des Lebens der Herrschaft der Seele hin" (Hildegard von Bingen, „Scivias", 76).

Wenn wir diese Kraft nicht einbeziehen, werden wir die Abläufe des Lebens nie begreifen. Die Menschenseele ist „der Hauch aus Gott, ist himmlischen Ursprungs und verliert nie ihr Wissen darum“. Dies ist eine ganz wichtige Aussage Hildegards. Die ganzheitliche Sicht hat als letzte und wesentliche Grundlage die Verbindung des Menschen zu Gott. Ziel des AGE BREAKING in diesem spirituellen Sinne ist die Harmonie mit der Schöpfung und mit Gott.

Zeit fürs Wesentliche: AGE BREAKING lebt von einem Wechsel zwischen Ruhe und Bewegung, zwischen Yin und Yang. Zwischen Emotio und Ratio. Die Seele verlangt nach innerer Einkehr und Ruhe, Ruhe-Gebet, Meditation etc. Der Köper braucht regelmäßige Bewegung. Beides setzt Beweglichkeit voraus. Beweglichkeit des Körpers braucht Beweglichkeit von Geist und Seele und umgekehrt. Entscheidend ist es, dass wir uns besinnen, was für uns das Wesentliche ist. Dann sollten wir uns dafür auch bewusst Zeit nehmen. Unsere Seele braucht Zeit. Immer und überall. Wir können es uns nicht leisten, in Eile zu sein. Dafür ist unsere Zeit zu kostbar. Jeder Tag ist ein Geschenk. Nichts ist selbstverständlich. Keiner von uns weiß, was morgen ist. Daher sollten wir uns immer wieder bewusst machen, dass jeder neue Tag der erste Tag vom Rest unseres Lebens ist. Ein gutes Prinzip ist es, wenn wir uns vornehmen, jeden Tag uns selbst und mindestens einen Mitmenschen glücklich zu machen: „Liebe Deinen Nächsten wie Dich selbst“ (Jesus).
Wichtig ist, dass wir einen festen Rhythmus haben und genug Zeit einbauen für Gebet, Ruhe, Meditation, Loslassen.
Lebens-Zeit-Analyse: „Time is money“ (= Zeit ist Geld) sagen die amerikanischen Millionäre. Doch sie können sich keine Sekunde ihres Lebens zurückkaufen, wenn das Leben abgelaufen ist. Un-

sere Zeit ist viel kostbarer als jedes Geld der Welt. Unsere Lebens-Zeit ist das Kostbarste, was wir auf dieser Welt haben.

Glauben und beten: Eine Reihe von neueren Studien belegen, dass Menschen, die glauben und beten, zufriedener und glücklicher sind als Atheisten. Was hinsichtlich des AGE BREAKING noch viel interessanter ist:

Menschen, die beten, bleiben auch länger gesund, tun sich leichter mit dem Älterwerden und haben einen sanfteren und versöhnlicheren Tod.

Alle großen Weltreligionen können, mit Herz und Verstand gelebt, den einzelnen Menschen, die zwischenmenschlichen Beziehungen und die Beziehungen zwischen den Völkern besser, gesünder und glücklicher machen. Dabei ist es allerdings ganz entscheidend, dass der Glaube vernünftig, nicht fanatisch und nicht zu dogmatisch gelebt wird. Die überwiegende Mehrzahl aller Menschen, egal welcher Religionsgemeinschaft sie angehören, sind guten Willens und haben mindestens einen Wunsch gemeinsam. Alle sehnen sich nach Frieden: Friede in uns selbst, Friede mit unseren Mitmenschen, Friede zwischen den Völkern, Friede zwischen den Religionen.

Alle großen Weltreligionen bauen auf „Glaube, Liebe und Hoffnung“ . Diese drei erhalten Seele, Psyche und Körper gesund. Die größte von ihnen ist die Liebe (Jesus).

Jesus sagt: „Richtet nicht, damit Ihr nicht gerichtet werdet.“ Glaube mit Herz und Verstand respektiert, was den Mitmenschen wichtig und heilig ist. Glaube in diesem Sinne ist tolerant, schadet niemandem und nützt allen. Glaube in diesem Sinne ist nicht fanatisch, macht Freude und ist menschlich. Glaube in diesem Sinn gibt dem Leben einen Sinn, macht glücklich und ist AGE BREAKING:

- Ich fühle mich geborgen in der Schöpfung („Ich bin im Einklang mit Gott und der Welt“).
- Ich mag mich, wie ich bin, und die anderen, wie sie sind (Jesus: „Liebe Deinen Nächsten wie Dich selbst“).
- Ich verzeihe mir meine Fehler und Schwächen („Was Du nicht willst, dass man Dir tu, das füg auch nicht Dir selber zu“ J. Derbolowsky).
- Ich vergleiche mich nicht mit anderen („Jedes Geschöpf ist einzigartig, auch ich“).
- Mir kann nichts passieren („Ich bin und bleibe immer Teil der Schöpfung“).

**Gebet gibt Urvertrauen**: AGE BREAKING im spirituellen Sinne bekämpft den Alterungsprozess nicht um jeden Preis, sondern nutzt ihn als Chance für einen Reifeprozess:
Aus der Hektik zur Ruhe. Aus der Überheblichkeit zur Demut. Aus Hass zur Versöhnung. Aus Streitigkeit zum Frieden.

Gebet hilft uns, mit dem Alter besser fertig zu werden. Es kann uns stärken, wenn wir mit Krankheit und Schicksalsschlägen konfrontiert werden. Werden wir beispielsweise wie aus heiterem Himmel von einer schweren Krankheit überfallen, so ist das für die meisten ein schwerer Schlag. Unsere ganze Existenz ist plötzlich in Frage gestellt. Wie soll es nun weitergehen? Für einen Menschen, der seine Kraft aus dem Gebet schöpft, kann Krankheit besser verarbeitet werden. Sie ist nicht sinnlos. Sie will dem Kranken etwas Wichtiges sagen: Sie will ihm einen neuen Weg nach innen öffnen, damit er zu sich selbst finden kann. Krankheit kann zum Anlass für jede Lebenswende werden, die als Umkehr und Bekehrung in allen Religionen als Bedingung für das Heil festgelegt ist. Krankheit vermag auch einseitige Lebensführung zu korrigieren. Was für Krankheit gilt, ist auch auf den Alterungsprozess anwendbar.

**Gebet heilt**: Zahlreiche moderne Studien belegen, dass bestimmte Formen des Gebetes ein hohes Heilkraft-Potential besitzen können. Wir kennen den Spruch: „Gesunde haben tausend Wünsche, Kranke dagegen nur noch einen: gesund zu werden". Wird dieser Wunsch mit Herz und Verstand formuliert, kann daraus ein heilendes Gebet werden, wenn der/die Betende bereit ist, den Willen Gottes anzunehmen. Im „Vaterunser", dem tiefsten Gebet, das von Christus selber kommt, wird das „Dein Wille geschehe" gesprochen. Gerade nicht, was „ich" aus meiner begrenzten Einsicht heraus will, soll geschehen, sondern das, was aus einer höheren Einsicht aus dem „höchsten Willen" in mein Leben einwirken möchte. Wenn das gelingt, wird das Gebet, was es eigentlich ist und sein soll: Ein heilendes Gebet, Hinwendung zu Gott in Liebe und Freiheit, Begegnung mit dem Grund und Ursprung meines Wesens, Gespräche mit dem, der mich trägt und mein „gefährdetes Dasein" in seine Liebe aufnimmt, es ergänzt und vollendet.

**Loslassen und leer werden**: Wir wollen alle Probleme möglichst rationell lösen. Dabei bleibt oft sehr viel Gefühl auf der Strecke. Wir werden viel zu „verkopft". Der Physiker und Philosoph Max Thürkauf drückt das so aus: Die „großen Köpfe" der Gesellschaft haben immer „weniger Herz". Mutter Teresa von Kalkutta sagte bei einem Vortrag bei Amerikanischen Millionären über das Gebet: „Wenn ihr betet, könnt ihr loslassen und leer werden für das, was Gott mit euch vorhat. Ihr meint, ihr wisst alles und habt alles. Deshalb braucht ihr keinen Gott und kein Gebet. Das ist ein Irrtum. Denn eure Seele verhungert. Wenn ihr betet, gebt ihr eurer Seele, was sie braucht. Ihr werdet von Freude erfüllt. Ihr bekommt Liebe zu euch, zu den Mitmenschen und zu Gott. Das gibt euch den Frieden, nach dem ihr euch sehnt ..."

**Das Ruhegebet**: Die einfachste und effektivste Form des Gebets ist das sogenannte „Ruhegebet“. Es ist ein Gebet ohne Worte: Ich nehme mir viel Zeit. Ich bin ganz bewusst da.

Das Ruhegebet ist in vielen sogenannten „kontemplativen (= Schweige-)Orden“ verbreitet. Es ist ein rein geistliches Gebet. Milliarden von Menschen aller Welt-Religionen nutzen dieses Gebet als Energie- und Gnadenquelle: Juden, Christen, Moslems, Buddhisten, Hindus etc.

Das Ruhegebet ist das einfachste und wirksamste aller Gebete, das jede/r leicht erlernen und ohne viele Worte tagtäglich vertiefen kann. Es ist ein Verweilen vor Gott in der Einfachheit des „einfach nur Daseins vor ihm“. Philosophen, Dichter, Denker und Mystiker nutzen seit Jahrtausenden das Ruhegebet, um Energie zu tanken. Um nur einige wenige von vielen zu nennen: Sokrates, Konfuzius, Buddha, Platon, Aristoteles, Seneca, Epikur, Augustinus, Hildegard von Bingen, Thomas von Aquin, Birgitta von Schweden, Teresa von Ávila, Meister Eckehart, Ignatius von Loyola, Immanuel Kant, Johann Gottfried Herder, Romano Guardini, Dalai Lama und viele viele mehr. Der bekannte christliche Mystiker Meister Eckehart beschreibt, was während des Ruhegebetes in ihm vorgeht, folgendermaßen:

„Gebet ist ‚Zeit für mich‘. Es bringt mir die tiefste Ruhe. Ich werde leer für die göttliche Fülle. Ich lasse alles los. Ich lasse mich fallen in Gottes Unendlichkeit. Und meine Seele beginnt zu fliegen ...“ (Meister Eckehart)

www.age-breaking.de

# 4

# ANHANG

## Literatur

Berkmüller, Alfons, Huber, Margot: Leib und Seele – Hildegard-Heilkunde in neuer Sicht, Hildegardforum München, Baldurstr. 75, 80638 München
Berkmüller, Alfons, Huber, Margot: Krebs, Ursachen und Heilung, Radio Maria e. V. Kapellenweg 7, 88145 Opfenbach/Wigratzbad, Tel. 07302/4085
Berkmüller, Alfons, Huber, Margot: Erkenntnisse der Krebs-Forschung, Radio Maria e. V. Kapellenweg 7, 88145 Opfenbach/Wigratzbad, Tel. 07302/4085
Berkmüller, Alfons, Huber, Margot: Entstehung von Krebs, Radio Maria e. V. Kapellenweg 7, 88145 Opfenbach/Wigratzbad, Tel. 07302/4085
Berkmüller, Alfons, Huber, Margot: Krebs, Psychosomatische Ursachen, Therapie-Ansätze, Radio Maria e. V. Kapellenweg 7, 88145 Opfenbach/Wigratzbad, Tel. 07302/4085
Berkmüller, Alfons, Huber, Margot: Krebs, Therapie-Ansätze, Radio Maria e. V. Kapellenweg 7, 88145 Opfenbach/Wigratzbad, Tel. 07302/4085
Berkmüller, Alfons, Huber, Margot: Nierenerkrankungen, Radio Maria e. V. Kapellenweg 7, 88145 Opfenbach/Wigratzbad, Tel. 07302/4085
Berkmüller, Alfons, Huber, Margot: Hautkrankheiten und Allergien, Radio Maria e. V. Kapellenweg 7, 88145 Opfenbach/Wigratzbad, Tel. 07302/4085
Berkmüller, Alfons, Huber, Margot: Die Selbstheilungskräfte im Menschen, Radio Maria e. V. Kapellenweg 7, 88145 Opfenbach/Wigratzbad, Tel. 07302/4085
Böckeler, Maura: Wisse die Wege (Scivias). Otto Müller Verlag, Salzburg, 1975

Derolez, A., Dronke, P.: Liber Divinorum Operum (LDO): Corpus Christianorum, Brepols, Turnholti, 1996
Forster, Edeltraud (Hg.), Hildegard von Bingen, Zum 900. Geburtstag, Herder, 1998
Führkötter, Adelgundis: Liber Scivias: Hildegardis Scivias, Corpus Christianorum, Brepols, 1978
Führkötter, Adelgundis: Das Leben der heiligen Hildegard von Bingen, Otto Müller Verlag, Salzburg, 1980
Gronau, Eduard: Hildegard von Bingen, Christiana Verlag, Stein am Rhein, 1985
Hertzka, G., Strehlow, W.: So heilt Gott, Christiana Verlag, Stein am Rhein, 1997
Hertzka, G., Strehlow, W.: Die Große Hildegard-Apotheke, Christiana Verlag, Stein am Rhein, 2003
Kaiser, Paul: Liber Compositae Medicinae, Hildegardis Causae et Curae (CC), Lipsiae. B. G. Teubner 1903, Nachdruck: Basler Hildegard-Gesellschaft, Basel, 1980, zitiert als C.C.K.
Koss, Marta: Die Frauenheilkunde der Hildegard von Bingen, Dissertation Friedrich-Wilhelms-Universität Berlin 1942.
Migne, J. P.: S. Hildegardis abbatissae opera omnia, Patrologiae Cursus Completus, Paris 1855, Spalten 1117-1352
Migne, J. P.: Patrologia Liber Simplicis Medicinae, Hildegardis Physica Latina (PL); Tomus 197, Paris 1855, Nachdruck: Basler Hildegard-Gesellschaft, Basel, 1982
Pernoud, Regine: Hildegard von Bingen, Herder Verlag, 1996
Pitra, J. P., Card.: Liber Vita Meritorum. Analecta Sanctae Hildegardis, Tomus 8, Typis Sacri Montis Casinensis, Paris 1882
Riethe, Peter: Heilmittel, Übersetzung der Physica, Otto Müller Verlag, Salzburg 1959: Das Buch von den Vögeln, Das Buch von den Steinen, Das Buch von den Fischen, Das Buch von den Tie-

ren, Das Buch von den Bäumen, Das Buch von den Elementen, Das Buch von den Metallen

Rubach, A., Schulte-Uebbing, C.: Ohrakupunktur in der Geburtshilfe. In: Propädeutik der Ohrakupunktur, 3. überarbeitete u. erweiterte Auflage, Hippokrates, Stuttgart, 2009, S. 136–145

Schipperges, H.: Der Mensch in der Verantwortung (Vita Mer.), Otto Müller Verlag, Salzburg, 1972, Welt und Mensch (LDO), Otto Müller Verlag, Salzburg, 1965

Schulte-Uebbing, C.: Allergien natürlich behandeln, St. Benno-Verlag, Leipzig, 2011

Schulte-Uebbing, C.: Hl. Hildegard – Umweltmedizin, Pattloch-Verlag, 1995

Schulte-Uebbing, C.: Angewandte Umweltmedizin, Sonntag-Verlag, Stuttgart, 1996

Schulte-Uebbing, C.: Umweltbedingte Frauenkrankheiten, Sonntag-Verlag, Stuttgart, 1995

Schulte-Uebbing, C.: Hl. Hildegard – Kinderheilkunde, Pattloch-Verlag, 1997

Schulte-Uebbing, C., Berkmüller, A.: Hl. Hildegard – Krebsheilkunde, Pattloch-Verlag, 1996

Schulte-Uebbing, C.: Umweltbedingte Kinderkrankheiten (mit vielen Hildegard-Rezepturen), Sonntag-Verlag, Stuttgart, 1996

Schulte-Uebbing, C.: Traditionelle Westliche Phytotherapie nach Hildegard von Bingen, Beispiele aus der Frauenarzt-Praxis, Internationaler Kongress Hildegard von Bingen, Konstanz, 16. bis 18.4.2010

Schulte-Uebbing, C.: High dose vaginal vitamin D treatment against Dysplasia (CIN I, II), Chronical recurrant Cervicitis and Stress Incontinance. Menopause Kongress, University of Vienna, Austria, 11.12.2010

Schulte-Uebbing, C., Schlett, S.: Vitamin D bei PAP III D und Zer-

vizitis, Deutsche Zeitschrift für Onkologie (German Journal of Oncology), 3/2010, S. 117–121
Schulte-Uebbing, C.: Endokrine Effekte von Schwermetallen, Schwermetall Workshop, Deutsche Ärztegesellschaft für Klinische Metall-Toxikologie, Baden Baden 11/2010
Schulte-Uebbing, C., Schlett, S.: Vitamin-D-Therapie bei Belastungsinkontinenz, gynäkologie + geburtshilfe, 11/2010
Schulte-Uebbing, C., Schlett, S.: Vaginale Vitamin-D-Anwendung, Workshop Beckengesundheit, Kongress für Gynäkolog(inn)en, Ostseebad Damp, 9/2010
Schulte-Uebbing, C.: Macht „verpestete Luft" heute weniger krank?, Stellenwert der Umweltmedizin heute, Naturarzt, 10/2010
Schulte-Uebbing, C.: BIK Belastungsinkontinenz (BIK) – Vitamin D kann helfen, Erfahrungsheilkunde, 9/2010
Schulte-Uebbing, C., Vatheuer, I.: Phytotherapie für die Gynäkologische Praxis, Internationaler Kongress, Gotland, Schweden, 1. bis 4.7.2010
Schulte-Uebbing, C.: Toxikologische, infektiologische und immunologische Aspekte des Mammakarzinoms, Klinikum Rechts der Isar, Technische Universität, München, 4/2009
Schulte-Uebbing, C.: Diagnostik und Entgiftung von Schwermetallen zur Prophylaxe und Therapie Endokrinologischer und Onkologischer Erkrankungen, 9. Konferenz der GSAAM, München, 4/2009
Schulte-Uebbing, C.: Dekorporierung abgelagerter Kalziumsalze. Ein wichtiger Mechanismus in der angewandten Umweltmedizin. CO MED 2/2009, S. 20–21
Schulte-Uebbing, C.: Breast Cancer, Heavy Metals, Immuno Stimulation and Chelation Therapy Concepts, Deutsche Gesellschaft für Onkologie DGO, Baden Baden 10/2007
Schulte-Uebbing, C.: Immunological Aspects of Breast Cancer, Onkologie Symposium, Bad Aibling 5/2007

Schulte-Uebbing, C.: Umweltmedizinische Aspekte des Anti-Aging, Workshops, Internationale Ärztekongresse „Anti-Aging“, Universität Heidelberg, Berlin, Wien, 2003

Schulte-Uebbing, C.: Haltung statt Lifting und Jugendpillen? Fachartikel „Anti Aging“, Naturarzt, 2/2002, S. 8–11

Schulte-Uebbing, C.: Kopfschmerzen (Cephalgien, umweltmedizinische und endokrinologische Ursachen), Fachartikel, Naturarzt, 8/2002, S. 8–11

Schulte-Uebbing, C.: Genitalinfektionen. In: Umweltbedingte Frauenkrankheiten, Sonntag-Verlag, Stuttgart, 1994

Schulte-Uebbing, C., Zahn, V.: Sterilität aus umweltmedizinischer Sicht, LMU München, 1992

Schulte-Uebbing, C: Schwermetall-Metabolismus bei Endokrinologischen Krankheiten, Workshop, Frankfurt, 3/1990

Schulte-Uebbing, C.: Breast Cancer and Heavy Metals, Applied Environmental Medicine, Workshop, 2/1990

Schulte-Uebbing, C.: DHEA substitution. In: Umweltbedingte Frauenkrankheiten, Sonntag-Verlag, Stuttgart, 1995

Schulte-Uebbing, C.: Naturheilkundliche Referate bei Ärzte-Fortbildungen, u. a. bei der Sebastian-Kneipp-Akademie, Bad Wörishofen, beim Zentralverband der Ärzte für Naturheilverfahren (ZÄN), Freudenstadt, bei Tagungen der Erfahrungsheilkunde, Baden-Baden, der Deutschen Ärztegesellschaft für Akupunktur (DÄGfA), der Münchner Hildegard-Gesellschaft e. V., der Internationalen Gesellschaft Hildegard von Bingen, Basel etc. 1994, 1995, 1996, 1997

Schulte-Uebbing, C.: Erfahrungsberichte aus der umweltmedizinisch orientierten Frauenarzt-Praxis, Universitäts-Frauenklinik Heidelberg, 1997

Schulte-Uebbing, C.: Colon-Immun-Stimulations-Therapie (C.I.S.T.), In: Das Krebshandbuch, Hg.: P. Neumayer, K. Halbig, Koha-Verlag, 1995, S. 41–48

Schulte-Uebbing, C., Schulte-Uebbing, E.E.: Immun-Therapien. In: Das Krebshandbuch, Hg.: P. Neumayer, K. Halbig, Koha-Verlag, 1995, S. 123–134
Schulte-Uebbing, C.: Krebs ganzheitlich behandeln, In: Das Krebshandbuch, Hg.: P. Neumayer, K. Halbig, Koha-Verlag, 1995, S. 113–122
Schulte-Uebbing, C.: Colon-Hydro-Therapie. Ein neues Therapieverfahren für die onkologische Praxis, NATUM Kongressband „Ganzheitliche Onkologie", Herausgeber Arbeitskreis NATUM (Naturheilkunde und Umweltmedizin in der Frauenheilkunde) der DGGG (Deutschen Gesellschaft für Gynäkologie und Geburtshilfe), B.Tietze, S. Weinschenk, Hippokrates Verlag, Stuttgart, 2000, S. 102–111
Schulte-Uebbing, C.: Umweltmedizinische Aspekte der Allergischen Rhinitis. In: Handbuch der Heuschnupfentherapie, Konventionelle Therapie, Bewährte Naturheilverfahren, Hg.: K.-H. Friese, Sonntag-Verlag, Stuttgart, 2000, S. 211–217
Schulte-Uebbing, C.: Therapie-Ansätze der Hildegard-Medizin zur Behandlung der Allergischen Rhinitis. In: Handbuch der Heuschnupfentherapie, Konventionelle Therapie, Bewährte Naturheilverfahren, Hg.: K.-H. Friese, Sonntag-Verlag, Stuttgart, 2000, S. 168–171
Schulte-Uebbing, C.: Akupunktur und Traditionelle Chinesische Medizin (TCM) zur Behandlung der Allergischen Rhinitis. In: Handbuch der Heuschnupfentherapie, Konventionelle Therapie, Bewährte Naturheilverfahren, Hg.: K.-H. Friese, Sonntag-Verlag, Stuttgart, 2000, S. 73–96
Schulte-Uebbing, C.: Akupunktur für Schwangerschaft, Geburt und Wochenbett – Lehrbuch für Geburtshelfer und Hebammen, W.de Gruyter, Berlin, New York, 2000
Schulte-Uebbing, C.: Colon-Immun-Stimulations-Therapie (C.I.S.T.), Sonntag-Verlag, Stuttgart, 2000

Schulte-Uebbing, C.: Praxis-Studie: Prä- und postoperative Therapie der Endometriose mit Traditioneller Westlicher Phytotherapie, Workshop für Ärzte, LMU München, 2003

Schulte-Uebbing, C.: Hl. Hildegard – Frauenheilkunde, Haug-Verlag, 2000

Schulte-Uebbing, C.: DÄGfA-Workshops: Indikationen für Akupunktur, Traditionelle Phytotherapie nach Hildegard, TCM, 1997–2004

Schulte-Uebbing, C.: NATUM-Workshops: Traditionelle Phytotherapie im Vergleich, TCM & Hildegard Medizin, seit 1999

Schulte-Uebbing, C.: Erfahrungsberichte aus der umweltmedizinisch orientierten Frauenarzt-Praxis, Workshops für Gynäkologen, Universitäts-Frauenklinik Heidelberg, 1994–1997

Schulte-Uebbing, C.: Hl. Hildegard – Frauenheilkunde, Pattloch-Verlag, 1994

Schulte-Uebbing, C., Spechter, A., Zahn, V.: Ganzheitliche Entgiftungs- und Ausleitungskonzepte bei gynäkologischen Erkrankungen: Traditionelle Westliche Phytotherapie, Gynäkologen-Kongress 1994

Schulte-Uebbing, C., Zahn, V.: Postoperative Nachbehandlung des Uterus Myomatosus mit Traditioneller Westlicher Phytotherapie, Gynäkologen-Kongress 1993

Schulte-Uebbing, C., Zahn, V.: Behandlung intramuraler Myome mit Traditioneller Westlicher Phytotherapie, vorgestellt beim Gynäkologen-Kongress 1992

Schulte-Uebbing, C., Zahn, V.: Vorlesungen: „Umweltmedizin", „Frauenheilkunde", „Endokrinologie", „Angewandte Toxikologie", seit 1990

Schulte-Uebbing, C., Zahn, V.: Umweltschutz im Krankenhaus, Kongressband, Internationaler Kongress für Umweltmedizin und Hygiene Berlin, 10/1990

Schulte-Uebbing, C., Zahn, V.: Umweltmedizinische Aspekte im Kreißsaal, Workshop TU München, 11/1990

Schulte-Uebbing, C., Zahn, V.: Das Syndrom der Polycystischen Ovarien (PCO-Syndrom) aus umweltmedizinischer Sicht, Ludwig-Maximilians-Universität, München, 1993
Schulte-Uebbing, C. Zahn, V.: Sterilität aus umweltmedizinischer Sicht, Ludwig-Maximilians-Universität, München, 1992
Schulte-Uebbing, C., Zahn, V: Umweltmedizinische Aspekte habitueller Aborte, Ludwig-Maximilians-Universität, München, 1992
Schulte-Uebbing, C.: Umweltmedizinische Aspekte in der Schwangerschafts- und Geburtsmedizin. In: Med-Report, Nr. 19, 9/1990
Schulte-Uebbing, C.: Vorträge „Traditionelle westliche Phytotherapie nach Hildegard", Bad Wörishofen, Baden Baden, Freudenstadt, seit 1989
Schulz, Hugo: Ursachen und Behandlung der Krankheiten, München, 1933, Nachdruck: 6. erg. Aufl., Basler Hildegard-Gesellschaft, Basel, 1990, zitiert als C.C.Sch.
Storch, Walburga: Vollständige Übersetzung Scivias, Pattloch-Verlag, 1991, Im Feuer der Taube, Die Briefe, Pattloch-Verlag, 1997
Strehlow, W.: Die klassische Hildegard-Heilkunde – das Gesundheitsprogramm: Magen- und Darmleiden, Herz- und Kreislauferkrankungen, Krebs und Abwehrschwäche, Rheuma und Gicht, Hautkrankheiten, Frauenheilkunde, Knaur Verlag, München
Strehlow, W.: Hildegard-Heilkunde von A-Z, Knaur Verlag, München, Originalausgabe Dezember 1993, letzte Auflage 2008
Strehlow, W.: Hildegard-Medizin für alle Tage, Knaur Verlag, München, Originalausgabe 2001
Strehlow, W.: Das Hildegard von Bingen Kochbuch, Heyne Verlag, München, 9. Auflage 2002
Strehlow, W.: Das Gesundheitsprogramm. Altes Heilwissen für die Krankheiten von heute, Knaur Verlag, München, 2004

Strehlow, W.: Lebensweisheiten der hl. Hildegard, Kanisius Verlag: Aus dieser Reihe sind nur noch im Hildegardzentrum erhältlich: Maß und Maßlosigkeit, Durchbruch zur Liebe, Heil, Heilung, Heilig

Strehlow, W.: Die Psychotherapie der Hildegard von Bingen, Knaur Verlag, München, 2010

Strehlow, W.: Die Ernährungstherapie der Hildegard von Bingen, Rezepte, Kuren, Diäten. Vollständig überarbeitete Neuausgabe, Knaur Verlag, München, 2009

## Sachregister


A

Abführmittel 178
Abwehrsteigerung 16, 107
Aderlass 20, 22, 39, 41, 52, 65, 68, 70, 73, 80, 83, 88, 96, 115, 133, 136, 155, 174, 189, 220, 223, 224, 234, 257, 267, 287, 293, 296–300
Adipositas 53, 141, 159, 303, 307, 308 (s. auch Übergewicht)
Adnexitis/Adnexitiden 46, 62
Age Breaking 264, 301–315
Akupunktur 39, 65, 70, 80, 88, 115, 131, 133, 135–137, 164, 173, 182, 189, 199, 205, 223–226, 237, 257, 282, 285, 286, 289, 293, 309
Amalgam 38, 47, 51, 80, 87, 89, 126, 131, 132, 135, 181, 187, 198, 213, 230, 233, 284, 291, 293
Amenorrhö 22, 52–63, 67
Anamnese 39, 80, 81, 132, 139, 141–144, 146, 160, 246, 268, 302
Angstzustände 169
Anorexia nervosa 100
Antioxidantien 103, 115, 155, 173, 181, 182, 216, 226, 233, 237, 250–252, 256, 257, 282, 288, 306, 309
Arthrose 184, 185, 283–285, 305, 307
Ausfluss 14, 15, 33, 106–112, 115, 118, 206 (s. auch Fluor vaginalis)
Ausleitung 16, 41, 52, 54, 55, 73, 80, 83, 96, 107, 129, 220, 274, 284

B

Bäder 55, 56, 58, 67, 68, 104, 111, 124, 153, 205, 295, 296
Bakterien 102, 114, 115, 122, 226
Beckenboden-Gymnastik 161
Bindegewebs- und Lymph-Therapie 155, 164, 182, 189, 287, 288
Blasenentzündung 102, 103, 211 (s. auch Zystitis)
Blutreinigung 73, 80, 96, 300

Brustkrebs 14, 15, 154, 155, 181, 182, 189, 211, 212, 230–232, 242–250, 252, 253, 256, 289, 291, 299, 302
Brustschmerzen 42, 184
Brusttumoren 186–225, 246, 247
Brustzysten 186, 187

C
Candida (Scheidenpilz-Infektion) 14, 47, 118
Chelat-Therapie 39, 81, 116, 131, 234, 252, 253, 287, 293, 294, 309
Chlamydien 79, 80, 113–116, 172, 216, 226
-Kolpitis 115–117
-Vulvitis 115–117
Colon-Immun-Stimulations-Therapie 52, 87, 103, 136, 155, 173, 224, 267, 282, 284

D
Darmsanierung 52, 119, 179, 237, 267, 282–284, 295, 309
Depression 15, 88, 138, 169–174, 180, 223, 226, 284–286, 294, 310
Diurese 46
Dysmenorrhö 14, 45, 46, 48, 57, 62, 70, 72, 73, 91–98, 100, 289, 299
Dyspareunie 45, 92, 98, 209
Dysplasie 15, 123

E
Eierstockzyste 81, 187, 206, 291 (s. auch Ovarialzysten)
Eierstockentzündung 111
Eileiterverschluss 128
Ektopie 122
Elektrostimulations-Therapie 160
Endometriose 14, 15, 46, 58, 62, 75, 78, 79, 91, 153, 172, 190, 191, 207–217, 222–225, 285, 286, 289, 291, 299
Entgiftung 16, 17, 39, 41, 46, 54, 55, 73, 80, 83, 87, 88, 96, 100, 107, 121, 129, 133, 140, 174, 177, 178, 191, 199, 205, 213, 220, 223, 225, 231–234, 250, 255, 274, 275, 287, 292, 293, 296, 300
Entgiftungsmittel 83, 120, 190
Entgiftungstherapie 39, 54, 81, 88, 115, 126, 132, 136,

174, 186, 198, 199, 213, 234, 286, 293
Entschlackung 82, 94, 177, 284
Enzym-Therapie 295
Ernährungsumstellung 68, 136, 160, 200, 225

F
Fasten (s. Heilfasten)
Feigwarzen 113–115 (s. auch Kondylome)
Fieber 45, 62, 101, 102, 134, 168, 193, 270, 271
Fluor vaginalis 14, 106–112, 141 (s. auch Ausfluss)
Frauenleiden, psychosomatisches 100
Frühgeburt 131
Fülle-Krankheit 25, 37, 268, 269

G
Galen 16, 19, 20, 22, 23, 25, 101
Gebärmutter 14, 22, 29–33, 52, 53, 60, 71, 79, 87, 93, 127, 153, 172, 200, 201, 207, 223, 289
Gebärmutterhals-Entzündung 109, 116, 123, 172, 173
Gebärmutter-Krebs 211, 212, 229, 230, 232
Geburtshilfe 131, 135
Gedächtnisstörungen 169
Gelbkörperschwäche 138
Geschlechtskrankheiten 62
Geschwüre 100, 195, 201, 221, 235, 241
Gicht 75, 101, 239, 305, 307
Giftstoffe 79, 126, 140, 198, 250, 290, 292
Gonokokken 116
Geschwülste 71, 206, 292

H
Hämorrhoiden 161
Hauterkrankungen, hormonbedingte 47–52
Heilfasten 83, 237, 284, 294, 295
Herpes 117–122
genitalis 114, 117, 121
zoster 121
Herzinsuffizienz 294
Herzjagen 169
Herzkrankheit 294
Hitzewallungen 15, 138, 154, 155, 164–167, 284
Hormone 68, 81, 82, 126, 128, 132, 154, 160, 163, 173, 181, 197, 206, 210,

223, 229, 234, 249, 252, 283, 287, 288, 291, 293, 305, 308, 309
Hormonsystem 25, 39, 54, 66, 81, 172, 212, 283, 291, 304
Hypomenorrhö 52, 54, 57, 61, 62

I
Immunstimulation 89, 94, 173, 296
Immunsystem 38, 52, 54, 94, 103, 115, 127, 132, 173, 197, 211, 216, 231, 248, 249, 251, 257, 283, 292
Immuntherapie 39, 72, 81, 82, 89, 94, 107, 113, 115, 118, 126, 191, 199, 237, 251, 252, 256, 257, 282–289, 295
Infektion 52, 113, 122
Inkontinenz 64, 158–164

J
Juckreiz 47, 106, 112, 117, 118

K
Kinderwunsch 14, 38, 64, 136, 172, 174, 285, 286, 291, 299
Klimakterium 51, 137–186 (s. auch Wechseljahre)
Klostermedizin 19–21
Kolpitiden 106, 116, 211, 215
Kolpitis 106, 115, 123, 138
Kondylome 113–115 (s. auch Feigwarzen)
Konstitutionstypen, weibliche 29, 30
Konzentrationsstörungen 169
Kopfschmerzen 46, 88, 91, 138, 169, 107, 285
Körperentgiftung 17
Krampfadern 138, 223
Krankheitsentstehung 7, 36, 264
Krebstherapie 236–242
Krebsentstehung 235, 236
Krebsmittel 241
Kreislaufstörungen 167, 168, 222, 238
Küchengifte 95, 130, 271, 275, 276, 281

L
Libido 75, 99, 100, 154, 156, 182, 193
-Mangel 91, 100, 101
übersteigerte 98, 99

M
Magen, nervöser 46

Magnetfeld-Therapie 161, 163, 164, 284, 285
Mamma-Elastografie 245, 247, 252
Mamma-Karzinom 242, 246
Mastitis 46
Mastodynie 46, 190
Mastopathie 15, 186, 189, 190, 246, 289
Melancholie 172, 195
Menarche 32, 65, 242
Menometrorrhagie 62, 71–80, 205
Menopause 33, 137–186
Menorrhagien 75
Menstruation 22, 28–30, 32, 33, 57, 58, 64, 73, 78, 79, 85, 93, 94, 137, 142, 143, 205, 206, 209
verfrühte (s. Polymenorrhö)
verspätete (s. Oligomenorrhö)
schmerzhafte (s. Dysmenorrhö)
Menstruationsbeschwerden 45, 63, 91
Menstruationszyklus 209
Metastasen 231, 233, 238, 248–251
Metrorrhagie 68–71, 75 (s. auch Zwischenblutung)
Migräne 64, 90, 181, 182, 285, 286
Mond-Typisierung 30, 267
Müdigkeit 138, 169, 269, 292
Mykoplasmen 116, 117
Myome 71, 75, 196–206, 285, 286, 289, 291, 299

N

Nierenschwäche 40, 99, 109, 129, 139, 156, 159, 187, 188, 198, 207, 218

O

Obstipation 208, 209 (s. auch Verstopfung)
Ödeme 45, 86, 138, 141, 222, 285, 288
Oligomenorrhö 62, 66–68
Osteoporose 87, 138, 155, 180–186, 283–288, 302, 305
-Therapie 286
Ovarialtumoren, gutartige (benigne) 206–208
Ovarialzysten 66, 81, 82, 206, 207, 289 (s. auch Eierstockzyste)
Ozon-Eigenblut-Therapie 39, 89, 94, 103, 107, 115, 118, 155, 173, 182, 283, 287, 289

## P

PCO-Syndrom/PCOS 52, 81, 82, 206
Phytotherapie 25, 41, 72–74, 90, 103, 104, 139, 170, 188, 199, 200, 207, 218, 225, 237, 267, 282, 289
Podagra 22, 45
Polycystische Ovarien 85
Polymenorrhö 63–66
Postmenopause 33, 181
Prämenarche 32
Prämenstruelles Syndrom (PMS) 88–92, 222, 289
Psyche 17, 66, 100, 172, 174, 237, 257, 285, 312

## R

Regel 40, 90, 93, 256
  schwache oder ausbleibende (s. Amenorrhö)
  verstärkte und verlängerte (s. Menometrorrhagie)
  schmerzhafte (s. Dysmenorrhö)
Reinigung 22, 32, 98, 177
Reizmagen 100
Rheuma 63, 283–285
Rötung 112, 117

## S

Säftelehre 20, 22
Sauerstoff-HOT-Therapie 226
Schadstoff-Anamnese 212, 233
Schadstoffe 38, 39, 41, 47, 53, 54, 71, 73, 80, 82, 83, 89, 96, 101, 118, 132, 135, 136, 139, 211, 247, 283, 292
Schadstoffvermeidung 17
Schlaflosigkeit 62, 138, 155, 271
Schlafstörungen 190, 222, 292
Schmierblutungen 68–71, 209
Schröpfen 39, 73, 80, 88, 267, 293, 299
Schulmedizin 8, 17, 19, 89, 105, 226, 241, 242, 286
Schwäche-/Leere-Krankheit 36, 37, 268, 269
Schwangerschaft, gestörte 14, 134–137
Schweißausbrüche 69, 88, 138
Schwermetall-Anamnese 213, 234
Seele 7, 16, 17, 26, 39, 92, 98, 169, 170, 200, 225, 229, 236, 237, 249, 264–266, 273, 274, 282, 301, 308–312, 314, 315
Selbsthilfe 17, 302

Sexualstörungen 98–101
Sterilität 14, 125–134, 209, 285
Stoffwechsel 25, 66, 88, 172, 285, 287, 299, 306
Calcium- und Knochen- 108, 116, 122
Leber-Stoffwechsel-Störungen 179, 196
Streptokokken 114, 115, 172
Stressoren 38, 199
Stress 38, 39, 65, 67, 72, 81, 86, 89, 94, 115, 125, 126, 136, 154, 155, 172, 181, 183, 195, 196, 199, 211, 229, 234, 249, 252, 256, 282, 283, 304, 306
psychischer 89, 125, 197
Symbioselenkung 52, 103, 113, 114, 119, 163, 216, 237, 284, 293, 295, 309

T
Temperamente 99, 273
Thelarche 32
Tumoren 109
bösartige (maligne) 68, 73, 113, 114, 223, 225–260
gutartige (benigne) 186–225
Tumorschmerzen 241, 242

U
Übergewicht 52, 81, 86, 160, 242, 271, 272, 284, 294, 295, 303, 305–307 (s. auch Adipositas)
Umwelt 16, 24, 230, 310
-Anamnese 54, 127, 139, 186
-ärztin 16, 24
-einflüsse 47, 49, 71, 230
-gifte 38, 40, 89, 211, 212, 216, 227, 231, 232, 247, 250, 283, 289, 290, 292, 293, 300
-medizin 131, 135, 293
-schadstoffe 38, 49, 53, 54, 66, 80, 82, 83, 89, 92, 106, 118, 126–129, 186, 211, 212, 230, 233
Unterbauch
-beschwerden 15, 46
-schmerzen 64, 101, 172, 197, 208, 222

V
Vagina 87, 105–107, 112, 117, 118, 122, 137, 155, 158, 182, 188, 209, 223, 251
trockene 153, 155, 156–158, 173, 182, 256
Vaginalentzündungen 109, 116, 122, 123

Vaginalzäpfchen 110, 137, 153, 155, 157, 162, 173, 182, 251
Verdauung 42, 64, 78, 86, 174, 175, 177, 178, 221, 285
-regulation/-störung 46
Vergiftung 46, 81
Verstopfung 102, 143, 187, 197, 209
Vier-Elemente-Lehre 27, 28
Vier-Säfte-Lehre 25, 26
Vulva 105–107, 112, 117, 118, 256
Vulvitiden 116
Vulvitis 106, 107, 109, 116, 117

W
Wechselbeschwerden 190, 284–286
Wechseljahre 137–186, 208 (s. auch Klimakterium)
Wechseljahrsbeschwerden 42, 138, 222, 238
Wundheilung 46, 62, 75, 91, 100, 258, 285
Wundheilungsstörungen 100

Z
Zervizitis 109, 122–125
Zeugung 30, 31
Zwischenblutung 68–71, 168 (s. auch Metrorrhagie)
Zyklus 32, 33, 37–41, 45, 47, 64, 68, 70, 72, 80, 89, 94, 133, 206, 222, 224, 290
Zyklusstörungen 15, 37–101, 206, 284–286, 289, 299
Zyste 15, 52, 81, 187–196, 206, 210
Zystitis 102–105, 194, 241 (s. auch Blasenentzündung)